Essentials of Endoscopic Spinal Surgery

脊柱内镜技术精要

主　编　康　健　樊碧发

副主编　陈建民　程　亮　邓燕霞　廖　翔　刘　孜　魏　俊

编　者（以姓氏汉语拼音为序）

曹彭钢　陈建民　陈海滨　程　亮　邓燕霞　樊碧发
康　健　康顺爱　李卫星　梁智维　廖　翔　刘　波
刘　孜　马宝学　欧阳珍　佘守章　宋凤华　王云霞
魏　俊　肖　军　谢　勇　谢文翰　叶泳均　占恭豪
张　赛　张志海　周少华

人民卫生出版社

图书在版编目（CIP）数据

脊柱内镜技术精要/康健,樊碧发主编.—北京:人民
卫生出版社,2016

ISBN 978-7-117-22984-5

Ⅰ.①脊…　Ⅱ.①康…②樊…　Ⅲ.①内窥镜-应用-
脊柱-外科手术　Ⅳ.①R681.5

中国版本图书馆 CIP 数据核字(2016)第 176952 号

人卫智网　www.ipmph.com	医学教育、学术、考试、健康,	
	购书智慧智能综合服务平台	
人卫官网　www.pmph.com	人卫官方资讯发布平台	

脊柱内镜技术精要

主　　编:康　健　樊碧发
出版发行:人民卫生出版社(中继线 010-59780011)
地　　址:北京市朝阳区潘家园南里 19 号
邮　　编:100021
E - mail:pmph @ pmph.com
购书热线:010-59787592　010-59787584　010-65264830
印　　刷:北京铭成印刷有限公司
经　　销:新华书店
开　　本:889×1194　1/16　印张:22
字　　数:672 千字
版　　次:2016 年 10 月第 1 版　2017 年 6 月第 1 版第 2 次印刷
标准书号:ISBN 978-7-117-22984-5/R·22985
定　　价:178.00 元
打击盗版举报电话:010-59787491　E-mail:WQ @ pmph.com
(凡属印装质量问题请与本社市场营销中心联系退换)

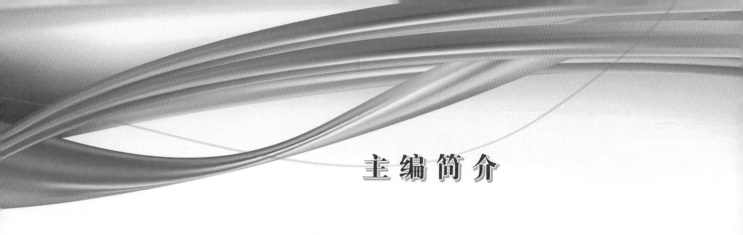

主 编 简 介

康健 教授、主任医师。东莞市第五人民医院(暨南大学医学院附属东莞医院)疼痛科主任,东方国际医院管理研究院教授,贵阳市第一人民医院客座教授。广东省医学会疼痛分会副主任委员,广东省医学会疼痛学分会脊柱微创诊疗组组长,中国医疗保健国际交流促进会骨科疾病防治专业委员会中国脊柱内镜分会委员,东莞市医学会疼痛专业委员会主任委员。

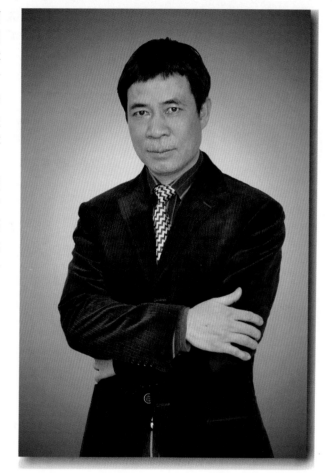

从事疼痛医学相关临床工作30余年,开展了以微创介入为核心的多项诊疗技术,如:射频、等离子消融,神经调控等,尤其对椎间盘源性疾病有较深的认识。率先在疼痛医学领域开展了脊柱内镜技术,并应邀在全国40多家三甲医院会诊和脊柱内镜技术示教,为脊柱内镜技术的推广应用,做出了贡献。对椎间盘源性疾病,秉行"能保守,不手术;能简单,不复杂;一切为了保护患者的劳动能力"的治疗理念。重视椎间盘源性疾病的预防和保健,坚持每周1次的"椎间盘学校"讲座。

擅长疼痛学科建设与管理,目前所在科室自2011年始拥有62张病床,是广东省规模最大的学科。目标是做最好的疼痛医学科,并标准化、规范化、流程化,从而推动疼痛学科的发展。

参与了包括广东省科学基金项目及东莞市科学基金项目在内的多项科研课题。共发表学术论文30余篇,其中1篇被SCI收录、9篇发表于国家核心期刊。获东莞市市级科技进步奖二等奖2项、三等奖1项。

主编简介

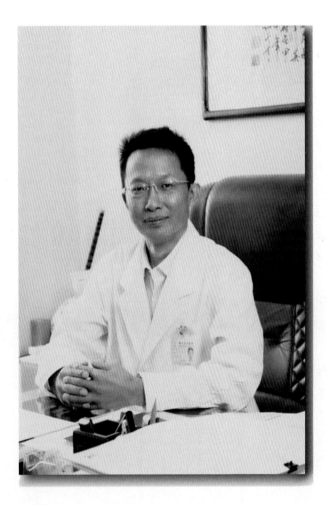

樊碧发　主任医师,教授,博士生导师。现任中日友好医院疼痛科主任,全国疼痛诊疗研究中心主任,美国纽约州立大学客座教授。1984年山西医科大学本科毕业,1989年中国医科大学硕士研究生毕业。留学日本金泽医科大学、旭川医科大学、美国华盛顿大学等大学系统研修临床疼痛学。主要承担或参与包括国家自然科学基金在内的多项科研课题,国际疼痛学会(IASP)疼痛医师培训中国项目负责人。先后在国内外学术刊物上发表有关临床疼痛学的论文90余篇,主(参)编(译)专业书籍9部。

主要学术团体任职:中国医师协会疼痛医师专业委员会主任委员,中国中西医结合学会疼痛学专业委员会主任委员,中华医学会疼痛学分会前任主任委员,中国医师协会神经调控专业委员会副主任委员,北京市疼痛治疗质量控制和改进中心主任,《中国疼痛医学杂志》常务副主编,《中国新药杂志》编委,《中华全科医师杂志》通讯编辑,中华医学会医疗事故鉴定专家库专家等。

应用交感神经检测技术、感觉神经测量技术、内脏神经松解技术、椎管内介入治疗技术、微创神经介入镇痛以及疼痛临床综合治疗等技术与方法,治疗难治性疼痛取得了良好的效果,具有丰富的疼痛临床诊疗经验。

主攻方向:应用神经调制技术治疗神经病理性疼痛、癌痛,慢性疼痛的微创介入治疗。

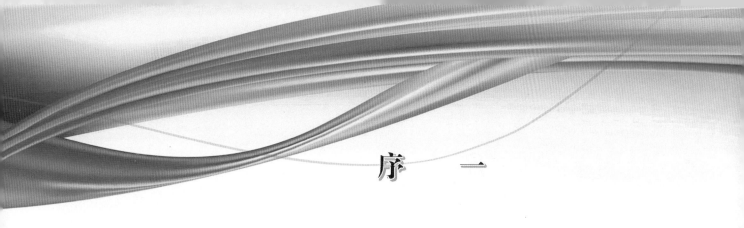

序 一

　　近年来越来越多的医务工作者意识到腰椎间盘突出症不止是单一的椎间盘疾病,而是一组综合征。面对这一综合征,我们不仅要关注椎间盘疾患本身,也要关注因椎间盘病变引起的脊柱周边骨性及软组织问题,更要关注患者的心理状态及社会角色。我们不仅需要精准的靶点治疗,也需要医患之间有效的交流沟通。鉴于椎间盘突出症表现的多样化,必须根据患者病情的实际,认真分析,全面评估,制订个体化的治疗方案,树立"能保守不微创,能微创不手术"的治疗理念。从而提高"精准治疗"的满意度。

　　我国疼痛医学在快速发展,并不断完善。治疗脊柱关节相关痛疾患的路径由单一的解决"化学刺激"过渡到"化学刺激与机械压迫"兼顾。疼痛科医生不仅运用"神经阻滞、神经调控"等方法解决化学刺激,也广泛应用脊柱内镜精准治疗腰椎间盘突出症。但怎样规范运用该技术并促进技术的快速发展,是摆在国内疼痛科医师面前不可回避的使命。细究原因很多,较突出的体现在:①该技术学习曲线陡峭;②缺乏国内权威专家操作该技术的经验总结性著作作为参考。由康健教授和樊碧发教授两位疼痛界专家合作主编的《脊柱内镜技术精要》即将由人民卫生出版社出版,这是中国疼痛学界一大喜事,也是中国脊柱内镜界一大幸事。

　　本书的出版有两个特点:

　　一是迅速。本书从创意到编著仅仅用了半年多时间。其实对于编书来说,快速并非首要因素,又快又好才是编者通力配合敬业精神的体现。本书着重介绍腰椎间盘突出症的脊柱内镜治疗,书中强调脊柱内镜围术期团队配合及操作规范化、流程化。

　　二是实用。本书编者均为临床一线医生,处在脊柱内镜发展最前沿开展工作,1000 余幅图的著作工程浩瀚,便于读者按图索骥,各取所需。本书将脊柱内镜技术繁琐的操作步骤进行拆分,在图片和说明的帮助下,简单直观,力求使该技术的学习曲线平滑,促进该技术的推广,达到实用的目的。

　　任何一部著作,均不可能首版即达到完善之地,何况脊柱内镜本身就在不断发展之中。对此编者在前言中已经充分说明。实际上,本书首版发行之日,即是收集意见不断改进之始。衷心祝愿此书为中国疼痛医学长久发展作出贡献。

　　此为序。

中国科学院院士
北京大学医学部疼痛医学中心主任

2016 年 7 月 1 日于北京

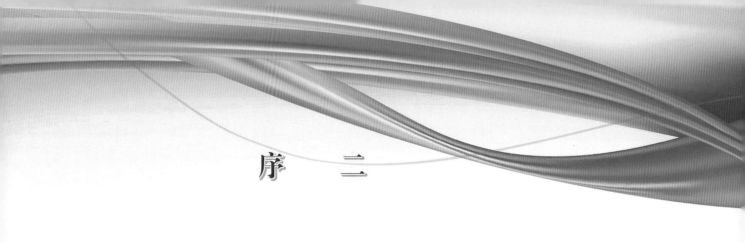

序 二

　　认识康健主任是在2013年，在台北举办的国际脊柱微创研讨会上。在那次研讨会中邀请了美国、日本、韩国、新加坡及中国台湾等国家与地区专家参与，我因为是主办人，所以题目及参与项目最吃重。除演讲介绍脊柱微创手术各种方式外，还介绍了脊柱微创标靶治疗的概念。此次研讨会还进行了大体实际操演。因大体来之不易，得以敬畏之心，谨慎实习，由浅而深、由破坏性少的步骤优先、渐次把各种脊柱微创手术步骤操演完毕。

　　会后参与学员反应热烈，唯康健主任，经由领队柳忠、何艳夫妇牵线，一直保持联络。且在之后多次会议邀请我参与，渐次在理念和手术技术上与康健主任有更深一层交流。

　　我是骨科、脊柱外科出身，施行传统、开放式脊柱手术多年，在追踪长期脊柱手术患者中，发现有无可避免的后遗症，例如：邻近节段退变、内固定器断裂、移位等，才重新思考采用破坏性少、但要更精准找到疼痛源的脊柱微创标靶治疗。

　　而康健主任是麻醉、疼痛科出身，在传统疼痛控制疗法外，亦不约而同、利用新发展的各种脊柱微创手术器械如内镜等，扩展颈、腰脊柱疾病的治疗方式。

　　由于脊柱内镜微创手术是在局部麻醉、患者清醒状态下施行减压、扩孔等术式，患者和医师之间可即时互动、确定疼痛源外，亦可即时反应手术效果，而大大提升安全度。在综合回顾、检讨过去用传统、开放手术的病例所发生的后遗症，配合对疼痛机制更通透了解，加上新近发展的各式微创器械，我们建构了脊柱微创标靶治疗的概念。在这个概念之下，我们以患者为中心，尽量准确寻找患者的疼痛源，采用破坏性少、保留自然结构多的手术为优先。采用阶梯式的治疗方式，为患者多留点后路。

　　在我们交流了以后，康健主任不但认同这一概念，且在治疗患者过程中把这概念发挥得更淋漓尽致。他会针对患者病灶解剖位置的不同而采用不同的手术路径，有经椎间孔、经椎板间隙、尾骶骨孔、前路、后路等，并详细记载患者手术前、后症状改善程度，检讨各种改进的空间，也提醒各种步骤、小节中所有可能碰到的陷阱。其用心提携后进学习之心细，一表无遗。甚至把这一概念更提升至科室之经营、管理，从而全面建立了标准作业流程。

　　拜读了康健主任的大作后，深感他不只是脊柱内镜技术很高的医师，还是一位教学相长、提携后进的学者，更是善于经营、管理的经营者。

台北医学大学教授

2010亚太脊椎微创医学会（PASMISS）理事长　吴兴盛

2016年7月3日　于台北

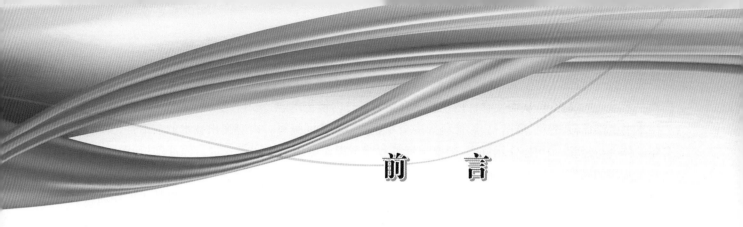

前　　言

脊柱内镜技术,以其显而易见的优势越来越多地被医生和患者所接受。其颠覆了传统的手术方式,由直视下逐层切开暴露病灶变为在影像引导下经皮穿刺到病灶基底部(靶点),再从1mm的圆点同轴扩张到直径75mm的工作区。由于镜下操作存在二维视频和三维空间的转换、组织结构的正确辨识等难点,使得脊柱内镜技术的学习曲线陡峭,很大程度上影响了该技术的推广应用。

近年来承蒙同道的厚爱及认可,本人应邀至40余家三甲医院进行脊柱内镜技术演示。在与国内外同道的交流学习中,发现脊柱内镜技术正在逐渐被推广、普及,但同时也出现了许多问题,包括放大适应证、错误选择术式、并发症频发等。国内外有许多关于脊柱内镜技术的文献资料和书籍可供参考,但为什么真正掌握该技术的医生却为数不多?经过分析后认为,除脊柱内镜技术本身的学习曲线陡峭,难以通过传统的进修、观摩、短期培训等模式掌握以外,运用传统手术思维进行微创手术而引发的理念冲突也是重要的影响因素。如果将脊柱内镜技术的操作步骤分解、细化,逐步树立微创手术理念并进行系统地培训,应该是解决脊柱内镜技术学习困难的好办法,由此萌发了写此书的念头。之后得到吴兴盛教授、佘守章教授的鼓励,才放下种种顾虑,下决心动笔。

本书共十五章,第一章:概论,系统介绍了脊柱内镜技术的发展简史;第二章:仪器和设备,针对目前脊柱内镜领域器械名称混乱的现象,进行了统一命名,便于交流、使用;第三章:脊柱内镜技术的应用解剖,对工作路径的微创解剖进行了详细描述;第四章:适应证与禁忌证,适应证的选择关键在于手术有明确的靶点;第五章:术前准备,着重阐述医、护、技三位一体与患者及家属进行充分有效地沟通,使其明白椎间盘突出症不能根治、有复发的可能,从而达到降低期望值、提高满意度的目的;第六章:麻醉及药理,针对脊柱内镜技术的麻醉要求,介绍本人采纳的麻醉方法;第七章:相关操作规范,将内镜技术操作步骤精细化、规范化;第八章:不同术式介绍,重点介绍本人改良的脊柱内镜技术,力求学习曲线扁平化;第九章:操作流程与质控,通过学习牢固树立起"流程错,结果对,还是错! 流程对,结果对,才是对!"的理念;第十章:手术病例个体化方案的设计与应用分析,通过精选具有代表性的病例,进行流程演示、剖析关键点,并总结临床经验;第十一章:并发症及其防治,学习一项技术,首先要了解其风险及防治,精准的脊柱内镜技术也不例外;第十二章:围术期护理流程与疗效评价,面对退变性疾病的护理,怎样强调其重要性都不为过。精准的脊柱内镜技术,需要精细的护理团队配合,个体化的手术需要个体化的护理;第十三章:器械的清洗保养与灭菌,脊柱内镜系统是贵重精密的仪器,正确的清洗、保养与灭菌,可以延长使用寿命;第十四章:培训,脊柱内镜技术的培训要通过有别于传统手术的方式进行;第十五章:应用展望,就脊柱内镜技术器械的改进、介入方式和应用领域的拓展,进行了畅想。

应当指出,医师如果仅仅学会脊柱内镜技术,充其量只是个手术匠,所谓"医病医身医心",手术做得再好,患者的社会角色、心理状态,仍会影响其满意度。更何况腰椎间盘突出症是一组综合征,除髓核压迫、刺激神经根引起疼痛、麻木外,窦椎神经的牵涉痛、继发于椎间隙高度丢失的关节突关节综合征、黄韧带皱褶、肌肉痉挛、筋膜炎也会引起疼痛,不可能通过单一一项脊柱内镜技术去解决。术前必须与患者进行充分有效地沟通,结合患者的生物模式、社会角色和心理状态,综合判断,并在说服患者之前说服自己,才能提高脊柱内镜手术术后的满意度,从而使脊柱内镜技术升华为脊柱内镜艺术。

本书由疼痛科、骨科、麻醉科、影像科等多个专业的专家共同编写。内容突出技术的前沿性,并结合本人多年的体会与经验,采用操作示意图、影像学资料和镜下操作截图对不同术式进行深度剖析,图文并茂地阐述关键步骤的操作细节和并发症的防范方式等。本书旨在帮助脊柱内镜技术的学习者实现学习曲线扁平化和操作流程规范化,便于本技术的系统学习与培训。本书适合志在掌握和提高脊柱内镜技术的疼痛科、骨科和神经外科医生阅读与参考。

本书完稿之际,本人要感谢各位编者出色的工作。由于编者们都是临床一线的医生,写书时间非常有限,为完成书稿的编写,常工作至深夜。同时要感谢康曦及其朋友们对图片、视频拍摄制作所付出的辛劳,以及余婷婷为本书所绘制的精美插图。最后,要感谢东莞市第五人民医院疼痛科全体医护人员的大力支持。

本书写作时间仓促,各位编委亦欠缺编写经验,不妥或错漏之处在所难免,恳请同道给予批评指正。

康健　樊碧发
2016 年 2 月

目　录

视 频 目 录
扫描二维码观看视频

视 频 目 录
扫描二维码观看视频

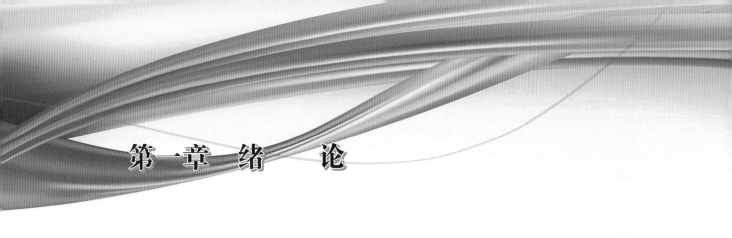

第一章　绪　论

据统计,腰椎间盘突出症患者中 10% ~ 20% 需经手术治疗[1]。而传统开放式手术创伤大、脊柱稳定性破坏严重、硬膜外纤维化及术后并发症多[2]。因此,临床医生一直在寻找一种创伤小、并发症少,既能达到神经减压目的又能最大限度地维护脊柱稳定性的手术方式。近年来,随着微创理念深入人心,光学、影像学引导等技术的进步,脊柱内镜技术取得了突飞猛进的发展。本章将介绍脊柱内镜技术的发展历史及其国内外最新进展。

1934 年,Mixter 和 Barr 首创采用椎板切除术治疗 19 例椎间盘源性神经根性疼痛,达到缓解患者疼痛的效果[3]。

1951 年,Hult 开展经前外侧腹膜外路径腰椎间盘髓核切除术,并首次提出椎管间接减压的概念[4]。

1973 年,Kambin 采用 Craig 套管针经皮非直视下椎间孔入路行微创椎间盘髓核切除术,以达到经皮椎管间接减压的目的;提出安全三角概念,并详细描述安全三角工作区[5]。

1983 年,Forst 和 Hausman 首次提出可视化微创髓核切除术理念,并采用特殊改良的关节镜进入椎间盘行髓核切除术[6]。

1988 年,Kambin 首次提出椎间盘内镜的概念,并强调椎间盘镜可视化技术在纤维环周围区域操作中的重要性[7]。

1990 年,Kambin 首次描述了安全三角即 Kambin 三角,其外侧边为出孔神经根,下边为下位椎体的上关节突和终板,内侧边为椎管内随行神经根[8]。

1993 年,Mayer 和 Brock 发明了一种镜头带一定角度的双通道内镜,可将视野集中在背侧纤维环[9]。

1996 年,Kambin 和 Zhou 首次提出椎间孔成形术的概念,并在一定角度内镜下使用特制髓核钳和环锯切除突出的骨面及骨赘,对侧隐窝狭窄部位的神经根管进行减压[10]。

1999 年,Yenug 首次详尽介绍了 YESS(Yenug Endoscopy Spine System)内镜系统,该系统采用多通道广角内镜。随后对该内镜系统下椎间盘切除术的有效性进行回顾性研究,发现其有效性与传统开放性手术相当[11,12]。

2003 年,Yeung 设计出脊柱内镜手术的标准器械——Yeung 脊柱内镜系统,并详细介绍术中椎间盘造影术、椎间盘热凝成形术、纤维环成形术以及使用磨钻、环锯和激光行椎间孔成形术[13]。

2005 年,Ruetten 针对临床中脊柱内镜经后外侧入路到达硬膜外间隙的视野狭小,影响腰椎间盘突出部位神经根减压效果以及难以摘除脱出和游离的椎间盘组织等问题,提出经极外侧内镜椎间孔入路,并很好地解决了硬膜外间隙视野狭小的问题[14]。

Hoogland 针对上述问题,设计出一套不同直径的椎间孔环锯,通过逐级扩大椎间孔,将工作套管直接置于椎管内,在椎间孔内镜的辅助下,经硬膜前间隙直视下行神经根松解和减压的 THESSYS(Thomas Hoogland Endoscopy Spine System)技术[15]。

2006 年,Ruetten 等[16]报道了采取椎板间隙入路完成腰椎间盘髓核摘除术,即 iLESSYS(Interlaminar Endoscopy Spine System)。该手术不仅取得了满意的疗效,而且手术时间明显缩短、术中出血可忽略不计。国内脊柱微创外科专家刘尚礼教授率先开展了经皮椎板间隙入路内镜激光辅助椎间盘切除术治疗 L_5/S_1 椎间盘突出症,并取得满意疗效[17]。

近年来,随着器械的发展及技术水平的提高,脊柱内镜技术在国内外脊柱微创治疗领域蓬勃发展:从非直视下切除中央髓核的间接减压发展到直视下切除椎间盘髓核;从直视下摘除中央椎间盘髓核发展到精确靶向髓核切除;适应证从局限于单纯腰椎间盘突出症病例扩大到腰椎管狭窄症病例、腰椎滑脱病例及脊柱感染性病例等[18-22]。

(樊碧发)

参 考 文 献

［1］陶甫.有些腰椎间盘纤维化破裂症一些问题的探讨.中华骨科杂志,1981,1:65.

［2］程亮,康健,李卫星,等.腰椎间盘突出症的脊柱内镜治疗兼论相关问题.国际外科学杂志,2015,42(2):93-96.

［3］Mixter WJ, Barr J. Rupture of the intervertebral disc with involvement of the spinal canal. N Engl J Med,1934,211:210-215.

［4］Hult L. Retroperitoneal disc fenestration and low back pain and sciatica. Acta Orthop Scand,1951,20:342-348.

［5］Kambin P. Arthroscopic Microdiscectomy:Minimal Intervention Spinal Surgery. Baltimore:Urban & Schwarzenburg,1990.

［6］Forst-R, Hausmann B. Nucleoscopy-a new examination technique. Arch Orthop Trauma Surg,1983,13:542-547.

［7］Kambin P, Nixon JE, Chait A. Annular protrusion:pathophysiology and roentgenographic appearance. Spine(Phila Pa 1976),1988,13:671-675.

［8］Kambin P, Zhou L. History and current status of percutaneous arthroscopic disc surgery. Spine(Phila Pa 1976),1996,21(24,Suppl):57S-61S.

［9］Mayer HM, Brock M. Percutaneous endoscopic lumber discectomy. Neurosurg Rev,1993,16:115-120.

［10］Kambin P,Zhou L,Schaffer JL. Arthroscopic microdiscectomy and selective fragmentectomy. Clin Orthop Relat Res,1998,347:150-167.

［11］Yeung AT. Minimally invasive disc surgery with the Yeung Endoscopic Spine System (YESS). Surg Technol Int,1999,8:267-277.

［12］Yeung AT,Tsou PM. Posterolsteral endoscopic excision for lumbar disc herniation:surgical technique, outcome, and complications in 307 consecutive cases. Spine(Phila Pa 1976),2002,27:722-731.

［13］Yeung AT, Yeung CA. Advances in endoscopic disc and spine surgery:foraminal approach. Surg Technol Int,2003,11:255-263.

［14］Ruetten S,Komp M,Godolias G. An extreme lateral access for the surgery of lumbar disc herniations inside the spinal canal using the full-endoscopy uniportal transforaminal approach-technique and prospective results of 463 patients. Spine(Phila Pa 1976),2005,30:2570-2578.

［15］Hoogland T, Schubert M, Miklitz B, et al. Transforaminal posterolateral endoscopic discectomy with or without the combination of a low-dose chymopapain:a prospective randomized study in 280 consecutive cases. Spine(Phila Pa 1976),2006,31:E890-E897.

［16］Ruetten S,Komp M,Godolias G. Lumbar discectomy with the full-endoscopic interlaminar approach using newly-developed optical systems and instruments. WSJ, 2006, 1(3):148-156.

［17］杨波,刘尚礼 Lee SH,等.经皮椎板间隙入路 L_5/S_1 椎间盘切除术.中华骨科杂志,2005,5:289-292.

［18］Lee SH,Kang BU,Ahn Y,et al. Operative failure of percutaneous endoscopic lumbar discectomy:a radiologic analysis of 55 cases. Spine,2006,31:E285-E290.

［19］李长青,周跃,王建,等.经皮椎间孔内窥镜下靶向穿刺椎间盘切除术治疗腰椎间盘突出症.中国脊柱脊髓杂志,2013,23(3):193-197.

［20］张西峰,王岩,肖嵩华,等.经皮内窥镜下椎间盘摘除B-Twin 可膨胀椎间融合器临床应用.中国修复重建外科杂志,2011,25(10):1153-1157.

［21］白一冰,李嵩鹏,简伟,等.脊柱内镜下侧隐窝减压治疗腰椎管狭窄的疗效分析.中国疼痛医学杂志,2014,20(12):919-921.

［22］李振宙,吴闻文,侯树勋,等.经皮侧后路腰椎间孔成形手术器械的设计和临床应用.中华骨科杂志,2011,31(10):1026-1032.

第二章 脊柱内镜技术原理和仪器设备

第一节 技术原理

在制定腰椎间盘突出症的临床治疗决策时,必须兼顾机械压迫与化学刺激、解剖形态与内在环境、中心矛盾与周边问题等。而脊柱内镜技术同时解决了以上所有问题。

一、解除机械压迫

1. 解除压迫 可视下解除突出髓核、纤维环、软骨终板等组织,将神经根直接挤压至神经根管后壁(图 2-1-1)。

2. 解除牵张 解除神经根受突出髓核、纤维环、软骨终板等组织顶起,Hoffmann 韧带的牵制产生牵张力造成的损伤[1](图 2-1-2)。

二、消除化学刺激

1. 摘除髓核 消除髓核蛋白聚糖对神经根的强烈化学刺激[2]。

2. 大量液体冲洗稀释了炎症因子。

三、灭活神经

1. 窦椎神经 射频对纤维环外层、后纵韧带上的窦椎神经灭活,缓解腰痛。

2. 脊神经后支内侧支 可视下,直接离断脊神经后支内侧支,治疗关节突关节疾病。

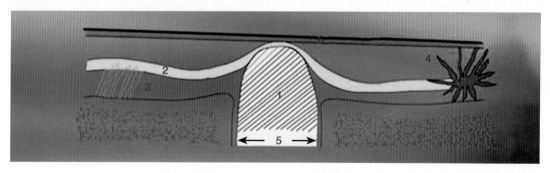

图 2-1-1 神经根损伤的压迫机制
1. 椎间盘;2. 神经根;3. Hoffmann 韧带;4. 椎管间的附着组织;5. 椎间盘高度;6. 神经管壁

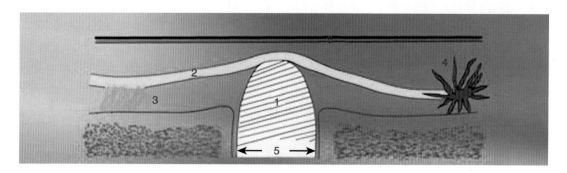

图 2-1-2 神经根损伤的牵张机制
1. 椎间盘;2. 神经根;3. Hoffmann 韧带;4. 椎管间的附着组织;5. 椎间盘高度;6. 神经管壁

第二节 仪 器

一、建立工作通道器械

脊柱内镜器械的名称,因不同生产厂家和翻译的差异,名称繁多、易混淆。笔者建议使用统一名称,便于学习应用。

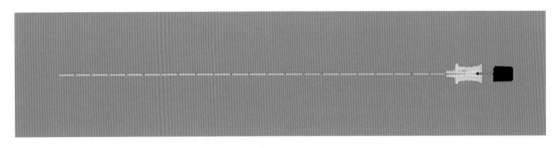

图 2-2-1 斜面针

2. 侧开口探针(set needle open on side)
(1) 统一名称:笔尖针(图 2-2-2)。

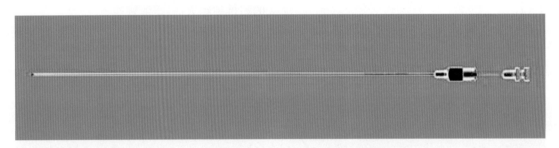

图 2-2-2 笔尖针

(一) 穿刺针
1. 斜面穿刺针(set needle oblique end)
(1) 统一名称:斜面针(图 2-2-1)。
(2) 规格:直径 1.2mm,长度 180mm。
(3) 用途:穿刺定位。

(2) 规格:直径 0.99mm,长度 225mm。
(3) 用途:用于双针技术。

(二) 导丝(Guidewire)
(1) 统一名称:导丝。
(2) 规格:直径 1.0mm,长度 400mm。
(3) 用途:引导导杆置入及定位。

(三) 锥形扩张器(dilator,conical)
(1) 统一名称:导杆(一级导杆、二级导杆、三级导杆,图 2-2-3);弧形导杆(图 2-2-4)。
(2) 规格:长度 220mm。一级:外径 2.5mm/内径 1.0mm;二级:外径 4.0mm/内径 1.5mm;三级:外径 5.0mm/内径 2.0mm;弧形(dilator gebogen):外径 2.5mm/内径 1.0mm。

(四) 双通道扩张管(扩张管,2 个通道;dilator,2-channels)
(1) 统一名称:锥形杆(图 2-2-5)。
(2) 规格:长度 225mm,外径 6.3mm,双孔扩张管。
(3) 用途:后路、椎板间扩张,YESS 术,可微调定位位置。

(五) 锥形管扩张器(dilator,conical tube)
(1) 统一名称:扩张管(一级扩张管、二级扩张管、三级扩张管,图 2-2-6)。
(2) 规格:一级:长度 185mm,外径 4.1mm/内径 2.8mm;二级:长度 170mm,外径 5.1mm/内径 4.2mm;三级:长度 160mm,外径 6.0mm/内径 5.2mm。
(3) 用途:逐级扩张软组织。

(六) 切割环锯
1. 切割环锯(切割,Cutting Trephine)
(1) 统一名称:环锯(一级环锯、二级环锯、三级环锯,图 2-2-7)。

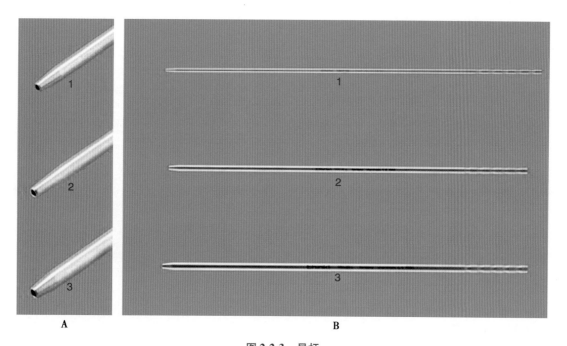

图 2-2-3　导杆
A. 导杆头端:1. 一级导杆,2. 二级导杆,3. 三级导杆;B. 导杆全景:1. 一级导杆,2. 二级导杆,3. 三级导杆

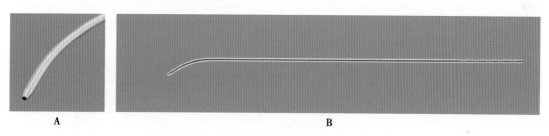

图 2-2-4　弧形导杆
A. 头端;B. 导杆全景

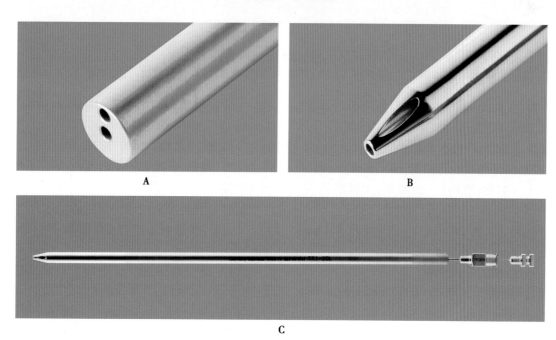

图 2-2-5　锥形杆
A. 尾端;B. 头端;C. 导杆全景

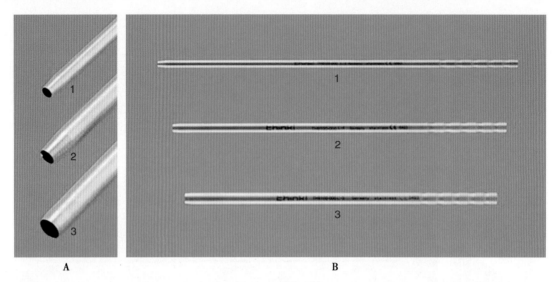

图 2-2-6　扩张管
A. 扩张管头端:1. 一级扩张管,2. 二级扩张管,3. 三级扩张管;B. 扩张管全景:1. 一级扩张管,2. 二级扩张管,3. 三级扩张管

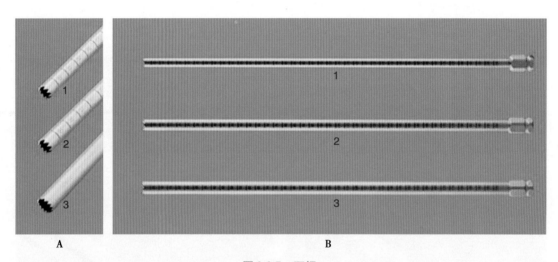

图 2-2-7　环锯
A. 环锯头端:1. 一级环锯,2. 二级环锯,3. 三级环锯;B. 环锯全景:1. 一级环锯,2. 二级环锯,3. 三级环锯

（2）规格:长度225mm。一级:外径5.0mm;二级:外径6.5mm;三级:外径7.5mm。

（3）用途:椎间孔成形术。

2. 切割环锯(粗壮逆行切割,rasp,retrograde)

（1）统一名称:磨钻(一级磨钻、二级磨钻、三级磨钻,图2-2-8)。

（2）规格:长度:260mm。一级:外径5.1mm;二级:外径6.6mm;三级:7.6mm。

（3）用途:椎间孔成形术。

（七）环锯锁扣式手柄（trephine handle with quick-lock mechanism）

（1）统一名称:手柄(图2-2-9)。

（2）规格:直径19mm。

（3）用途:锁住环锯,抓持旋转环锯使用。

（八）带胶垫帽的锤子（hammer with one nylon cap）

（1）统一名称:手锤(图2-2-10)。

（2）规格:长度:299mm;直径:33mm;锤子有一个尼龙帽。

（3）用途:穿刺过程中起到辅助用力作用。

（九）推进杆（扩张器,顶推杆,dilator,rod pusher）

（1）统一名称:推杆(一级推杆、二级推杆、三级推杆,图2-2-11)。

（2）规格:长度:230mm。一级:外径2.5mm/内径1.0mm;二级:外径4.0mm/内径1.5mm;三级:外径5.0mm/内径2.0mm。

（3）用途:配合扩张管和环锯清理管腔内杂物。

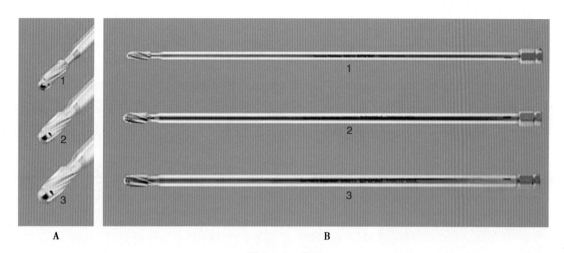

图 2-2-8 磨钻
A. 磨钻头端:1. 一级磨钻,2. 二级磨钻,3. 三级磨钻;B. 磨钻全景:1. 一级磨钻,2. 二级磨钻,3. 三级磨钻

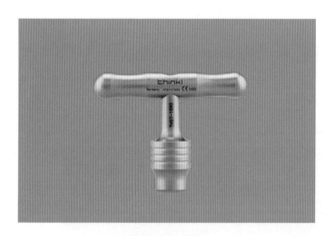

图 2-2-9 手柄

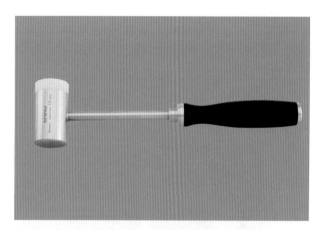

图 2-2-10 手锤

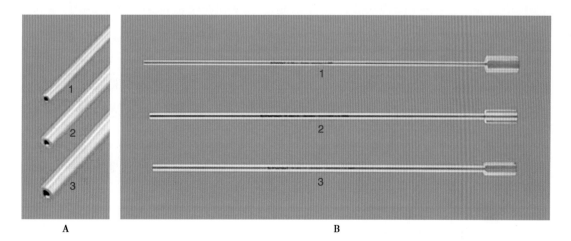

图 2-2-11 推杆
A. 推杆头端:1. 一级推杆,2. 二级推杆,3. 三级推杆;B. 推杆全景:1. 一级推杆,2. 二级推杆,3. 三级推杆

（十）有凹槽的持杆钳（rod forceps grooves）

（1）统一名称：持杆钳（图2-2-12）。

（2）规格：长度：206mm，带两个凹槽（2mm/4mm）。

（3）用途：穿刺过程中固定、把持杆类器具的辅助用力工具。

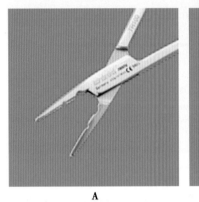 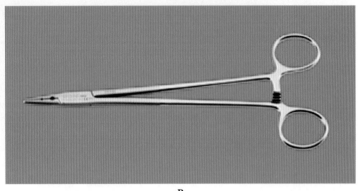

图 2-2-12　持杆钳
A. 头端放大；B. 全景

（十一）工作套管（working tube，with oblique window）

（1）统一名称：工作套管（图2-2-13）。

（2）规格：长度：180mm；外径：7.2mm；带蓝色封帽保护套管；开口形状：舌状、斜口状、双开口。

（3）用途：脊柱内镜的工作通道。

（十二）环锯外保护套管（trephine protection tube）

（1）统一名称：保护套管（图2-2-14）。

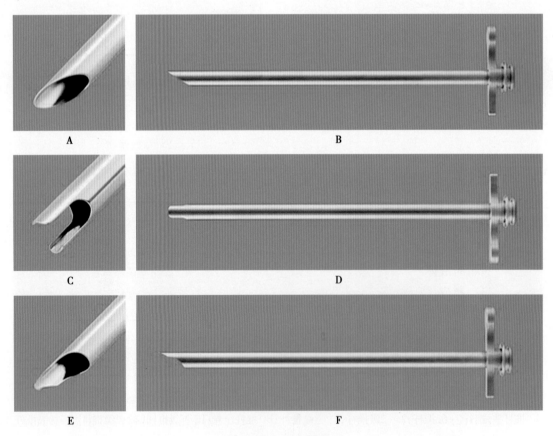

图 2-2-13　工作套管
A. 斜口头端放大；B. 斜口全景；C. 叉口头端放大；D. 叉口全景；E. 舌状头端放大；F. 舌状全景

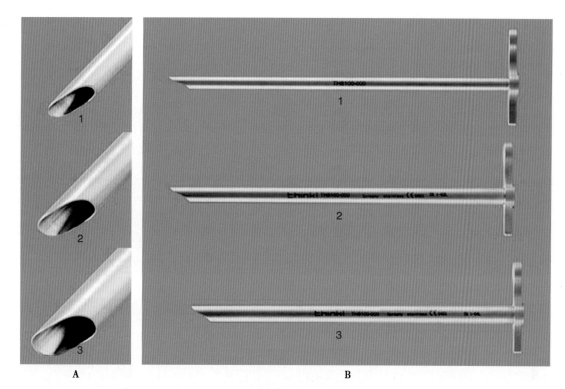

图 2-2-14 保护套管
A. 保护套管头端:1. 一级保护套管,2. 二级保护套管,3. 三级保护套管;B. 保护套管全景:1. 一级保护套管,
2. 二级保护套管,3. 三级保护套管

（2）规格:长度:160mm;一级直径:5.6mm;二级直径:7.5mm;三级直径:8.5mm。

（3）用途:穿刺及环锯扩张过程中,保护神经免受损伤。

二、脊柱内镜组

（一）统一名称
脊柱内镜(图 2-2-15)。

（二）各名称及其用途
1. 工作通道 手术器械由此处进入,通过镜鞘管道进入患者体内进行手术。

2. 入水口 手术时液体通道。

3. 出水口 手术时液体通道。

4. 物镜 蓝宝石制成,清晰耐磨。

5. 冷光源接口 一般为通用螺纹接口,通过导光束连接冷光源作为工作光源。

6. 目镜(罩) 一般为通用目镜(罩),通过摄像头连接摄像系统。

（三）规格
脊柱内镜组:外径:6.3mm;视场角:80°;视向角:30°;工作通道内径:3.8mm;进出水口 1.0mm;工作长度 176mm（Spine Cervical Endoscope for Set THESYS:ext:6.3mm;Angle of view:80°;angle:30°;dianeter of the working channel int:3.8mm;dianeter of the suction-imigation channel:1.0mm;working length:176mm.）。

三、镜下操作器械

（一）抓紧钳（Grasper）
1. 小抓紧钳（Biopsy forceps, straigh:2.5mm;spoon:320mm）

（1）统一名称:小抓钳(图 2-2-16)。

（2）规格:直径:2.5mm;直开口勺状有齿,长度 320mm。

（3）用途:抓取组织。

2. 大抓紧钳（Biopsy forceps, straight:3.2mm;spoon:320mm）

（1）统一名称:大抓钳(图 2-2-16)。

（2）规格:直径 3.2mm,直开口勺状有齿,长度 320mm。

（3）用途:抓取组织。

3. 弹簧抓钳（半弹性抓钳,下颌向上,过载保护,带灌注;SEMI-FLEXIBLE GRASPER Overload protection with irrigation,Upward jaw）

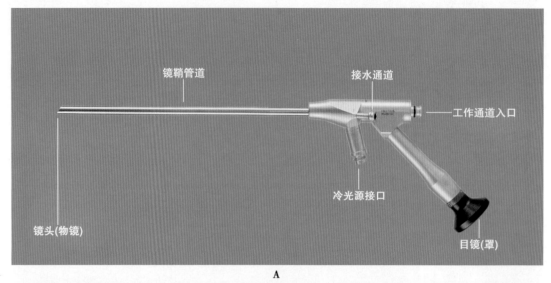

A

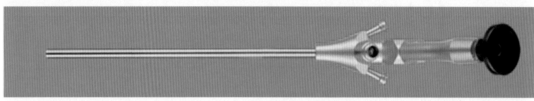

B

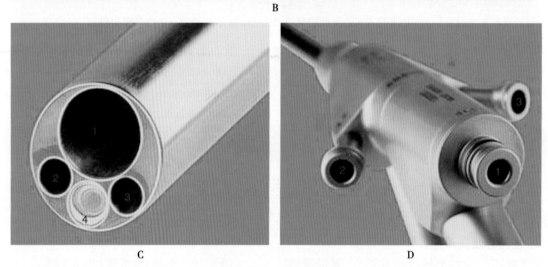

图 2-2-15　脊柱内镜
A. 侧面观;B. 腹面观;C. 物镜:1. 工作通道,2. 入水口,3. 出水口,4. 镜片;D. 目镜:1. 工作通道,2. 入水口,3. 出水口

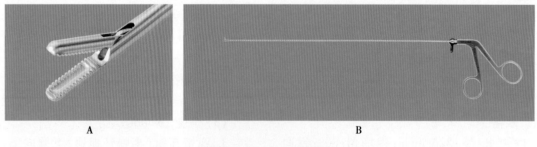

图 2-2-16　小(大)抓钳
A. 头端放大;B. 全景

（1）统一名称:蛇形钳(图2-2-17A,B)。

（2）规格:直径:2.5mm;下颌向上;长度:320mm。

320mm。

（3）用途:针对游离、脱垂的髓核组织。

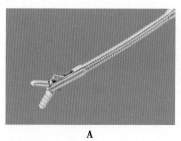 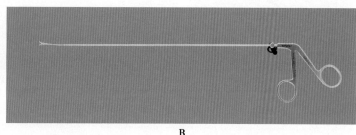

图 2-2-17　蛇形钳
A. 头端放大;B. 全景

（二）勺状活检钳(Biopsy forceps spoon)

1. 小勺状活检钳 (straight:2.5mm;spoon:320mm)

（1）统一名称:小勺钳(图2-2-18)。

（2）规格:直径:2.5mm;直开口勺状;长度320mm。

（3）用途:夹取小的髓核。

2. 大勺状活检钳 (Biopsy forceps, straight:3.2mm;spoon:320mm)

（1）统一名称:大勺钳(图2-2-19)。

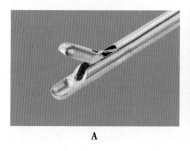 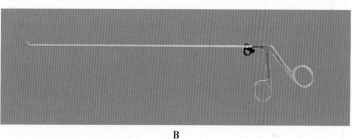

图 2-2-18　小勺钳
A. 头端放大;B. 全景

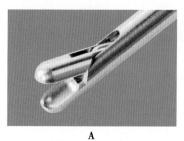 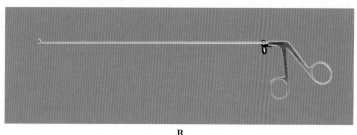

图 2-2-19　大勺钳
A. 头端放大;B. 全景

（2）规格:直径:3.2mm;直开口勺状;长度320mm。

（3）用途:夹取大的髓核。

3. 45°活检钳(45°angled)

（1）统一名称:45°钳(图2-2-20)。

（2）规格:长度:320mm;勺状上翘45°;直径:2.1mm 或直径:2.5mm。

（3）用途:摘除偏离一定角度的髓核。

4. 尖形勺状钳(Sharp spoon)

（1）统一名称:尖嘴钳(图2-2-21)。

（2）规格:长度:320mm;尖形、勺状;直径:3.6mm 或直径:3.0mm。

（3）用途:位置狭窄处摘除髓核。

（三）穿孔形剪刀(Scissors punch)

1. 统一名称　蓝钳(图2-2-22)。

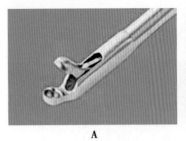
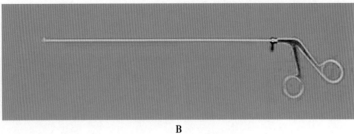

A   B

图 2-2-20 45°钳
A. 头端放大；B. 全景

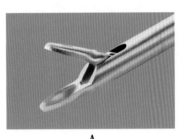
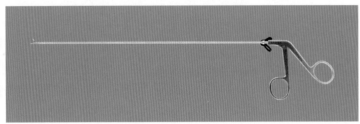

A   B

图 2-2-21 尖嘴钳
A. 头端放大；B. 全景

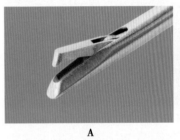
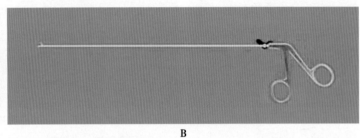

A   B

图 2-2-22 蓝钳
A. 头端放大；B. 全景

2. 规格　长度：330mm；直径：2.4mm 或直径：3.0mm。

3. 用途　剪韧带。

（四）直剪（Scissors）

1. 统一名称　直剪（图 2-2-23）。

2. 规格　长度：330mm；直径：2.5mm 或 3.0mm。

3. 用途　剪韧带。

（五）神经剥离子（Wide nerve retractors，elevator）

1. 统一名称　剥离子（图 2-2-24）。

2. 规格　长度：330mm；直径：3.3mm。

3. 用途　术中剥离、松解神经根。

（六）可旋转弯曲剥离子（Probe）

1. 统一名称　可调剥离子（图 2-2-25）。

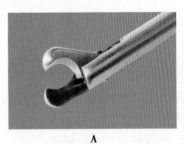
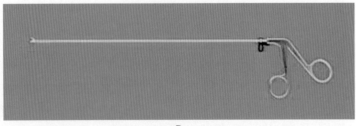

A   B

图 2-2-23 直剪
A. 头端放大；B. 全景

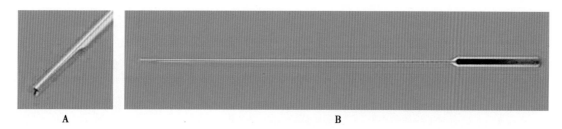

图 2-2-24 剥离子
A. 头端放大；B. 全景

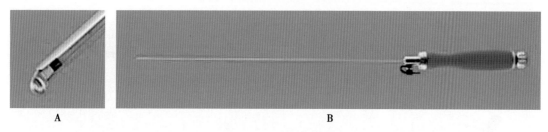

图 2-2-25 可调剥离子
A. 头端放大；B. 全景

2. 规格　长度：330mm；直径：2.3mm。

3. 用途　用于任意角度的剥离。

（七）神经拉钩（Small hook）

1. 统一名称　拉钩（图 2-2-26）。

2. 规格　长度：330mm；直径：2.5mm 小钩。

3. 用途　术中神经根牵开。

（八）骨刮匙（Bone curette）

1. 统一名称　刮匙（图 2-2-27）。

2. 规格　长度：260mm；直径：2.0mm。

3. 用途　用于椎管狭窄时骨切削。

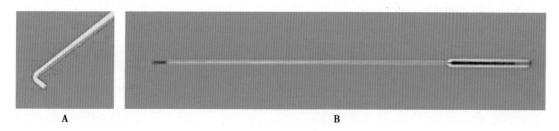

图 2-2-26 拉钩
A. 头端放大；B. 全景

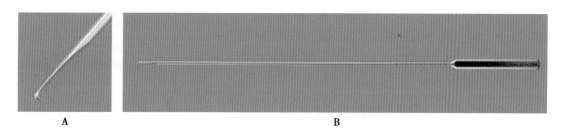

图 2-2-27 刮匙
A. 头端放大；B. 全景

（九）镜下切割环锯（Cutting trephine long）

1. 统一名称　镜下环锯（图 2-2-28）。

2. 规格　长度：350mm；直径：3.5mm。

3. 用途　用于镜下切割骨组织。

（十）向上咬切钳（Suction punch kerrison upward）

1. 统一名称　咬骨钳（图 2-2-29）。

2. 规格　长度：330mm；直径：3.4mm。

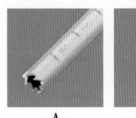
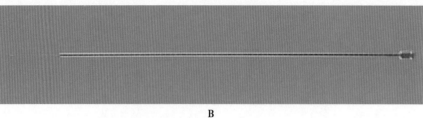

图 2-2-28　镜下环锯
A. 头端放大；B. 全景

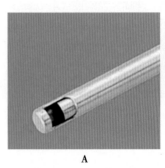
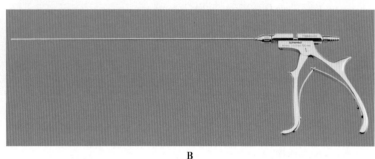

图 2-2-29　咬骨钳
A. 头端放大；B. 全景

3. 用途　用于镜下咬切骨性病变组织。

（十一）可旋转冲水椎板钳（Endoscopic kerri-son rotatable irrigation Suction. PATEN）

1. 统一名称　椎板咬骨钳（图 2-2-30）。

2. 规格　工作长度：330mm；带注水吸入式；直径：3.5mm。

3. 用途　椎板处理。

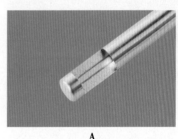
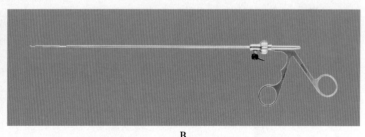

图 2-2-30　椎板咬骨钳
A. 头端放大；B. 全景

四、椎管狭窄手术器械

椎管狭窄手术器械可以通过脊柱内镜的工作通道治疗椎管狭窄（图 2-2-31）。

1. 镜下骨凿。

2. 镜下神经剥离子。

3. 长镜下尖锥。

4. 短镜下尖锥。

5. 环锯手柄。

6. 工作套管。

7. 神经剥离子手柄。

8. 神经探棒。

五、内镜车

内镜车（图 2-2-32）：由显示器、光源、数字信号处理器、录像机、摄像头、文件管理、打印机等组成。

摄像头、光源连接到脊柱内镜，提供手术视野并记录手术过程。可以截屏、储存图像，由脚踏开关控制，医生根据自己的需要自行控制。文件管理系统

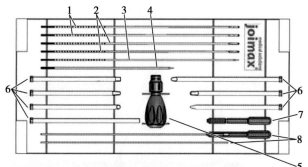

1. EndoChisel(Length: 370mm,OD: 2.6mm & OD: 3.0mm)
2. EndoElevator(Length: 370mm,OD: 2.6mm & OD: 3.0mm)
3. EndoAwl long(Length: 370mm,OD: 2.6mm)
4. EndoAwl short(Length: 250mm,OD: 2.6mm)
5. Handle EndoReamer(PalmHandle)
6. Working Sleeves(Length: 195mm and 156mm,OD: 7.5mm)
7. Handle EndoInstruments
8. Nerve Probe(Length: 310mm,Length Probe: 325mm,OD :2.5mm)

图 2-2-31　椎管狭窄手术器械
1. 镜下骨凿,2. 镜下神经剥离子,3. 长镜下尖锥,
4. 短镜下尖锥,5. 环锯手柄,6. 工作套管,7. 神经
剥离子手柄,8. 神经探棒

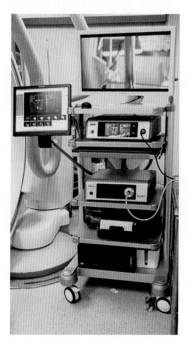

图 2-2-32　内镜车

可以存储视频、图像、患者档案。

六、双极射频仪

配合可伸缩、可弯曲双极射频电极通过脊柱内镜的工作腔达到工作部位,止血、髓核消融、纤维环和后纵韧带成形(图 2-2-33)。

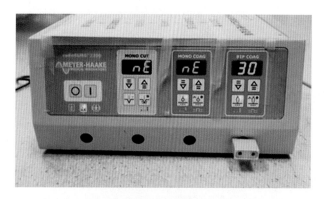

图 2-2-33　双极射频仪

七、钬激光仪

具有切除、切割、凝血、蒸发和消融软骨组织的作用,最常用于脊柱内镜下纤维环成形术治疗盘源性腰痛(图 2-2-34)。

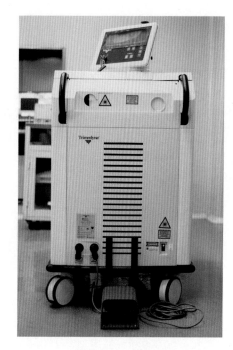

图 2-2-34　钬激光

八、灌注泵

灌注泵可以精确调节速度、流量、压力(图 2-2-35)。

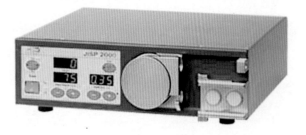

图 2-2-35　灌注泵

九、专用手术床

专用手术床通过液压技术,可以任意调节患者的体位以达到最佳效果。可以方便手术操作,改善患者的舒适程度,提高手术质量。由于没有腹部压力,在实施开放手术时可以避免挤压腹主动脉和静脉,减少出血(图 2-2-36)。

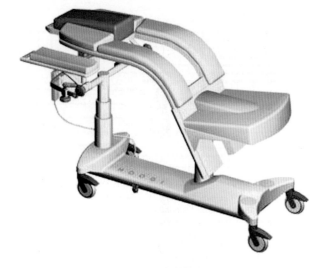

图 2-2-36　专用手术床

第三节　一次性耗材

一、穿刺针

在脊柱内镜手术中所使用的穿刺针均是带针芯的套管针,由两个部分组成。外套管和针芯,外套管由针芯座、针体、针头组成,针芯由套管座、针体、针头组成。

穿刺时针芯与外套管组合在一起,可阻止组织进入套管内。拔除针芯,可在外套管内注射药物或置入导丝。

脊柱内镜术中,笔者常用加长的腰硬联合麻醉穿刺针,采用双针技术。

(一) 加长硬膜外麻醉穿刺针

1. 统一名称　勺状针。

2. 规格　16G,180mm(图 2-3-1)。

(二) 加长蛛网膜下腔麻醉穿刺针

1. 统一名称　笔尖针。

2. 规格　22G,220mm(图 2-3-2)

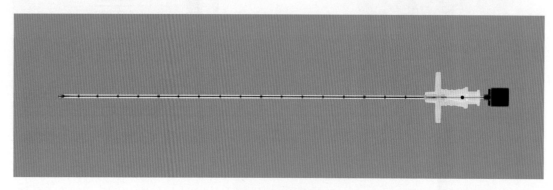

图 2-3-1　勺状针

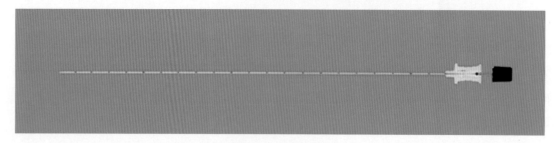

图 2-3-2　笔尖针

二、射频头

1. 统一名称 射频头（Trigger-flex）（图2-3-3）。

2. 规格 Bipolar System-400mm。

3. 用途 消融、凝血、软组织切割。

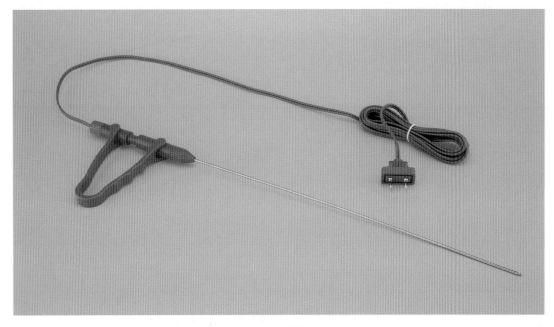

图2-3-3 射频头

三、环锯

1. 统一名称 环锯（一级环锯、二级环锯、三级环锯）（图2-3-4）。

2. 规格 长度225mm，一级：外径5.0mm；二级：外径6.5mm；三级：外径7.5mm。

3. 用途 扩大椎间孔孔道的作用。

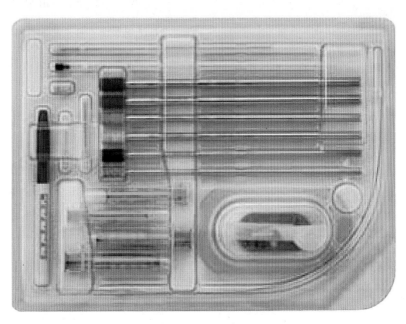

图2-3-4 环锯

四、钬激光刀头(图2-3-5)

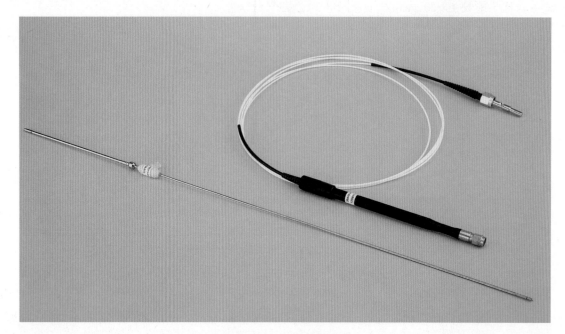

图 2-3-5　钬激光刀头

五、专用巾单包

笔者为脊柱内镜技术设计了一次性专用巾单包(图2-3-6)。

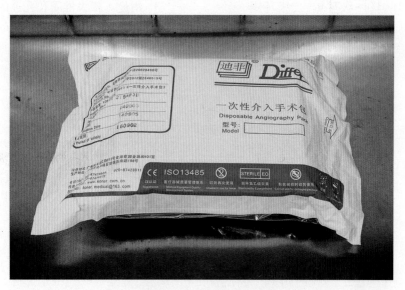

图 2-3-6　专用巾单包

第四节　设　备

一、C 形臂 X 线机

在影像导向手术中,C 形臂 X 线机应用比较广泛,通过 C 形臂的旋转可以满足各种手术体位需求。熟悉掌握设备主要部件与操作程序,是完成手术操作的基本要求。

(一)组成(图2-4-1)

1. C形臂X线机

(1)影像增强器。

(2)C形臂。

(3)X线球管。

(4)旋转基座。

2. 显示器(图2-4-2) 带有显示器和数据显示

的显示器悬吊系统(主显示屏:显示照射视野,参考屏:保存所需参考图像,数据显示屏:实时位置、采集数据、系统信息)。

3. 控制台(图2-4-3) 落地式检查床及浮动式检查床面。通过检查床控制模块可以对检查床的高度及检查床面的纵向及横向位置进行连续调节。

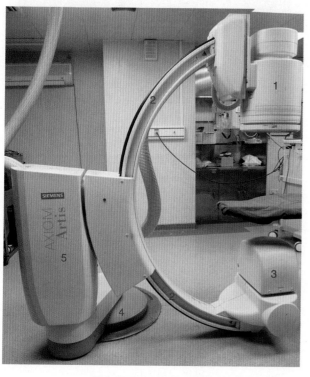

图2-4-1 C形臂X线机

1.影像增强器;2. C形臂;3. X线球管;4. 旋转基座;5. 机架支柱

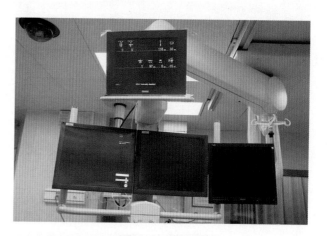

图2-4-2 显示器

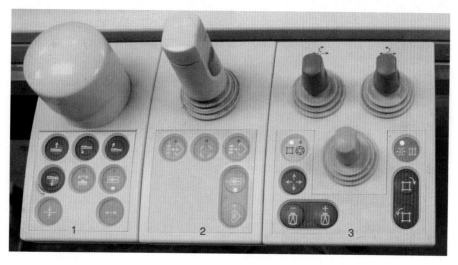

图2-4-3 控制台

1. 检查床控制模块;2. 机架/C形臂控制模块;3. 限束器/光栅控制模块

4. 脚闸(图2-4-4)。

5. 系统操作台(患者登记、体位选择、曝光条件选择、透视模式选择、图像后处理和存档)(图2-4-5)。

（二）各部位功能

1. 落地机架(头侧位、左侧位) 机架安装在旋转基座上,可以在工作位及停靠位置之间进行移动(图2-4-6)。

2. C形臂 用于设置投射角度,通过操作控制手柄使X线球管旋转。

（1）CRAN/CAUD方向旋转(头侧/足侧角度)(图2-4-7)。

（2）RAO/LAO方向旋转(左/右前斜角度)(图2-4-8)。

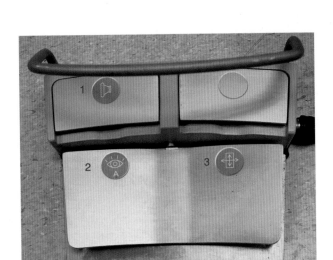

图2-4-4　脚闸
1. 图像采集;2. 透视;3. 检查床面制动

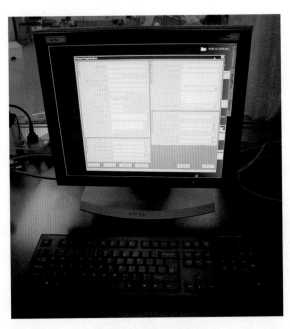

图2-4-5　系统操作台

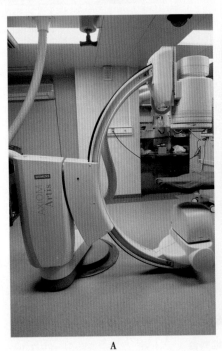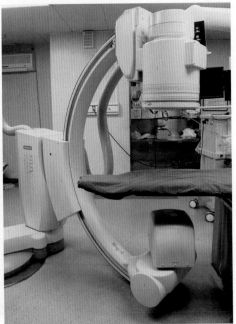

图2-4-6　落地机架
A. 头侧位;B. 左侧位

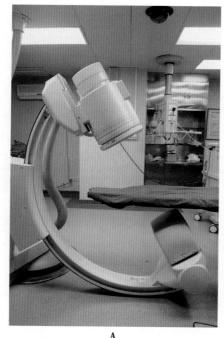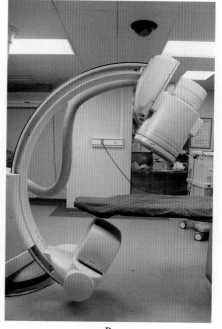

图 2-4-7 C 形臂旋转 CRAN/CAUD 旋转
A. 头侧;B. 足侧成角

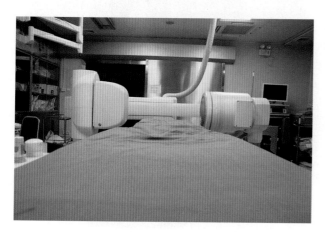

图 2-4-8 RAO/LAO 旋转(左/右前斜角度)

二、CT

(一)CT 与 C 形臂 X 线机成像不同

1. 在腰椎 CT 可清晰显示椎管内硬膜囊、神经根、突出物及椎间盘情况(图 2-4-9)。

2. 如行突出物及椎间盘造影可直观显示造影剂在相关组织的扩散范围(图 2-4-10)。

3. 具备 C 形臂 X 线机众多不具备特点,将其用于脊柱内镜手术引导有较明显优势[3](图 2-4-11)。

(二)组成

主要由扫描、计算机系统、图像显示和存储系统三部分组成。

(三)与 CT 介入相关参数介绍

其中层厚、层距、KV、mAs、FOV、曝光时间为扫描参数,根据手术需求、扫描部位及患者情况调节。

1. 层厚与层距 层厚指扫描时每层的厚度,层距指每两层中心之间的距离。临床可根据层距测量多层之间距离,从而精确掌握某重要组织空间长度,操作器械位置关系,如椎间盘、椎板间隙高度等。

2. KV、mAs 即管电流、管电流量,增大 KV 值可以使 X 线的穿透力增加,增大 mAs 则增加辐射量,常规 KV 使用120KV,mAs 根据患者年龄、体型、扫描部位、术中对图像质量要求调节。mAs 越大,成像质量越好,但考虑患者放射保护,一般在满足介入手术需求情况下,尽量减少 mAs。

3. FOV 即扫描野,分扫描野(SFOV)和显示野(DFOV)两种,前者是 CT 扫描时的范围,后者是数据重建后形成的图像范围,扫描野大于显示野。FOV 应根据手术需求及患者肥胖程度调节。

4. 曝光时间 即每次扫描曝光的时间,曝光时间与辐射量、图像质量有关。

5. CT 值 可利用测量工具测量 CT 影像中特定部位的 CT 值,CT 值反映该物质的密度,即 CT 值越高相当于密度越高,临床可利用 CT 值辨别不同组织。椎间盘 CT 值50~110Hu,水的 CT 值为 0Hu 左右,骨

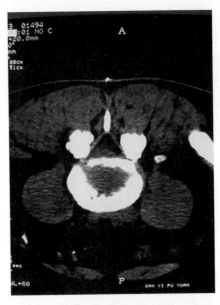

图 2-4-9 硬膜囊、神经根、突出物

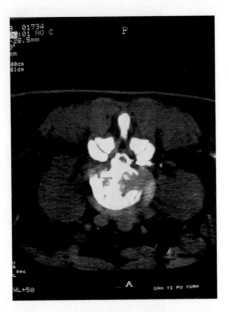

图 2-4-10 造影剂在相关组织扩散范围

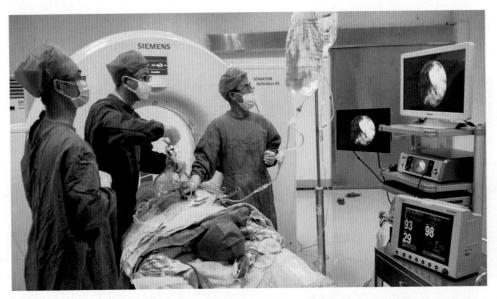

图 2-4-11 脊柱内镜手术引导

CT 值最大,为 +1000Hu,空气最低,为 -1000Hu。

6. 窗宽与窗位 窗宽指 CT 图像上所包含的 CT 值范围。窗位是指窗宽上下限的平均数。CT 值波动在 -1000 ~ +1000Hu 范围内,图像以不同的灰度来表现,而人类眼睛对灰度的分辨能力相对有限,由于不同组织有不同的 CT 值,如要显示某一组织结构的细微结构,可以调节窗宽、窗位,以获得该组织最佳的显示效果。

7. 部分容积效应 由于 CT 每层厚度内包含密度不同的组织,CT 图像上各个像素的数值受每层厚度的影响只能代表相应单位组织的平均 CT 值,不能反映该单位内各组织真实 CT 值。

（四）设备、机房要求

CT 机单层螺旋以上均可,考虑术中患者扫描时操作床进出机架无菌需要,建议机架孔径 ≥70cm,机架倾角机械可调,角度 ≥±25°,操作床垂直高度可调。

机房应为标准介入手术用,通风需良好,空间建议 ≥30m²。

（五）CT 介入防护注意事项

CT 辐射剂量较普通 X 线机大,介入手术中需注意患者及医护人员放射保护,除必要的铅衣、甲状腺护套、防护眼镜等防护物外,注重通过减少 KV、mAs、曝光时间,提高技术水平,减少扫描次数来降低辐射总剂量[3]。

第五节 脊柱内镜技术器械配置清单

一、标配

项目		数量	备注
（一）建立工作通道器械			
1. 穿刺针	A. 斜面针	2	可用一次性替代
	B. 笔尖针	2	可用一次性替代
2. 导丝		2	
3. 导杆	A. 一级	1	
	B. 二级	1	
	C. 三级	1	
4. 扩张管	A. 一级	1	
	B. 二级	1	
	C. 三级	1	
5. 环锯	A. 一级	1	
	B. 二级	1	
	C. 三级	1	
6. 手柄		1	
7. 推杆	A. 一级	1	
	B. 二级	1	
	C. 三级	1	
8. 持杆钳		1	
9. 手锤		1	
10. 工作套管	A. 舌状	1	
	B. 平口	1	
（二）脊柱内镜			
	A. 镜头	2	
	B. 镜头盒	2	
（三）镜下操作器械			
1. 抓钳	A. 小	1	
	B. 大	1	
2. 勺状钳	A. 小	1	
	B. 大	1	
3. 45°钳		1	
4. 蓝钳		1	
5. 蛇形钳		1	
6. 可调剥离子		1	
7. 镜下环锯		1	
（四）射频仪			
1. 仪器		1	
2. 射频头		2	一次性
（五）内镜车			可共用
1. 视频显示器		1	
2. 光源		1	
3. 摄像头和数字图像转换处理器的控制器		1	
4. 文档编辑设备		1	

二、选配

（一）建立工作通道器械
1. 弧形导杆。
2. 锥形杆。
3. 保护套管。
4. 磨钻。

（二）镜下操作器械
1. 尖嘴钳。
2. 直剪。
3. 剥离子。
4. 拉钩。
5. 刮匙。
6. 咬骨钳。
7. 椎板咬骨钳。
8. 椎管狭窄手术器械。

（三）钬激光
（四）电动磨钻
（五）灌流泵
（六）专用手术床

（康 健）

参 考 文 献

[1] 陈施展,姚一民,衡代忠,等.腰椎间盘术后直腿抬高锻炼的临床意义.中国脊柱脊髓杂志,2002,12:158.

[2] Murphy,RW. Nerve roots and spinal nerves in degenerative disk dissease. Clin Orthop,1977,129:46.

[3] 李龙.CT和MRI引导下的介入放射学.北京:人民军医出版社,2010.

第三章 脊柱内镜技术的应用解剖

解剖学(anatomy)是最古老和最经典的医学基础课之一,是基础医学和临床医学的桥梁;尤其是外科医生,只有掌握人体正常的形态结构,才能正确理解人体正常生长发育和疾病的发生发展过程,鉴别生理和病理状态,从而对疾病进行正确的诊断和治疗。科学的发展和医疗技术方法的创新,特别是近年来高速发展的微创手术(minimally invasive surgery),促使解剖学与其他基础医学一样,需要与时俱进、不断发展,从而产生了微创解剖学(minimally invasive anatomy)。

既往脊柱大体解剖越来越不能满足脊柱微创外科医生的需求。本章将重点讨论与腰椎内镜手术有关的微创解剖学知识。

第一节 腰椎间孔的微创解剖与影像

椎间孔(intervertebral foramen,IVF)由相邻椎骨的上、下切迹共同围成,其中有神经系统、脉管系统及软组织等重要结构通过[1],是内镜置入的重要通道之一。因此,椎间孔微创解剖对于经皮椎间孔入路脊柱内镜手术有重要的临床意义。

一、骨性结构

(一)腰椎间孔特点

1. 自上而下逐渐变小。

2. 动态变化 因其边界有两个可活动的关节,即椎间盘(intervertebral disk,IVD)和关节突关节(zygapophysial joint),所以椎间孔的大小具有动态变化的特点,在椎间盘和关节突关节正常时椎间孔呈卵圆形显著多于耳状形,而椎间盘和(或)关节突关节异常时则相反[2]。

3. 骨性纤维管道 椎间孔实际上是一个骨性纤维管道而非"孔"。

(二)椎间孔的骨性边界(图3-1-1)

1. 顶部 上一椎体的椎弓下切迹。

2. 底部 下一椎体的椎弓上切迹、下一椎体的后上缘。

3. 前壁 相邻椎体的后缘。

4. 后壁 关节突关节的上下关节突。

(三)椎间孔大小

1. 高平均13~16mm,L_2的椎间孔较L_5和S_1高。

2. 宽平均7~9mm。

3. 面积平均为83~103mm^2[3]。

(四)小结

因$L_{2/3}$椎间孔的上下径最大,越往下,椎间孔的上下径越小,L_5/S_1椎间孔的上下径最小;所以上位椎间隙病变优先考虑椎间孔入路行经皮内镜手术。

二、韧带

腰椎间孔不仅是供应椎管内软组织和骨性组织营养的脉管系统及神经进出椎管的门户,且存在与神经及脉管系统关系密切的韧带。Lee等以上、下椎弓根(pedicle of vertebral arch)的内侧缘连线和外侧缘连线为界限,将椎间孔分为3个区,由内向外分别为入口区、中央区和出口区[4]。按上述分区,椎间孔韧带分成3类:内侧韧带、孔内韧带及外侧韧带。

(一)内侧韧带

1. 前侧 后纵韧带(anterior longitudinal ligament)外侧伸展部分。

2. 后侧 黄韧带(ligamenta flava)的外侧延伸部分;位于椎间孔的下方,连接椎间盘后外壁和上关节突前面的韧带,该韧带横跨椎弓上切迹,与切迹形成一个小室,中央往往有静脉通过[5]。

(二)孔内韧带

1. 椎间孔内韧带(intraforaminal ligaments) 位

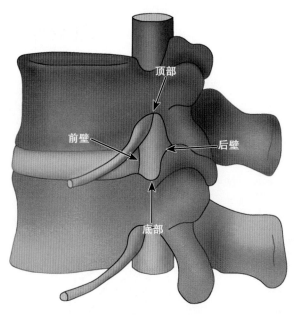

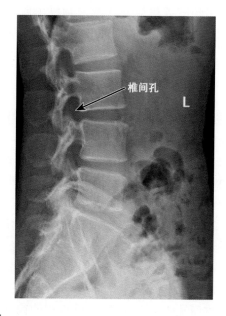

图 3-1-1 椎间孔的骨性边界

于中央区内附着于神经根周围的韧带结构[6]和后侧黄韧带的外侧延伸部分。国外学者将椎间孔内韧带分三种类型。

（1）第一类韧带：起自椎弓根的底部，分布至同一椎体的下缘，该韧带形成的腔室往往有窦椎神经和脊动脉的分支通过。

（2）第二类韧带：起自椎弓根后部和横突根部的夹角处，分布至同一椎体的后外侧壁，此室内有脊动脉的较大分支通过。

（3）第三类韧带：起自上关节突的前上部，分布至上一椎体的后外侧壁，出口神经根位于此韧带的上方[5]。

国内学者认为椎间孔内韧带分为4条独立的韧带，分别都起始于椎间孔内神经根的外膜鞘，分别止于关节囊、椎间盘的纤维环和上下椎弓根，该4条韧带的位置和走向，在不同方向上将神经根拴系在周围结构上[7]（图3-1-2，图3-1-3）。

（三）外侧韧带（椎间孔出口区横韧带）

起于前方纤维环止于后侧关节囊，将椎间孔出

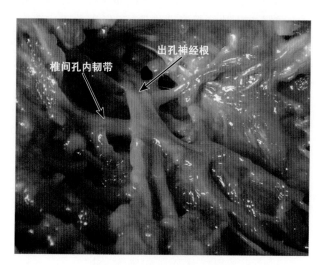

图 3-1-3 椎间孔内韧带解剖图

口区分为上、下两个间隔，一般脊神经根从下间隔中穿出，但此韧带并非恒定存在；国内学者通过解剖新鲜尸体发现横韧带出现的几率为72.92%，与国外学者报道相近[7]。

（四）小结

因椎间孔韧带的存在，从而使神经根在穿过椎间孔的过程中位置相对固定，在腰椎正常的生理运动时，对神经根有一定的保护作用；但当腰椎发生退变或创伤时，由于韧带的拴系作用使神经根相对固定，活动范围较小，难以避开突入椎间孔的致压物，从而引起相应神经根症状。

三、脉管系统

椎间孔是连接椎管内和椎管外的天然孔道，椎

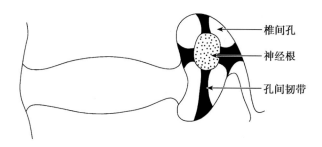

图 3-1-2 椎间孔内韧带

管内组织营养供应及代谢废物排出所需的脉管系统,均经过这一孔道。通过椎间孔的脉管系统主要包括动脉系统、静脉系统及淋巴管(图 3-1-4,图 3-1-5,图 3-1-6)。

(一)动脉系统

1. 根动脉(radicular artery) 根动脉起自节段性动脉的脊支,腰段的节段性动脉(图 3-1-7,图 3-1-8)来自起于腹主动脉的四对腰动脉和来自骶中动脉的第 5 腰动脉,根动脉伴脊神经根穿椎间孔入椎管,分为前、后根动脉和脊膜支。

2. Adamkiewicz 动脉 即腰膨大动脉,起自节段性动脉,是下 2/3 脊髓的主要血供;经 T_7 到 L_4 之间的一个椎间孔进入椎管。外国学者研究表明 80% 的 Adamkiewicz 动脉位于 T_9 到 L_1 的左侧,主要经过椎间孔的中上部,紧靠后根节的偏腹侧和上外侧入椎管[8];国内学者认为 Adamkiewicz 动脉在椎管内伴随出孔神经根穿硬脊膜,于脊髓前正中裂分为升、降支,降支管径是升支的 2 倍[9]。也有学者认为 Adamkiewicz 动脉来自于根动脉的分支,多见于 T_{11} 节段[10]。

(二)静脉系统

1. 椎间孔交通静脉丛 交通静脉丛是连接椎内静脉丛和椎外静脉丛的重要腔道,其静脉腔内无瓣膜,主要通过沿着椎间孔内侧韧带与椎弓根上切迹形成的隔室通过椎间孔。

2. 根静脉(radicular venous) 根静脉主要位于下后侧伴神经根出椎间孔。

(三)淋巴管

主要指脊神经周围的淋巴隙,与椎管内硬膜下隙相同。

(四)小结

椎间孔内的脉管系统为椎管内组织供应营养及排出代谢废物,行椎间孔穿刺时,应注意保护;特别是 Adamkiewicz 动脉,损伤后有导致截瘫的风险。

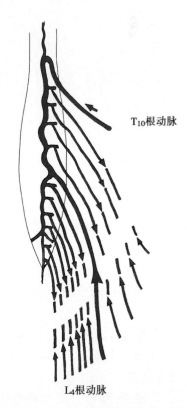

图 3-1-4 通过椎间孔的动脉系统

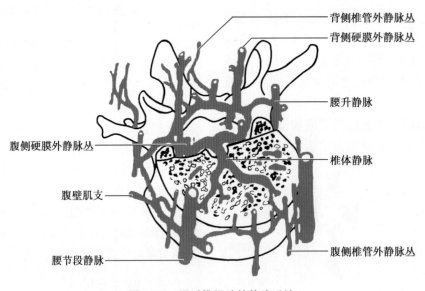

图 3-1-5 通过椎间孔的静脉系统

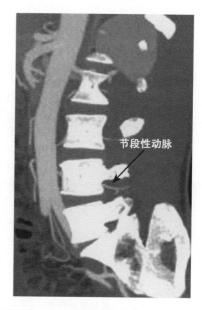

图 3-1-8　CTA 示节段性动脉（CT 矢状位）

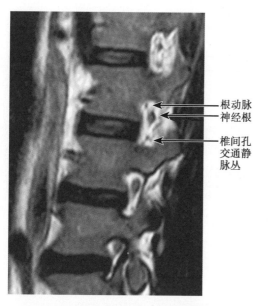

根动脉
神经根
椎间孔
交通静
脉丛

图 3-1-6　MRI 示通过椎间孔的脉管系统

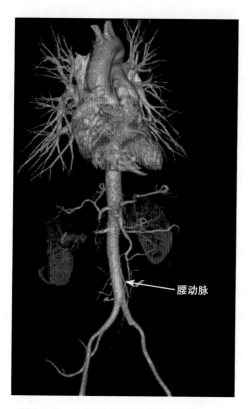

腰动脉

图 3-1-7　CTA 示节段性动脉（三维重建）

四、神经

在腰椎节段，行走于椎间孔内的神经主要包括背根神经节、脊神经根和脊膜返神经等（图 3-1-9）；在此主要介绍与经皮穿刺相关的神经解剖。

（一）脊神经根（root of spinal）

构成了中枢及外周神经系统解剖上的连接，在椎间孔水平，相对应的神经根的腹侧支和背侧支组成了脊神经，在神经根管内斜行一段距离后，到达椎间孔；神经根在行进过程中由 Hoffmann 韧带固定，可随体位变动而移动[11]。国内学者通过动物实验研究表明，相对于正常髓核组织，退变性髓核组织可导致神经根性疼痛加重[12]。

（二）背根神经节（dorsal root ganglion，DRG）

是背侧神经根在加入腹侧神经根之前，末端膨大的部分；背根神经节的大小因椎体水平不同而异，自 L_1 至 S_1 水平逐渐增大，S_2 以下逐渐变小。Hasegawa 按背根神经节的位置将其分为以下几种类型。

1. 椎管内背根神经节　S_1 神经根管较短，S_1 背根神经节多位于椎管内，易受椎间盘病变所引起的侧方椎管狭窄的影响[13]。

2. 椎间孔内背根神经节　$L_1 \sim L_5$ 背根神经节大多位于椎间孔内。

3. 椎间孔外背根神经节。

背根神经节拥有完整的纤维囊和丰富的毛细血管网，其对压迫等导致的水肿更敏感，所以术中需避

节段性动脉

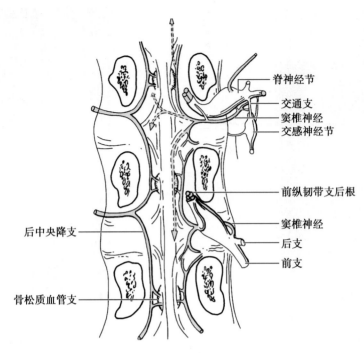

图 3-1-9 通过椎间孔的神经

免机械性或热损伤背根神经节,否则会引起术后感觉迟钝,严重者导致病理性神经痛。

（三）脊膜返神经

即窦椎神经(sino vertebral nerve)或 Luschka 神经。该神经自脊神经干发出后,与来自椎旁的交感神经一起,经椎间孔顶部返回椎管内,分布至硬脊膜、脊神经根的外膜、后纵韧带、动静脉血管和椎骨骨膜等结构;包含丰富的感觉神经纤维和交感神经纤维[10]。

（四）小结

腰椎间孔矢状径从上往下逐渐减小,而通过椎间孔的背根神经节直径从上往下逐渐增大,且大多数情况下 L_5 水平的背根神经节位于椎间孔内,S_1 水平的背根神经节位于椎管内,所以 L_5/S_1 椎间孔入路内镜处理上翻移位椎间盘髓核时,特别注意保护 L_5 水平的背根神经节,处理脱垂移位椎间盘髓核或侧隐窝狭窄时,特别注意保护 S_1 水平背根神经节,避免医源性并发症。

第二节　腰椎板间隙的微创解剖与影像

脊柱内镜技术的原则是采用扩张而不是切割软组织来通过天然骨性管道达到椎管(vertebral canal)内靶点。最常用的入路是经椎间孔径路,但有时这一入路在 L_5/S_1 间隙由于高髂嵴、横突和关节突肥大等一些解剖结构的约束而受到限制[14]。

椎板间隙(interlaminar space)即上下椎板(lamina of vertebral arch)之间留有的空隙,是进入椎管内的另一天然通道。大多数腰椎(lumbar vertebrae)的椎板均有一定程度向背侧头侧翘起,这意味着目标椎间盘通常在椎板下缘的头侧。自上腰椎至下腰椎,椎板翘起的程度逐渐减少,椎板间隙逐渐增大,这一梯形结构使得内镜工作套管在椎板间隙(特别是 L_5/S_1 节段)进行手术操作成为可

能[15]。本节将重点描述 L_5/S_1 节段的椎板间隙的基础解剖。

一、骨性结构

腰椎椎板间隙自上而下逐渐增大,其边界如椎间孔也有两个可活动的关节,即左、右关节突关节,所以椎板间隙也具有动态变化的特点,即腰椎过曲时,椎板间隙稍增大;过伸时稍减小。

（一）腰椎板间隙的骨性边界如下（图 3-2-1）

1. 顶部　上位椎板的下缘。
2. 底部　下位椎板的上缘。
3. 左侧壁　左侧关节突关节内侧缘。
4. 右侧壁　右侧关节突关节内侧缘。

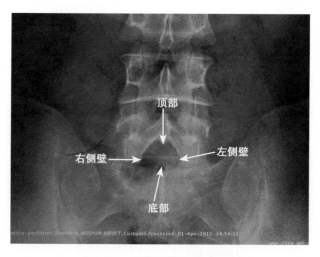

图 3-2-1　椎板间隙的骨性边界

（二）长度和宽度

国内学者通过腰椎正位 X 线片测量腰椎板间隙长度和宽度（表 3-2-1），提示绝大多数患者 L_5/S_1 的椎板间隙可满足直径 7.5mm 内镜的置入；约 4/5 患者 $L_{4/5}$ 的椎板间隙可满足直径 7.5mm 内镜的置入；约 3/4 患者 $L_{3/4}$ 的椎板间隙可满足直径 7.5mm 内镜的置入[16,17]。

表 3-2-1　腰椎板间隙长度和宽度（$\overline{X}\pm s$；mm）

节段	椎板间隙长度	椎板间隙宽度
$L_{1/2}$	16.1±2.8	12.7±2.6
$L_{2/3}$	17.3±3.8	13.2±2.6
$L_{3/4}$	19.6±3.6	13.2±2.8
$L_{4/5}$	23.7±3.8	12.8±2.6
L_5/S_1	30.9±4.7	13.5±2.7

临床操作中，少部分脊柱微创医生行经皮内镜椎板间隙入路椎间盘切除术时采取全身麻醉，并俯卧位脊柱、髋关节和膝关节屈曲增大椎板间隙宽度。

二、韧带

黄韧带（ligamenta flava）行走于相邻椎板之间，主要由黄色弹性纤维构成。Chau 等通过尸体解剖研究发现黄韧带由浅层和深层两部分组成。

1. 组成与起止

（1）浅层起于上位椎板下缘，止于下位椎板上缘和后上缘。

（2）深层的起止点差异较大，80% 起于上位椎板下缘，20% 起于上位椎板中部腹侧，35% 止于下位椎板的上缘，65% 止于下位椎板中部腹侧。

（3）10% 的腰椎黄韧带连续贯穿。

（4）最常见的黄韧带起止点方式为：起于上位椎板的下缘，止于下位椎板中部（占 54%）；黄韧带深层在椎板内侧部分纵向走行；向外侧，在椎间孔后方边界处转向外下方向；在椎间孔外，黄韧带转向背侧加强毗邻的关节突关节囊[18]。

2. 厚度　Spurling 在 40 例尸体中测定黄韧带厚度：$L_{3/4}$ 平均为 4.3mm，$L_{4/5}$ 平均为 4.4mm，L_5/S_1 为 4.2mm[19]（图 3-2-2，图 3-2-3）。胡有谷等[20]通过测量腰椎管狭窄患者的 CT 片，发现其黄韧带厚度均超过 5mm。

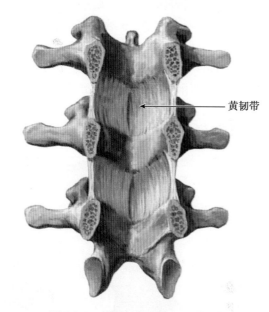

图 3-2-2　椎板间隙韧带——黄韧带

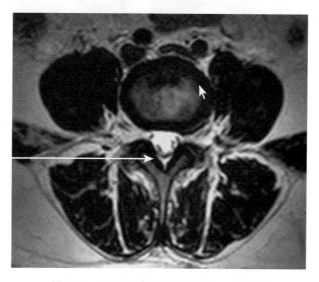

图 3-2-3　MRI 示椎板间隙韧带——黄韧带

3. 间隙　黄韧带正中部一裂隙为黄韧带间隙，其中有血管通过。

29

4. 作用 黄韧带具有生物力学作用,限制脊柱过度前屈;并为硬膜囊提供屏障,防止硬膜外腔纤维化[21]。

小结:L$_5$/S$_1$节段的黄韧带最薄,所以针对腋下型腰椎间盘突出症,置入工作套管时,会增加硬膜囊及神经根损伤的几率。

三、血管与神经

腰椎椎板间隙无大血管通过,只有腰动脉的中间支从黄韧带间隙通过,支配椎板、棘突及关节突血运。腰椎板间隙也无神经通过,只有少许末梢神经支配黄韧带和骨膜。

第三节 腰椎管的微创解剖与影像

椎管(vertebral cannal)是由椎骨的椎孔(vertebral foramen)、骶骨(sacrum)的骶管与椎骨之间的骨连接共同组成的骨纤维管道,上端经枕骨大孔(foramen magnum)与颅腔相通,下端达骶管裂孔(sacral hiatus)而终。其内容物有脊髓、脊髓的被膜、脊神经根、马尾(cauda equina)、血管、神经及结缔组织等[10]。腰椎管即由腰椎的椎孔与腰椎之间的骨连接共同组成的骨纤维管道。腰椎椎管内有硬膜、蛛网膜、脑脊液、脊髓圆锥、马尾及神经根。下面从腰骶椎管的骨性结构及椎管内韧带、血管和神经4个方面介绍腰骶椎管的解剖特点。

一、骨性结构

(一) 组成

腰骶椎管由腰骶椎的椎孔与腰骶椎之间的骨连接共同组成的骨纤维管道,椎孔的形状决定了椎管断面的形状。腰骶椎管的边界如下(图3-3-1)[10]。

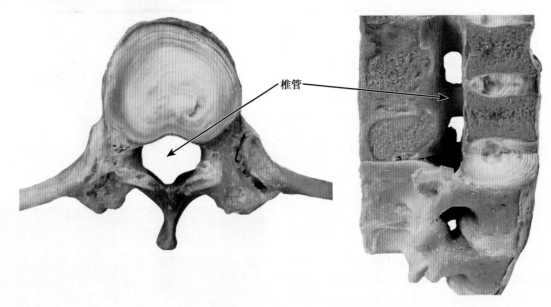

图 3-3-1 腰骶椎管的边界

1. 前壁 腰骶椎椎体后面、椎间盘后缘和后纵韧带。
2. 后壁 腰椎椎弓(vertebral arch)、黄韧带和关节突关节。
3. 左侧壁 左侧椎弓根内侧缘及左侧椎间孔。
4. 右侧壁 右侧椎弓根内侧缘及右侧椎间孔。
(二) 椎孔
由椎体后缘和椎弓围绕构成,它具有两个径。
1. 矢径 椎体后缘至两椎板联合最突出处。
2. 横径 两侧椎弓根向外突出内缘间最宽之距离。

胡有谷等通过测量100例骨标本椎体矢径和横径提示:矢径由L$_1$至L$_3$逐渐减小,L$_3$至L$_5$又逐渐增大,S$_1$最小;横径由L$_1$至S$_1$逐渐增大[11](表3-3-1)。椎孔的形状一般分为卵圆形、三角形和三叶形,L$_1$和L$_2$椎孔多呈卵圆形,L$_3$至S$_1$多呈三角形或三叶形。三角形和三叶形椎孔因其两侧侧隐窝的大小有所区别。
(三) 侧隐窝
为椎孔两侧向外陷入部分,有脊神经根通过。

表 3-3-1　腰骶椎椎孔横径和矢径（X±s；mm）

脊椎	椎孔矢径	椎孔横径
L_1	16.70±1.26	21.75±1.67
L_2	15.80±1.23	22.07±1.65
L_3	15.10±1.47	22.75±1.76
L_4	15.43±1.81	23.61±2.00
L_5	16.68±2.25	26.58±2.40
S_1	13.39±2.10	30.23±2.05

1. 前为椎体。
2. 后为上关节突及椎板部分。
3. 外侧为椎弓根。

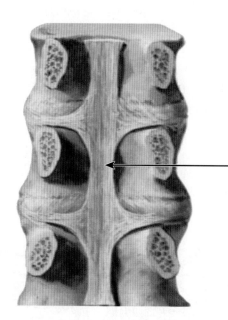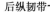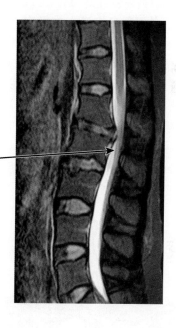

图 3-3-2　后纵韧带

2. 浅层纤维跨越 3 个或 4 个椎体。
3. 此韧带与椎间盘外层纤维环及椎体骺环附着紧密，于椎体结合较为疏松，且其中央部较厚，两侧延伸部较薄。具有限制脊柱过伸的作用[11]（图3-3-2）。

（二）Hoffmann 韧带（图 3-3-3）

为硬膜囊与后纵韧带浅层之间存在的连接结构，其附着在后纵韧带相互融合处，向背侧头侧连接于硬膜囊；在一个椎体水平通常有左、右两侧这样的韧带。Hoffmann 韧带越靠近头侧越宽，在 L_2 水平达 1cm，在 L_5 水平就像细线一样，在 S_1 水平缺失。其主要作用是将硬膜囊和神经根连接于椎管，防止硬膜囊及神经根向背侧移动[24,25]。

国内学者测定侧隐窝横径：右侧平均为 3.18±1.37mm，左侧平均为 3.12±1.42mm；矢径：右侧平均为 5.2±1.24mm，左侧平均为 4.98±1.4mm[22]。

小结：一般情况下，腰椎管狭窄症主要由椎管矢径（即椎孔矢径）和（或）侧隐窝矢径减小引起，椎管矢径小于 10mm 为绝对狭窄，侧隐窝矢径小于 3mm 可作为诊断腰椎管狭窄症的指标之一[23]。

二、韧带

（一）后纵韧带
位于椎管内椎体的后面，窄而坚韧。
1. 深层纤维呈八字形跨越一个椎间盘连于相邻两椎体间。

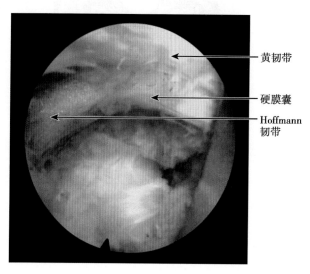

图 3-3-3　Hoffmann 韧带

（三）硬膜黄韧带间韧带

腰骶部硬膜与黄韧带之间的连接结构；其硬膜附着多位于头侧，黄韧带多位于脚侧，呈腹侧头侧往背侧脚侧斜行。该韧带在 L_5/S_1 节段出现率为 98%，在 $L_{4/5}$ 节段出现率为 68%，在 $L_{3/4}$ 节段出现率为 12%。该韧带牵拉硬膜囊，使之靠近椎管后壁[26]。

三、血管[11]

腰骶椎管内的动脉在 L_4 水平以上来自起于腹主动脉（abdominal aorta）的 4 对腰动脉和来自骶正中动脉（median sacral artery）的第 5 动脉；L_4 水平以下来自从髂内动脉（internal iliac artery）分出的骶髂腰动脉系统。腰动脉接近椎间孔外分出 3 条终末支（图 3-3-4），一条脊髓分支进入椎管内，分成脊髓前支、脊髓后支和神经根支。脊髓后支在椎板及黄韧带前面，形成一个血管网；脊髓前支分上升和下降分支，在该平面上、下分支进行吻合，形成弓形血管网，左、右两系统在后纵韧带下横向吻合。神经根支穿过硬膜沿硬膜内神经根供应脊髓。

椎内静脉丛（internal vertebral venous plexus，IVVP）：又称 Batson 静脉丛[27]，位于椎管硬膜外隙内，

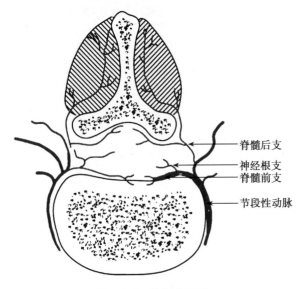

图 3-3-4　椎管内动脉

- 脊髓后支
- 神经根支
- 脊髓前支
- 节段性动脉

紧贴椎管；由椎管内前静脉（anterior internal vertebral vein，AIVV）、椎管内后静脉（posterior internal vertebral vein，PIVV）、根静脉等及其交通支组成，能接收盆腔和腹腔的血流，是体循环的一部分。椎管内前、后静脉为纵行静脉，无静脉瓣，根据腹腔内压力调整血流方向；其还具有吸收振荡的作用，在脊柱运动时，能缓冲脊髓的振荡（图 3-3-5）。

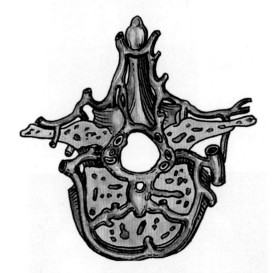

图 3-3-5　椎管内静脉丛

四、神经

腰骶椎管内的神经主要指脊神经根和窦椎神经；前面已详细介绍两神经的解剖特点（图 3-3-6）。

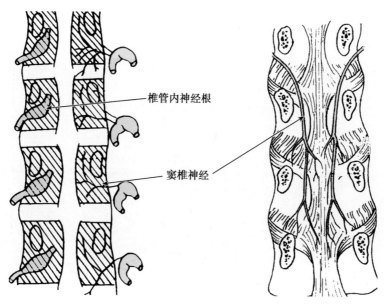

椎管内神经根

窦椎神经

图 3-3-6　腰椎管内神经

第四节　穿刺路径的精细解剖与影像

脊柱内镜下腰椎间盘切除术主要包括工作通道的建立和内镜下突出髓核的切除两部分；工作通道的建立是手术成功的前提。目前，该手术工作通道的建立主要采取椎间孔路径和椎板间路径两种。本节将分别介绍两种路径的解剖特点，利于规避路径中重要结构，减少术中并发症。

一、椎间孔入路的解剖与影像

（一）穿刺路径中的软组织

椎间孔路径主要指穿刺针经表皮通过 Kambin 三角进入椎管内靶点。在正常穿刺过程中通过的软组织主要是：竖棘肌（erector spinae）、腰方肌（quadratus lumborum）、腰大肌（psoas major）和胸腰筋膜（thoracolumbar fascia），见图 3-4-1。在异常（穿刺针与椎间盘冠状面的夹角过大或过小）穿刺过程中常见损伤腹腔脏器、椎间孔中的神经根及椎管内的神经根和硬膜囊等软组织。不同节段可能损伤的软组织也不同；如穿刺过程中误入腹腔，在 $L_{1/2}$ 节段，损伤肾脏（kidney，图 3-4-2）；$L_{3/4}$ 节段，损伤空肠（jejunum）、回肠（ileum）或结肠（colon）等（图 3-4-3）；如穿刺过程中（穿刺针与椎间盘冠状面的夹角过小或水平穿刺）直接通过椎间孔到达椎管，在 $L_{4/5}$ 节段，损伤椎管内的神经根和硬膜囊等软组织（图 3-4-4），若突出物在横断面上超过两侧上关节突的连线，水平穿刺到椎管损伤椎管内的神经根和硬膜

囊等软组织几率大大降低；在 $L_{4/5}$ 节段需特别注意后位结肠，水平穿刺可损伤肠管，继发椎间隙感染（图 3-4-5）。

（二）穿刺路径中的骨性结构

椎间孔路径的穿刺是经表皮通过 Kambin 三角直接进入椎管内靶点；但在临床操作中，因先天因素（横突肥大、关节突肥大或髂嵴高）及退变性因素（关节突增生、椎间孔狭窄等）等导致穿刺过程中可能遇到一些骨性结构即横突（transverse process）、关节突（articular）或髂嵴（iliac crest）等（图 3-4-6）；如 L_5/S_1 节段，若髂嵴最高点达到或超过 L_4 横突水平，或 L_5 横突肥大时，穿刺过程中需行髂骨开孔或横突成形（图 3-4-7）。

（三）穿刺路径中的血管

椎间孔路径的穿刺过程中可能损伤的血管主要是腰动脉、Adamkiewicz 动脉及椎管内的 Batson 静脉丛等。腰动脉主要从椎体前缘的腹主动脉发出，沿椎体骨膜表面绕行致椎间孔侧方，如穿刺过程中穿刺角度过大，穿刺针未到达椎间孔之前针尖部已超过椎体后缘，易损伤腰动脉，可导致腰大肌血肿。Adamkiewicz 动脉是下 2/3 脊髓的主要血供，在穿刺针通过椎间孔过程中可损伤，导致截瘫。Batson 静脉丛是椎管内纵行的静脉丛，无静脉瓣，根据腹腔内压力调整血流方向；在穿刺针进入椎管中可损伤此静脉丛，导致硬膜外血肿（图 3-4-8）。

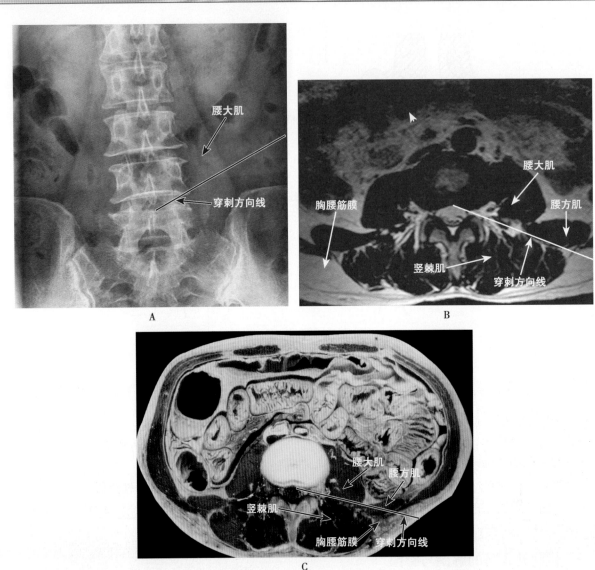

图 3-4-1　经椎间孔穿刺路径

A. 腰椎 X 线示:经椎间孔穿刺路径;B. 腰椎 MRI 示经椎间孔穿刺路径中软组织;C. 解剖图示:经椎间孔穿刺路径中软组织

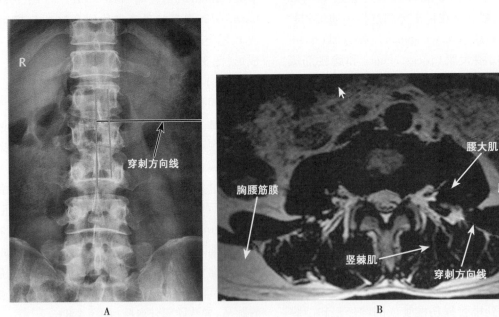

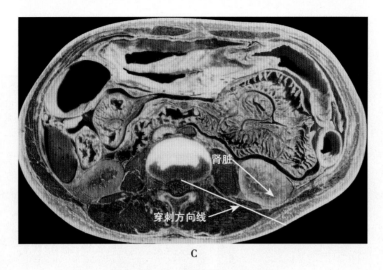

C

图 3-4-2　L$_{1/2}$经椎间孔穿刺路径
A. 腰椎前后位片；B. 腰椎 MRI；C. 解剖图示

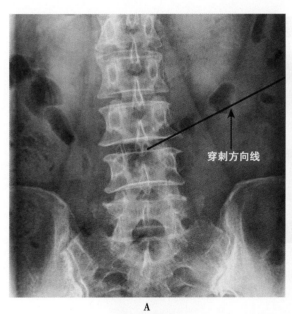

A

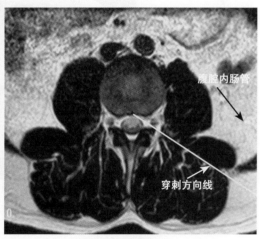

B

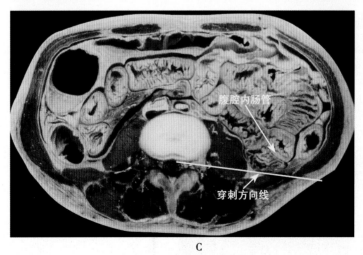

C

图 3-4-3　L$_{3/4}$经椎间孔穿刺路径
A. 腰椎前后位片；B. 腰椎 MRI；C. 解剖图示

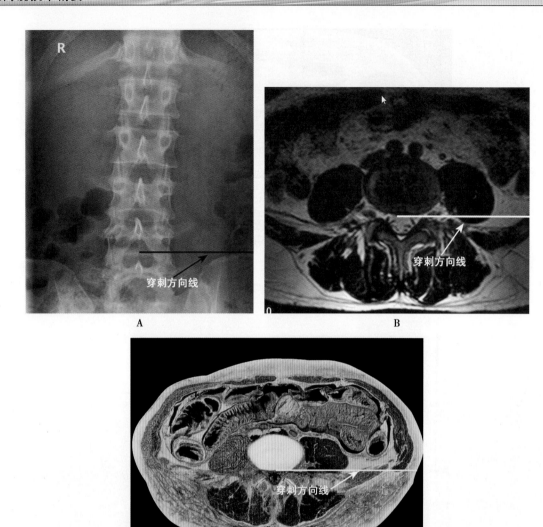

图 3-4-4　$L_{4/5}$经椎间孔穿刺路径(水平穿刺)
A. 腰椎前后位片;B. 腰椎 MRI;C. 解剖图示

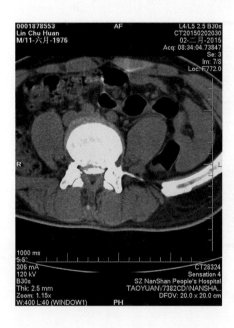

图 3-4-5　$L_{4/5}$节段 CT 示:后位结肠

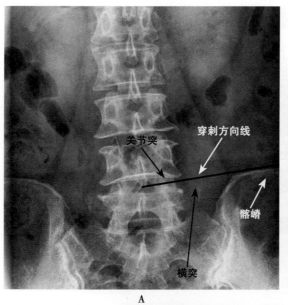

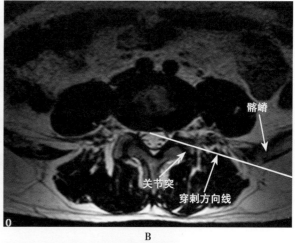

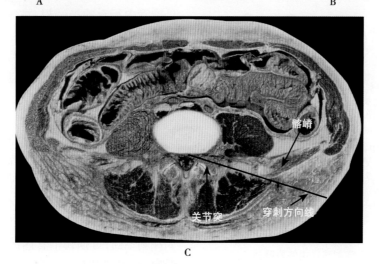

图 3-4-6　经椎间孔穿刺路径中的骨性结构
A. 腰椎前后位片；B. 腰椎 MRI 示；C. 解剖图示

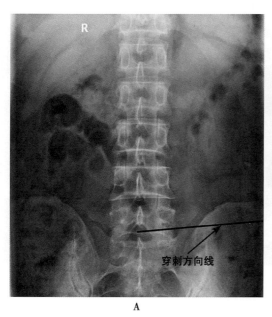

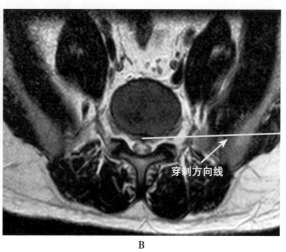

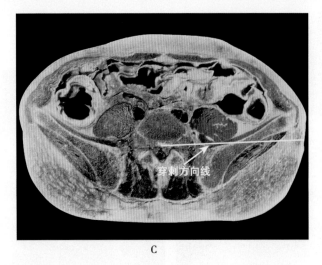

C

图 3-4-7　L_5/S_1 节段经椎间孔穿刺路径中的骨性结构
A. 腰椎前后位片；B. 腰椎 MRI 示；C. 解剖图示

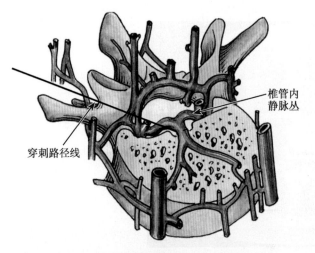

图 3-4-8　经椎间孔穿刺路径中的静脉丛

（四）穿刺路径中的神经

椎间孔路径的穿刺过程中可能损伤的神经主要是椎管内行走的神经根、椎间孔中的神经根及背根神经节或腰丛（lumbar plexus）。腰丛位于腰大肌深面、腰椎横突的前方[1]；当穿刺角度过大，可损伤腰丛，引起下肢感觉和（或）运动异常（图 3-4-9）。

二、椎板间入路的解剖和影像

内镜经椎板间入路行椎间盘髓核摘除术主要在下位腰骶节段，如 $L_{4/5}$、L_5/S_1 节段，但临床中特殊椎间盘突出，如远程游离型突出，行侧入路脊柱内镜摘除突出困难，可选择椎板间隙入路；其穿刺路径较短。穿刺过程中主要通过的软组织是：竖棘肌、黄韧带等；如穿刺不当，可损伤椎管内的硬膜囊、马尾及行走神经根；穿刺过程中可能遇到的骨性结构是：椎板、关节突等（图 3-4-10）；穿刺过程中可能损伤的神经主要是椎管内行走的神经根及硬膜囊内马尾（图 3-4-11）。

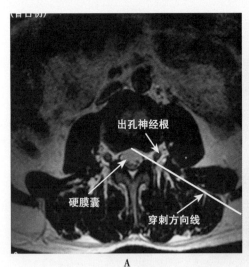

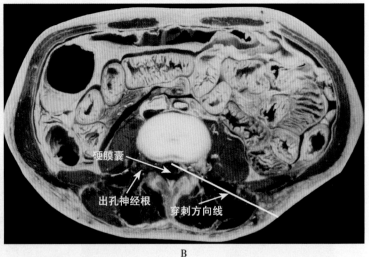

图 3-4-9　经椎间孔穿刺路径中的神经
A. 腰椎 MRI 示；B. 解剖图示

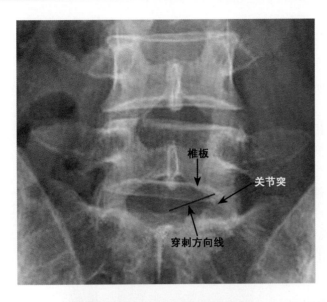

图 3-4-10 腰椎 X 线示:L_5/S_1 节段经椎板间隙穿刺路径中的骨性结构

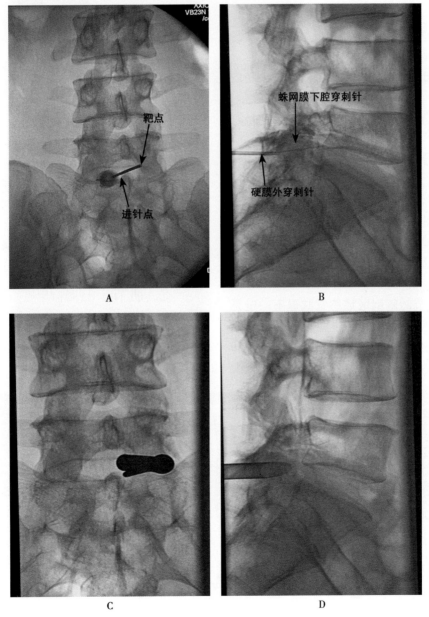

图 3-4-11 DSA 示:术中穿刺针的位置及工作套管的建立

第五节　腰神经根支配和定位

人类在发育的早期阶段,每人脊髓节段所属的脊神经都分布到特定的体节,包括皮节、肌节、骨节和腱反射。此后随着发育过程的不断进行,相应的皮节、肌节、骨节和腱反射以及由此分化和演变的皮肤、肌肉和深部组织发生了形态学改变和位置的迁移;但是无论它们位置如何演变,与对应的脊神经以及所属脊髓节段并不会由此改变[1]。对于脊柱微创外科医生,了解和掌握脊神经的节段性分布规律,具有重要的临床价值。本节重点介绍腰神经根节段性特点。

一、皮节

腰骶神经根的皮节(dermatomere)指从腰神经根分出的皮神经呈节段性分布特点(图3-5-1)。

L_4皮节主要分布在大腿前外侧、膝前侧、小腿内侧至踇趾内侧。

L_5皮节主要分布在大腿外侧、小腿外侧至足背及足底。

S_1皮节主要分布在大腿后外侧、小腿后外侧至足背及足底外侧。

相对应的神经根病变(椎间盘压迫)可通过检查上述对应部位的主观感觉及红外热成像(infrared thermal imaging)检查客观结果来评估(图3-5-2)。

经研究表明腰椎间盘突出症患者80%出现感觉异常[28]。

小结:相应皮节的解剖区域感觉减退不一定是相应神经根在椎管内病变,也可能是椎管外软组织占位性病变(腰大肌原发或继发肿瘤)、周围神经病变及血管阻塞导致,笔者在临床中就分别碰到腰大

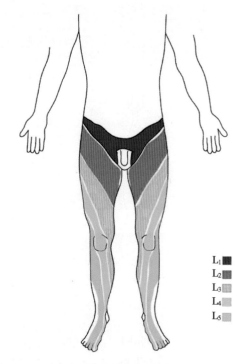

L₁ ■
L₂ ■
L₃ ■
L₄ ■
L₅ ■

图3-5-1　腰神经根皮节分布

肌继发性肿瘤和髂内血管阻塞引起的症状类似腰椎间盘突出症的患者,经积极处理原发病灶,症状明显缓解。所以在临床工作中不能单一借助皮节来判断病变位置,需结合肌肉检查、深肌腱反射及相关辅助检查。

二、肌节

腰骶神经根的肌节(myomere)指从腰神经根分出的神经分支支配下肢肌肉伸缩及维持肌肉张力呈节段性分布特点(图3-5-3)。

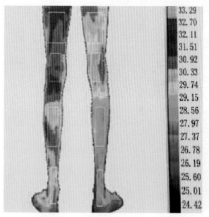
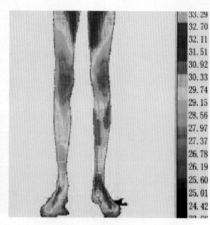
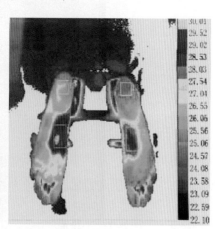

图3-5-2　红外热评估神经受损

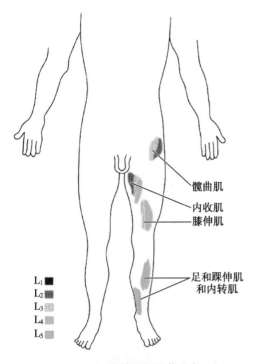

图 3-5-3　腰神经根肌节分布

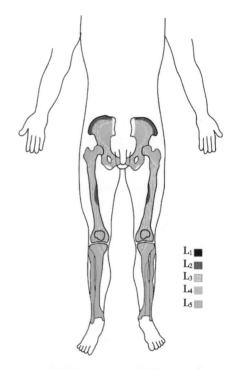

图 3-5-4　腰神经根骨节分布

作为一名脊柱微创外科医生,熟悉相应腰神经根肌节的分布特点,有助于将肌力的改变和特定腰椎节段相联系。

股四头肌肌力下降,多考虑 L_4 神经根病变。

趾长伸肌肌力下降,多考虑 L_5 神经根病变。

腓骨长、短肌肌力下降,多考虑 S_1 神经根病变。

但不是每一个神经根病变均可引起肌力改变,腰椎间盘突出症患者 70% ~75% 出现肌力下降[28]。

小结:肌肉的神经支配具有节段性和重叠性特点,所以不能基于单一肌肉肌力下降来定位神经根病变,需结合皮肤的感觉检查、深肌腱反射及相关影像学检查;必要时完善肌电图检查排除肌肉本身病变。

三、骨节

腰骶神经根骨节(scleromere)指从腰神经根分出的神经分支,支配骨盆及下肢骨骼,呈节段性分布特点(图 3-5-4)。

当疼痛被下肢深部的结构感知时,皮节和肌节相对一致的疼痛分布模式改变,需考虑腰神经根的骨节支配[29]。

如 L_5 神经骨节支配区域包括髂骨内侧缘、坐骨支、股骨大转子、腓骨上 1/3 及胫骨下 2/3。所以当在临床中碰到患者典型的载荷下腿痛,但疼痛部位不按皮节分布,辅助检查提示椎管内脊神经根受侵犯并排除其他病因,需要考虑神经根骨节支配。

小结:脊柱微创外科注重靶点切除,所以诊断明确及靶点的确立是开展脊柱微创手术的先决条件。但在临床工作,我们往往忽视了腰神经根骨节支配,特别作为脊柱微创外科医生不仅要熟知皮节、肌节及腱反射,也需要了解骨节的支配,才能做出全面的诊断。

四、腱反射

腱反射(tendon reflex)又称深反射,指快速牵拉肌腱时发生的不自主的肌肉收缩,其实是肌牵张反射的一种。肌牵张反射的幅度大小依赖于传导反射的上、下运动神经元的完整程度,一个反射的下运动神经元包括它的周围神经和脊髓节段,而腱反射是单突触反射,它们任何一个病变都会导致相关反射的减低和消失[30]。

腰骶神经根介导的腱反射主要指髌腱反射和跟腱反射。

髌腱反射是通过 L_4 介导的。

跟腱反射是通过 S_1 介导的。

反射的减弱和消失可能意味着相对应的神经节段病变。腰椎间盘突出症患者大约有 71% 出现腱反射减弱或消失[28]。

小结:神经根病变导致的腱反射减弱和消失,

往往在解除病变后无改善,主要是因为腱反射依赖于传导反射神经元的完整性,神经纤维损伤可逐步恢复,但神经元损伤几乎不能恢复,所以术前需告知患者。

第六节　腰骶神经根的起始与变异

胚胎早期,脊髓和脊柱等长,每一脊髓节段与其对应椎骨的高度一致,脊神经根均呈水平位向外经椎间孔出椎管;从胚胎第4个月开始,脊髓的生长慢于脊髓,而脊髓上端与延髓相连,位置固定,因此,随胚胎发育,脊髓下端逐渐短于脊柱,故脊髓节段与椎骨原有的对应关系发生变化,许多神经根需在椎管内下行一段后,才能达到相应的椎间孔。腰神经根丝离开腰骶膨大(lumbosacral enlargement)后,斜行于蛛网膜下隙(subarachnoid space)内,上下相邻的神经根丝汇合,分别形成腰神经前根和后根,穿蛛网膜囊(arachnoid mater)和硬膜囊(spinal dura mater),走行于硬膜外隙(eqidural space)中(图3-6-1)[10]。

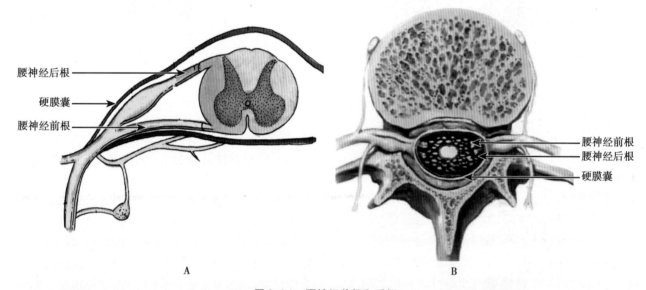

图3-6-1　腰神经前根和后根

一、起始

腰神经根的起始即指腰神经根穿出蛛网膜囊和硬脊膜囊到达硬膜外隙的部位。不同的腰神经从硬膜囊发出的部位不同;国外学者通过尸体解剖研究发现 L_1、L_5 和 S_1 神经根发出的部位(表3-6-1)[31]。孙正义等通过200份选择性神经根造影,观察椎管内神经根发出硬膜囊的位置,发现 L_1、L_2 和 L_3 神经根从相应椎间隙上位椎间盘下部发出;L_4 神经根绝大多数从相应椎间隙上位椎间盘下部发出,少许从相应椎间隙上位椎间盘部发出;L_5 和 S_1 神经根差异大[32]。

小结:一般情况下,腰椎间盘突出压迫突出椎间盘序数的下1~2位神经根(即随行根,图3-6-2),如 $L_{4/5}$ 椎间盘突出压迫 L_5 神经根或 L_5 和 S_1 神经根。

少许椎间孔型、椎间孔外形及上翻型腰椎间盘突出压迫椎间盘序数神经根(即出孔根,图3-6-3),如 $L_{4/5}$ 椎间盘突出压迫 L_4 神经根。

表3-6-1　L_4、L_5 和 S_1 神经根发出的部位

神经根发出部位		右(%)	左(%)
L_4 神经根	L_4 椎体上部	24.6	25
	L_4 椎体中部	61.4	62.5
	L_4 椎体下部	14	12.5
L_5 神经根	$L_{4/5}$ 椎间盘处	14.8	16.4
	L_5 椎体上部	51.9	50.9
	L_5 椎体中部	33.3	30.9
	L_4 椎体下部	0	1.8
S_1 神经根	L_5 椎体下部	5.9	9.1
	L_5/S_1 椎间盘处	66.7	60.0
	S_1 椎体上部	27.5	30.9

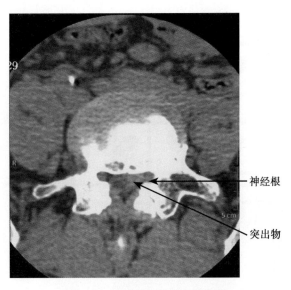

图 3-6-2　突出物压迫随行神经根

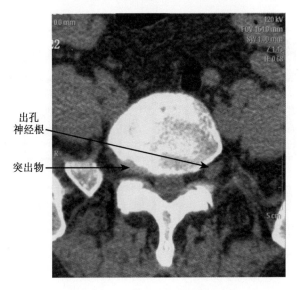

图 3-6-3　突出物压迫出孔神经根

临床工作中,应结合患者症状及体征,仔细研读患者 CT 或 MRI 检查,必要时行选择性神经根阻滞,予以区分腰椎间盘突出和腰椎间盘突出症。

二、变异

大多数腰椎间盘突出症患者,腰骶神经根症状、体征和影像学三者相统一,确切提供受累神经对应的脊柱节段;但是,在临床工作中时有遇到一些患者神经症状和体征部分或完全不符,主要原因是腰骶神经根的解剖变异,引起不确切的神经症象。Kadish 及 Simmons 解剖研究发现腰骶神经变异高达 14%,且主要是 L_5 和 S_1[33]。腰骶神经根变异主要分腰骶部神经根畸形(lumbosacral nerve root anomalies)、腰骶部分叉神经(lumbosacral furcal nerve)及

腰骶部移行椎(lumbosacral transitional vertebrae)的神经根走行异常等三种。

(一)腰骶部神经根畸形(图 3-6-4)
腰骶部神经根畸形分类方法众多,总结起来主要分 9 种形态:

1. 神经根高起点。
2. 神经根低起点。
3. 联合神经根。
4. 神经根紧密相靠。
5. 神经根分裂。
6. 复根。
7. 吻合。
8. 神经根增粗。
9. 神经根发育不全[34]。

临床中,影像学检查腰椎间盘突出虽局限在一侧单间隙,患者症状及体征却不表现单侧神经根受损,而表现为复数神经根受损或对侧神经根受损;这就造成诊断和定位困难。

(二)腰骶部分叉神经(图 3-6-5)
分叉神经即 L_3、L_4 和 L_5 神经根的上、下支,分支到腰神经丛(lumbar plexus)和骶神经丛(sacrsl plexus)等神经支。如 L_4 神经通过分叉神经,发出交通支到骶神经丛,L_5 神经通过分叉神经,发出交通支到腰神经丛等。临床上分叉神经和固有腰骶神经在神经根部同时受压,腰骶神经根症状和体征表现为多样性和多变性;如 $L_{4/5}$ 突出症患者,突出物同时压迫一侧 L_5 神经根和分叉神经时,L_4 和 S_1 神经障碍也可能出现,其出现率大约 9%[35]。因此,当患者症状和体征与影像学不相符,在诊断和制订术前靶点时需要考虑分叉神经的存在。

(三)腰骶部移行椎的神经根走行
临床工作中腰骶移行椎(lumbosacral transitional vertebrae,LSTV)的出现率 10%~23%,其神经根走行多异常,症状呈多样化[36,37]。目前文献研究发现伴腰骶部移行椎的腰椎疾患,神经根的走行有变异,L_4 移行椎神经根可呈 L_5 样或 S_1 样走行,左右可不对称,L_5 移行椎神经根大多呈 L_5 样走行,少数呈 S_1 样走行;另外神经根支配的皮节、肌节、骨节及腱反射可解离。

小结:腰骶椎间盘突出症即便发生在同一椎间隙,临床症状和体征也可有差异,特别是由神经根畸形,分叉神经和移行椎神经根走行异常等解剖变异所引起者,缺乏规律性,在诊断和手术前靶点定位以及术中内镜下操作,必须充分考虑,必要时予以脊髓造影和神经根造影。

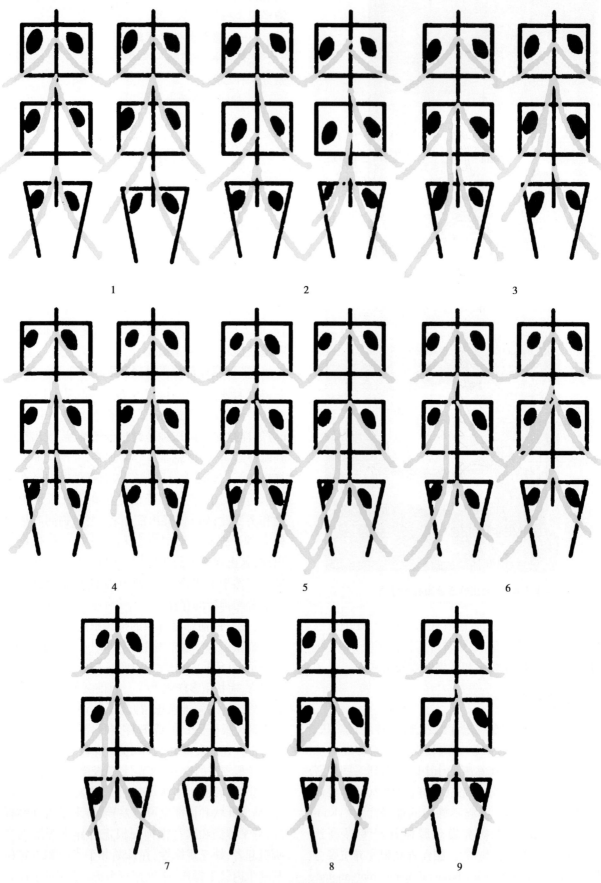

图 3-6-4　腰骶神经根畸形

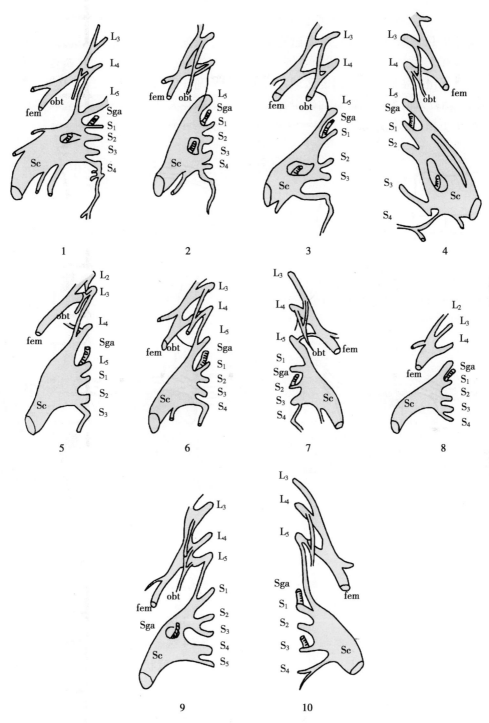

图 3-6-5　腰骶神经根正常与分叉神经

第七节　突出物与神经根的关系

目前腰椎间盘突出临床分型主要依据突出物的部位,即中央型、旁中央型、椎间孔型、椎间孔外型和游离型5种。随着影像诊断学的发展,对突出物的大小、形态、部位及毗邻关系有了更确切的了解,胡有谷等在此基础上提出了腰椎间盘突出的区域定位的概念[11],为内镜治疗术前个性化靶点的确定和穿刺路线的选择提供更精确的依据。

一、突出物区域定位的划分[11]

依据腰椎间盘突出的病理和程度,突出的椎间盘组织可在椎管内、椎间孔及椎间孔外口到椎旁软组织间任何部位。从三维立体来表达,即突出椎间盘组织在矢状位、水平位和冠状位均有相应的位置(图3-7-1)。

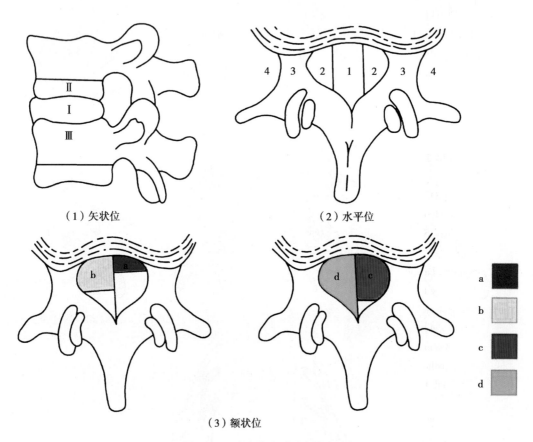

（1）矢状位　　　　　　　　　　（2）水平位

（3）额状位

图 3-7-1　突出物区域定位的划分

（一）矢状位分三个层面

1. Ⅰ层面　椎间盘层面。

2. Ⅱ层面　椎间盘上层面,即上一椎体的椎弓根下切迹椎体水平至椎间盘上界。

3. Ⅲ层面　椎间盘下层面,即椎间盘下界至下一椎体的椎弓根下切迹平面。

（二）水平位

以椎体后缘为界分为1~4区。

1. 1、2 区　为两侧椎弓根内界,将此分为三等份,中1/3为1区即中央区,左、右1/3为左、右侧2区即旁中央区。

2. 3 区　椎弓根内、外界之间,即外侧区。

3. 4 区　椎弓根外侧以外,即极外侧区。

（三）冠状位

从椎体后缘中线至棘突椎板前缘骨界为骨性椎管矢状径,将此矢状径分为四等份,分别命名为 a 域、b 域、c 域和 d 域。

二、突出物压迫神经根的部位及方式

腰骶神经根从脊髓或脊髓圆锥发出后在硬膜囊内近乎垂直下行一段距离,出硬膜囊后斜向背侧脚侧绕椎弓根下出各自的椎间孔。基于腰骶神经根的

行径及上述突出物的区域定位,腰骶神经根在椎管内、椎间孔及椎间孔外侧均可被突出物压迫。因硬膜囊内有脑脊液,腰骶神经根在硬膜囊内有一定的活动空间,相对不容易受压;而由于椎管内 Hoffmann 韧带、椎间孔内韧带及椎间孔外口的椎间孔横韧带协同固定神经根,促使神经根从起始部到出椎间孔的活动空间较小,易受突出物压迫。突出物压迫腰骶神经根不仅受神经根的起始与变异及对应椎间孔大小等影响,更受突出物所在区域的影响。一般情况下,当 $L_{4/5}$ 椎间盘突出时,多侵及 L_5 神经根,少许侵及 L_4 神经根;L_5/S_1 椎间盘突出时,可侵及 L_5 神经根,也可侵及 S_1 神经;而 $L_{1/2}$、$L_{2/3}$、$L_{3/4}$ 腰椎间盘突出常影响下一个椎间孔的神经根,甚至更下一个椎间孔的马尾神经,不是出同一椎间孔的神经[11]。

(樊碧发 程亮)

参 考 文 献

[1] 柏树令. 系统解剖学. 第2版. 北京:人民卫生出版社,2010.

[2] Stephens MM, Evans JH, O'Brien JP. Lumbar intervertebral foramens. An in vitro study of their shape in relation to intervertebral disc pathology. Spine(Phila Pa 1976),1991,16(5):525-529.

[3] Epstein BS, Epstein JA, Lavine L. The effect of anatomic variations in the lumbar vertebrae and spinal canal on cauda equine and nerve root syndromes. Am J Roentgenol Radium Ther Nucl Med,1964,91:1055-1063.

[4] Lee C, Rauschning W, Glenn W. Lateral lumbar spine canal stenosis:classification, pathologic anatomy and surgical decompression. Spine(Phial Pa 1976),1988,13(3):313-320.

[5] 顾卫东,王新伟. 脊柱内镜手术技巧与演示. 上海:上海科学技术出版社,2013.

[6] Peter FG, Jennifer BM, Steven RG. Anatomic and biomechanical analysis of the lower lunbar foraminal ligaments. Spine,2000,25:2009-2014.

[7] 钱宇,范顺武,顾传龙,等. 腰椎椎间孔内韧带的形态学研究. 中华骨科杂志,2003,23(12):761-763.

[8] Alleyne CH Jr, Cawley CM, Shengelaia GC, et al. Microsurgical anatomy of the artery of Adamkiewicz and its segmental artery. J Neurosurg,1998,89:791-795.

[9] 杨少春,应大君. 腰膨大动脉的显微外科解剖及其临床意义. 第三军医大学学报,2000,12:1186-1188.

[10] 王怀经,张绍祥. 局部解剖学. 第2版. 北京:人民卫生出版社,2010.

[11] 胡有谷,陈伯华. 腰椎间盘突出症. 第4版. 北京:人民卫生出版社,2011.

[12] 张奎渤,张加芳,刘先国,等. 大鼠正常和退变性髓核突出导致神经根性疼痛的对比研究. 中国骨科临床与基础研究杂志,2010,1:36-42.

[13] Hasegawa T, Mikawa Y, Watanabe R, et al. Morphometric analysis of the lunbosacral nerve roots and dorsal root ganglia by magnetic resonance imaging. Spine,1996,21:1005-1009.

[14] Reulen HJ, Muller A, Ebeling U. Microsurgical anatomy of the lateral approach to extraforaminal lumbar disc herniations. Neurosurgery,1996,39:245-250.

[15] Ebraheim NA, Miller RM, Xu R, et al. The location of the intervertebral lumbar disc on the posterior aspect of the spine. Surg Neurol,1997,48:232-236.

[16] 李义凯,朱定军,钟世镇,等. 腰椎椎板间隙的放射解剖学测量. 颈腰痛杂志,1998,19(2):135-136.

[17] 郭金伟,邓忠良. 下腰椎椎板间隙形态测量及临床意义. 重庆医科大学学报,2011.

[18] Chau AM, Pelzer NR, Hampton J, et al. Lateral extent and ventral laminar attachments of the lumbar ligamentum flavum:cadaveric study. Spine J,2014,14(10):2467-2471.

[19] Spurling GR. Hypertrophy of the ligament flava as a cause of low back pain. JAMA,1939,109:928.

[20] 胡有谷. 退行性腰椎管狭窄症的 CT 检测及意义. 中华骨科杂志,1993,13:193.

[21] Askar Z, Wardlaw D, Choudhary S, et al. A ligamentum flavum-preserving approach to the lumbar spinal canal. Spine(Phila Pa 1976),2003,28(19):E385-E390.

[22] 郭世绂,陈仲欣,邱敬清. 腰椎管骨性结构的测量与椎管狭窄. 中华外科杂志,1984,22:623.

[23] 陈安民,田伟. 骨科学. 北京:人民卫生出版社,2009.

[24] Hoffmann M. Die befestigung der dura mater im wirbelcanal. Arch F Anat Physio,1898,403(2):403-412.

[25] Spencer DL, Irwin GS, Miller J. Anatomy and significance of fixation of the lumbosacral nerve roots in sciatica. Spine(Phila Pa 1976),1983,8(6):672-679.

[26] 张一模,杜心如,孔祥玉,等. 腰骶部硬脊膜黄韧带间连接的形态及其临床意义. 中国临床解剖学杂志,1999,17(1):52-53.

[27] 孟阳,吴德升,沈彬. 腰椎管内静脉丛曲张研究进展. 中国脊柱脊髓杂志,2013,23(5):475-477.

[28] 吴在德. 外科学. 第6版. 北京:人民卫生出版社,2003.

[29] 倪家骧,何明伟. 疼痛物理诊断—症状和体征图谱. 第2版. 北京:北京大学医学出版社,2011.

[30] 姚泰. 生理学. 第2版. 北京:人民卫生出版社,2005.

[31] 丁自海,杜心如. 脊柱外科临床解剖学. 济南:山东科学技术出版社,2008.

[32] 孙正义,阔坤山,冯守诚,等. 腰椎间盘突出与神经根出囊部位的关系. 中国脊柱脊髓杂志,1994,4:29.

[33] Kadish LJ, Simmons EH. Anomalies of the lumbosacral nerve roots. An anatomical investigation and myelographic study. J Bone Joint Surg Br,1984,66(3):411-416.

[34] 刘森,王振汉,周少华,等. 腰骶部神经根畸形. 中国脊柱脊髓杂志,1994,4:112.

[35] Spangfort EV. The lumbar disc herniation. Acta Orthop Scand,1972,142:28.

[36] Mcculloch JA, Waddell G. Variation of the lumbosacral myotomes with bony segmental anomalies. J Bone Joint Surg Br,1980,62:475.

[37] Elster AD. Bertolotti's syndrome of the lumbar spine. Spine,1989,42:1691.

第四章 脊柱内镜技术适应证与禁忌证

第一节 适 应 证

适应证的选择直接关系到治疗的效果和患者的满意度,其关键在于术者对疾病的解剖、生理、病理诊断有深刻理解,使得所选病例符合脊柱内镜技术所能针对的范畴,手术有明确的靶点。要做到先说服自己,再说服患者。

随着脊柱内镜技术的进步,适应证越来越广,且有不断的创新应用。

本章节主要介绍:椎间盘源性下腰痛(discogenic low back pain)、腰椎间盘突出症、退变性腰椎管狭窄症、腰椎关节突关节综合征。

一、椎间盘源性下腰痛

本节所述椎间盘源性下腰痛是指腰椎间盘退变后其内部疼痛感受器接受疼痛刺激信号后所产生的疼痛[1],为退变髓核所产生的致痛物质刺激或髓核直接压迫纤维环的窦椎神经所致[2,3]。

应用脊柱内镜技术,毁损纤维环区域分布的窦椎神经、消除部分致痛因子是解决椎间盘源性疼痛的有效方案之一。

(一)症状

1. 部位 腰部,偶发生下肢牵涉痛至大腿。
2. 性质 酸胀,位置不确定,深在而弥散。
3. 程度 VAS:3~6分。
4. 加重缓解因素
(1)加重:搬运重物、长时间行走、弯腰、坐位工作时。
(2)缓解:卧床休息。
5. 伴随症状 相应脊柱运动单位常伴随和继发的关节突关节滑膜嵌顿、棘间或棘上韧带损伤,此类疼痛部位明确。
6. 诊疗经过 骶管阻滞或腰硬膜外阻滞术能缓解。

(二)体征

椎间盘源性腰痛很少查到明确阳性体征,但在同样的致病因素下,椎间盘源性腰痛的患者常伴随腰肌劳损、腰棘间韧带劳损或腰椎关节突关节综合征,故常有腰部肌肉、腰椎关节突关节及棘突间隙的压痛及腰椎活动障碍,需要分别对待。

(三)影像

1. 磁共振成像(magnetic resonance imaging, MRI)
(1)首选。
(2)高信号区域(high-intensity zone, HIZ):1992年,Aprill 等[4]在 MRI 检查中发现在下腰痛患者 T_2 加权像腰椎纤维环后缘有小而圆的 HIZ(图 4-1-1),是椎间盘纤维环破裂的重要征象之一。Aprill 等[4]和 Schellhas 等[5]通过 MRI 和椎间盘造影的比较认为 HIZ 不仅代表纤维环的放射状破裂,还与一致性疼痛存在紧密关系。Lim 等[6]也认为退变椎间盘和 HIZ 是椎间盘源性下腰痛的典型 MRI 表现。
(3)HIZ 征象不能取代计算机断层扫描(computed tomography, CT)椎间盘造影:近来的研究证实 HIZ 并不能准确提示纤维环放射状破裂患者的腰痛症状。Carragee 等[7]的统计结果显示 59% 的下腰痛患者出现了 HIZ,而 25% 的无症状个体也存在 HIZ,腰痛症状与 HIZ 征象一致性较差。因此,在诊断椎间盘源性下腰痛时,HIZ 征象不能取代 CT 椎间盘造影。

2. 椎间盘造影与纤维环裂分级
(1)疼痛诱发试验:是目前诊断椎间盘源性下腰痛的主要手段。Vanharanta 等[8]发现超过 70% 的外层纤维环破裂产生准确的复制性腰痛,二者存在强烈的相关性;纤维环的完全破裂可能是痛觉神经末梢长入或致痛物质溢出的前提,也可能是椎间盘

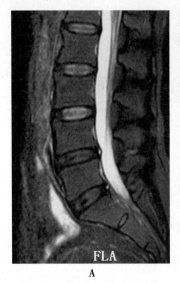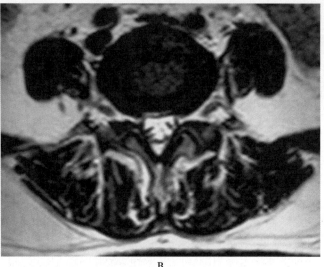

图 4-1-1　MRI 示 HIZ
A. 矢状位；B. 横断位

源性下腰痛产生的根源,故认为疼痛诱发试验可以较准确的复制出一致性疼痛,对椎间盘源性下腰痛具有较高的诊断价值。

1）疼痛诱发试验阳性:造影术中所诱发疼痛与患者平时的疼痛部位、性质相符。

2）疼痛诱发试验阴性:仅纤维环破裂不能诱发相应疼痛症状。

（2）椎间盘造影:注射造影剂后行 CT 扫描,可发现纤维环破裂。

（3）Dallas 分级（图 4-1-2）

0 级:造影剂保持于髓核内。

1 级:造影剂呈放射状沿裂隙流入内 1/3 纤维环。

2 级:造影剂流入中 1/3 纤维环。

3 级:造影剂流入外 1/3 纤维环。

4 级:造影剂流入外 1/3 纤维环且呈环形分布,其弧度以椎间盘中心为圆心超过 30°。

5 级:造影剂自纤维环流出至硬膜外。

（四）诊断依据

1. 病史　亚急性或慢性起病,常有久坐工作或生活病史。

2. 症状　弥散性腰痛,不能久坐、久站及久弯腰。

3. 腰椎 MRI　T_2 加权像上见病变椎间盘呈低信号改变 HIZ。

4. 椎间盘造影检查　能复制一致性腰痛,窦椎神经阻滞能有效暂缓腰痛。

5. 排除其他原因引起的腰痛。

（五）鉴别诊断

1. 腰肌劳损　腰部肌肉血供受阻所致乳酸堆积而引起炎症、粘连,刺激和压迫末梢神经引起慢性腰痛。相似表现为固定姿势后腰痛加重,如久站、久坐、久弯腰。区别在于腰肌劳损在卧床休息后明显加重,改变姿势或活动即可明显缓解,腰椎 MRI 无相应椎间盘改变。椎间盘源性下腰痛卧床休息后症状明显减轻,活动后可加重。如椎间盘源性下腰痛与腰肌劳损难以分辨,可行腰椎间盘造影术进一步鉴别。有时椎间盘源性下腰痛与腰肌劳损共同存在,需要同时治疗。

2. 棘间韧带劳损　同样表现为长时间弯腰后腰痛且休息后明显缓解,不同点在于痛点非常明确,局部痛点注射疗效确切。

3. 腰椎关节突关节综合征　关节突关节不当磨合导致炎症或刺激神经所致腰痛,体位改变时疼痛明显加重,静止时即能明显缓解,查体多有明确腰椎活动障碍和压痛点,也有部分患者无压痛点。局部痛点注射和卧床休息治疗疗效明显。

（六）窦椎神经阻滞对责任椎间盘的判断意义[1]

方法:椎间盘造影诱发一致性疼痛后,微调穿刺针至刚过纤维环内层处,以 2% 利多卡因 0.5ml 注入椎间盘内,评估患者疼痛程度,进行阻滞前后对比。

如果只有单个椎间盘破裂并能复制患者最初的疼痛,造影术后即刻行椎间盘后缘窦椎神经阻滞术,如果腰痛症状明显缓解,即能明确责任椎间盘、佐证疼痛来自椎间盘裂隙中窦椎神经刺激或压迫。如果

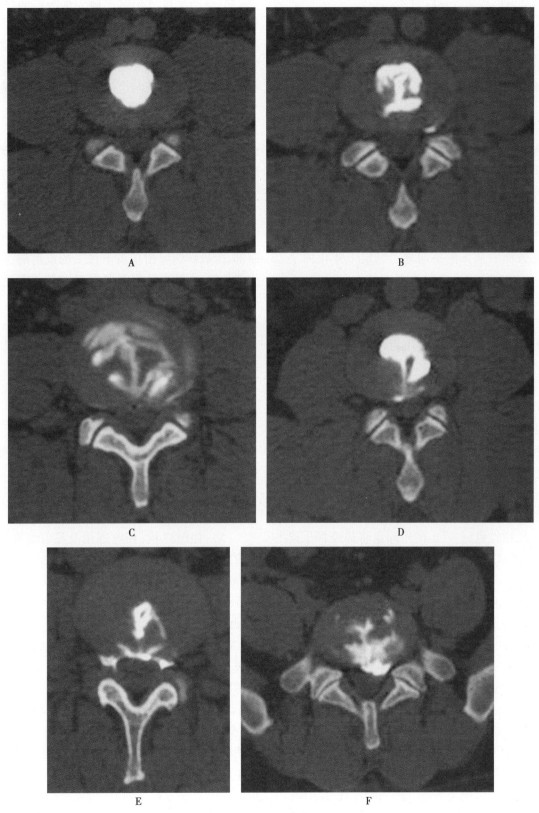

图 4-1-2　纤维环裂隙分级
A. 0 级;B. 1 级;C. 2 级;D. 3 级;E. 4 级;F. 5 级

有多个椎间盘病变引起临床症状时,在一个椎间盘层面注射麻醉药可能导致假阳性。

二、腰椎间盘突出症

腰椎间盘突出症是因腰椎间盘退行性改变所致的综合征,其临床表现多样化,包括腰腿痛、麻木、乏力、发凉、瘙痒、痉挛等,其分型、机制各有不同,处理方法迥异,对腰椎间盘突出症的全面认识对合理使用脊柱内镜技术至关重要。

如果腰椎间盘突出症诊断明确,无禁忌证,患者理解并同意手术即可。脊柱内镜技术适用于几乎所有类型和程度的腰椎间盘突出症。关键是术者需要明确诊断、针对靶点,通过去除退变组织和消融炎症致痛物质来解决问题。制定个体化的手术方案。

有关椎间盘压迫神经根引起疼痛的机制目前主要的理论如下[9,10]。

1. 机械压迫学说 机械压迫神经根是引起腰背痛、坐骨神经痛的主要原因。机械压迫学说又分为牵张性机制及压迫性机制。

(1)牵张性机制:椎管内神经根外膜通过 Hoffman 韧带附着于神经管内,相对固定,突出的椎间盘将神经根顶起,神经根在突出的椎间盘上受牵张,即使神经根未被挤压至神经根管后壁,也可产生对神经根的压力,同时使硬膜囊在神经孔边缘的附着处产生牵张。

(2)压迫性机制:突出的椎间盘将神经根压迫至神经根管的后壁,而无任何神经根的牵张,此为单纯的压迫性机制。

(3)坐骨神经痛缓解机制:临床上,因椎间盘突出所致神经根受压引起坐骨神经痛可自发性缓解,这种疼痛的缓解更易发生在年轻人,而非老年人。任何可以减少神经根在突出椎间盘上的牵张力可致神经根的压力减低,坐骨神经痛缓解。如:化学髓核溶解术、经皮穿刺椎间盘切除术等。在老年人,其神经根被压迫至神经根管后壁,而非神经根的牵张,因此很少能缓解症状,神经根压力的自发缓解或降低率也明显少于年轻人[11,12]。

2. 化学性神经根炎学说 椎间盘变性,纤维环薄弱破裂后,髓核从破口中流出沿着椎间盘和神经根之间的通道扩散,神经根又无束膜化学屏障,髓核的蛋白多糖对神经根有强烈的化学刺激,激活纤维环、后纵韧带中的伤害感受器,因而产生化学性神经根炎。

3. 椎间盘自身免疫学说 椎间盘髓核组织是体内最大的、无血管的封闭组织,与周围循环毫无接触,因此人体髓核组织被排除在机体免疫机制之外。当椎间盘退变、髓核突出,在修复过程中新生的血管长入髓核组织,髓核与机体免疫机制发生接触,髓核中的多糖蛋白成为抗原,产生免疫反应。

(一)典型症状

1. 腰痛 部位、性质、程度、加重缓解因素、伴随症状、诊疗经过,同椎间盘源性下腰痛。

2. 腿痛

(1)部位

1)单腿痛:由臀部、大腿后外侧、小腿外侧至足跟部,少数病例可出现由下往上的放射痛,先由足、小腿外侧、大腿后外侧至臀部;高位腰椎间盘突出症所致的腿痛较为少见,主要压迫 L_{1-3} 神经根,引起大腿前侧的疼痛。

2)双腿痛:不同节段椎间盘同时突出及中央型巨大突出压迫神经根。

(2)性质:钝痛并逐渐加重,多呈放射性。

(3)程度:VAS 评分 3~8 分。

(4)加重缓解因素。

1)加重:某种姿势活动或腹压增加时,如咳嗽、打喷嚏、大小便;载荷痛,如搬运重物、长时间行走、弯腰。

2)缓解:休息卧床时。

(5)伴随症状:相应部位及足背足底的麻木;相应脊柱运动单位所伴随或继发的关节突关节综合征、棘间或棘上韧带损伤,此类疼痛部位明确。

3. 神经病理性疼痛 反复的神经损伤常常引起神经病理性疼痛[13]。

4. 间歇性跛行 腰椎间盘突出症所致的间歇性跛行特指突出椎间盘组织填塞神经根管或中央椎管后所致跛行。

典型间隙性跛行表现为随着患者行走距离增多,腰背痛或不适伴随患肢疼痛、麻木加重,当取蹲位或卧床数分钟后,症状逐渐消失,能再次行走,行走距离从数十米到数百米不等。上述症状由于神经根所受压力超过一定阈值,相应神经根的血液供应受限,神经根缺氧所致,而下蹲或卧床能即使缓解部分压力,使得其低于疼痛阈值。正因为如此,间歇性跛行患者通常无明显神经根损伤,临床上此类患者保守治疗效果通常较差,症状易反复发作。

5. 麻木 麻木为常见伴发症状,按神经根受累区域分布,为神经根中本体感觉和触觉纤维被压迫及刺激所致。可与腰腿痛同时出现,也可为单一表现症状。麻木患者查体时不一定出现感觉障碍,感觉障碍是相应神经纤维进一步受损或坏死的体征。

6. 乏力 当椎间盘突出导致神经损伤时,会导致肌力下降,患者感觉乏力不适,部分患者有明显乏力感,但肌力并不下降。当 $L_2 \sim L_4$ 神经根损伤,患者感觉伸膝无力,检查可发现股四头肌肌力下降。当 L_5 神经根损伤时,患者感觉第一足趾背伸无力,踝背屈无力。检查可发现第一足趾背伸、踝背屈肌力下降。当 S_1 神经根损伤时,趾屈乏力,检查可发现趾屈肌力下降。

7. 腿足发凉 腰椎间盘突出症患者多有下肢发凉怕冷,女性多于男性。红外热像检查的研究表明[14-16]:椎间盘突出症患肢的皮温显著低于健侧,推测与下肢的血液供应直接相关,通常为突出物压迫或刺激交感神经所致。硬膜外阻滞能明确改善此类症状可佐证。

8. 颈腰综合征 脊柱退行性病变常累及多个节段,以颈和腰段较为常见。颈椎间盘退变可致颈神经或颈脊髓受累引起症状,当同时有因腰椎间盘退变导致腰骶神经受累出现症状称为颈腰综合征。

如出现包括但不限于下肢无力麻木、脚踩棉花感、触觉障碍、束胸感、大小便功能障碍等症状时,需要鉴别症状是否完全来源于腰椎间盘突出症,应对颈胸部脊椎退行性病变作相应的鉴别诊断。

9. 肌肉痉挛 常发生于小腿三头肌、腘绳肌和跖肌。肌肉痉挛常继发于神经根激惹,两者互为因果,构成恶性循环:神经根受激惹-肌肉收缩痉挛-血液循环受阻-神经根受激惹。故临床上使用肌肉松弛剂及神经阻滞,除可减少肌肉痉挛和神经根激惹,更可以打断相互之间的恶性循环。

(二)少见症状

1. 大小便及性功能障碍

(1) 马尾综合征:表现括约肌功能障碍,如排便排尿乏力、尿潴留、大小便失禁及性功能障碍;同时有感觉障碍,表现为双下肢及会阴部麻木、感觉减弱或消失。

对排尿、排便和性功能而言,其神经支配以 S_{2-4} 最为重要[17]。盆底器官的每一功能均能得到多个节段的神经支配,并互为代偿;但每一功能也均有其相对主要的神经支配节段和神经根。如膀胱逼尿肌主要受 S_3 支配,尿道外括约肌主要受 S_2、S_3 支配,直肠受 S_2、S_3、S_4 的支配程度比较平均,肛门外括约肌主要受 S_3、S_4 支配,性功能主要受 S_2 支配。

(2) 颈腰综合征:脊髓 S_{2-4} 的侧角为脊髓副交感中枢,发出纤维支配膀胱、直肠和性腺。脊髓灰质侧角损害或脊髓病变阻断侧角与大脑联系的径路,出现相应节段的自主神经功能障碍,表现为膀胱、直肠括约肌功能及血管运动功能障碍。颈腰综合征会出现与受损神经一致性的颈肩及上肢症状与锥体束的相关损伤。

2. 骶尾痛

(1) 压迫骶神经:游离椎间盘组织移入骶管,压迫骶神经。

(2) 腰椎或骶神经变异:骶神经受压迫或刺激。

3. 阴囊痛 腰椎间盘突出压迫椎管内骶神经根,偶可出现阴囊痛。Wouda 等[18]报告 2 例腰椎间盘突出症患者,主要症状为一侧阴囊痛。CT 和 MRI 检查分别发现 $L_{4/5}$、L_5/S_1 腰椎间盘突出,经椎间盘切除后症状消失。

阴囊前部的神经由生殖股神经的生殖支和髂腹股沟神经的上支支配,该神经由 L_1 和 L_2 神经发出。阴囊后部的神经由阴部神经的会阴支发出的阴囊后支和股后侧皮神经后支共同支配,该神经由 S_2 和 S_3 神经发出。因而腰椎间盘突出压迫相应神经根,可出现罕见的阴囊痛。

4. 小腿水肿 腰椎间盘突出症腰骶神经根严重受压时,可出现足和踝部的水肿。王全美[19]报告 2 例腰椎间盘突出症出现患侧小腿水肿。作者认为发病机制不明,可能是神经根在受到机械性及局部无菌炎症的化学性刺激时粘连水肿,影响交感神经的传导功能,窦椎神经也可能发生异常短路,而使下肢相应的血管神经功能障碍。

5. 脊髓圆锥综合征 高位腰椎间盘突出症时,脊髓 S_{3-5} 受损出现脊髓圆锥综合征。

(1) 运动障碍

1) 括约肌:肛门外括约肌和 Vesicle 括约肌及坐骨海绵体、球状海绵体肌。通过刺痛阴茎龟头而诱发海绵体反射时,其表现为阴囊内后尿道收缩或肛门外括约肌收缩均为缺失。

2）平滑肌：节前副交感神经的损害致膀胱平滑肌松弛性瘫痪，无膀胱充盈感和痛觉，不能膀胱自动排空；大便失禁或不能自主排便；勃起功能完全丧失。

（2）感觉障碍：鞍区麻木，痛、触觉减退或消失。

6. 外周圆锥综合征　损伤脊髓 $L_4 \sim S_2$ 节段被称为外周圆锥综合征。

（1）运动障碍：臀、膝、踝、足趾相关肌肉肌力减弱，踝反射、跖反射减弱。无锥体束征。膀胱和直肠功能的随意控制减弱。

（2）感觉障碍：在 $L_4 \sim S_2$ 神经根所支配区域皮肤感觉减退。

（3）自主神经障碍：阴茎的勃起和射精功能几乎都有不同程度的受损，但阴茎的异常勃起也经常发生[11]。

（三）罕见症状

1. 瘙痒　瘙痒是否为疼痛的一种形式或体内是否有专门的瘙痒感觉神经通路，始终没有突破性研究进展。研究显示[20]DRG 中的 Mrgprs3+神经元是瘙痒特异性的神经细胞。

笔者在 2011 年对一名 L_5/S_1 椎间盘突出症患者进行射频消融术，术后意外发现足趾部多年顽固性持续瘙痒的症状消失，出院后 3 年随访瘙痒症状未再发。推测瘙痒与神经根的支配有密切关系，但未再遇到类似病例，也未进一步研究。

2. 发汗功能异常　多汗症是由于交感神经过度兴奋引起汗腺过多分泌的一种疾病。如果椎间盘突出物压迫或刺激椎旁交感神经纤维，可刺激交感神经而引起异常发汗。

3. 牵涉痛

（1）腹股沟区或大腿前内侧疼痛：部分低位椎间盘突出症患者出现腹股沟区或大腿前内侧疼痛。$L_{3/4}$ 椎间盘突出者，有 1/3 的有腹股沟区或大腿前内侧痛，其在 $L_{4/5}$、L_5/S_1 椎间盘突出者的出现率基本相等。

（2）腹痛：当病变压迫或刺激腰脊神经后支，除可引起相应支配区疼痛，还可引起同一脊髓节段支配的内脏器官出现腹痛等相应临床症状。其机制是会聚-投射理论。该理论认为：躯体伤害性感受传入神经纤维与内脏伤害性感受传入神经纤维会聚在脊髓后角同一神经元，随后与躯体伤害性感受神经冲动一同沿脊髓丘脑束上传至脑。脊神经前、后支之间及与内脏传入纤维之间的伤害性感受神经冲动在脊髓后角的会聚-投射可造成躯体与内脏疾病之间的复杂临床表现[21]。

（四）体征

1. 体位步态　体位与步态分为保护性和损伤性。保护性包括腰椎侧弯、被迫卧位、屈腰屈髋、跛行等；损伤性包括跨域步态（鸡步），摇摆步态（鸭步）等。

（1）腰椎侧弯：通常是对患侧肌肉韧带、关节突关节、神经根受压迫或刺激后的一种保护性体位，通常向健侧侧弯。L_5 椎体横突与髂嵴、髂骨翼及骶骨相连，较少有大幅度的侧弯。

（2）坐卧姿势：睡时卧向健侧；患侧膝部微屈；仰卧起坐时患侧膝关节屈曲；坐下时健侧臀部先着椅；站立时身体重心移在健侧。

（3）三屈位：屈腰、屈髋、屈膝称为三屈位，常伴跛行，多发生在椎管狭窄患者。屈腰屈髋屈膝位能增加椎管容积，有效减轻椎管内神经根所受压力，从而缓解疼痛，保护神经。当椎管内压力较大超过阈值时，出现跛行。

（4）跨域步态：腰 5 神经根或腓总神经损伤时出现足下垂，行走时需要特意提高下肢避免下垂足部碰到地面，故称跨域步态。因神似鸡走路，称之为"鸡步"。

（5）摇摆步态：多见于臀上神经损伤及肌肉疾病所致骨盆带肌无力，走路时患者靠躯干两侧摇摆，使对侧骨盆抬高，来带动下肢提足前进。所以每前进一步，躯干要向对侧摆动一下，看上去好像鸭子行走，称之为"鸭步"。臀上神经损伤常需和腰椎间盘突出症相鉴别，摇摆步态是有力依据之一。

2. 压痛点　腰椎间盘突出症是一种综合征，不同损伤有相应部位的压痛点。

（1）棘突间隙：累及腰棘间韧带。

（2）棘突旁约 2cm 处：累及关节突关节，如向下肢放射痛说明神经根受压达到阈值。

（3）坐骨神经行程：①腰椎旁点：第 4、5 腰椎棘突外侧 2cm 处；②臀点：坐骨结节与股骨大转子之间；③腘点：腘窝横线中点上 2cm 处；④腓肠肌点：小腿后面中央；⑤踝点：外踝之后。如坐骨神经行程中有明显压痛点，则要考虑干性坐骨神经痛。

3. 胸腹垫枕试验

（1）胸部垫枕试验阳性：胸下垫 30cm 高枕，

双手自然放两侧,使腰段向下凹陷。检查者以拇指再在原压痛点上用同样压力探压,询问患者疼痛增减、有无臀部及下肢放射痛或麻木感。如腰痛症状加重,提示腰椎管内病变所致腰腿痛。机制:胸部垫枕后,腰椎管内的间隙变窄,黄韧带突入椎管,关节突关节重叠,挤压到关节突关节囊和神经根,使神经根与突出物及硬膜囊挤压,出现腰腿痛。

（2）腹部垫枕试验阳性:腹下垫 30cm 高枕,双手自然放两侧,使腰段向后凸起。检查者以拇指再在原压痛点上用同样压力探压,询问患者疼痛增减、有无臀部及下肢放射痛如腰痛加重,提示椎管外软组织损害性腰腿痛。机制:腹部垫枕后,腰段椎间隙加大,腰背部的肌肉受牵拉紧绷而出现酸困不适,少有神经放射症状。

4. 直腿抬高试验 正常情况下,下肢于膝关节伸直位时,被动抬高下肢的活动度数为 60°～120°,检查时先检查健侧,以便与患者对比。检查患侧时,引发大腿后侧、小腿后外侧、踝部或足背直达足趾的放射痛,为肯定阳性;如放射痛仅限于大腿后侧,为可疑阳性;如仅表现为同健侧的腘窝痛,为阴性。

临床中有时突出物巨大,但直腿抬高试验阴性,多为肩上型突出时,牵拉神经根能使神经根远离突出物而减轻神经根压力与刺激。相反,腋下型突出时,直腿抬高试验阳性表现非常明显,健侧直腿抬高试验阳性多见于此种情况,特异性达 90%[22]。

5. 肌力 腰椎间盘突出症患者中,下肢局部肌力下降是神经根受损的直接证据,也是损伤定位的重要依据。伸膝由 L_{2-4} 神经根支配股四头肌完成,第一足趾背伸、踝背屈由 L_4～S_1 神经(主要是 L_5)支配胫前肌、第一足趾长伸肌完成,趾屈由 L_5～S_2 神经(主要是 S_1)支配趾长屈肌完成。

6. 皮肤感觉 腰椎间盘突出症患者的皮肤感觉障碍主要涉及浅感觉,包括痛温觉及触觉。皮肤感觉呈节段性分布,即每个脊神经后根支配一定的皮肤区域,该区域称之为皮节。下肢节段性分布规律:股前为 L_{1-3},小腿前面为 L_{4-5},小腿及股后为 S_{1-2}、肛周鞍区为 S_{3-5} 支配。

绝大多数皮节是由 2～3 个神经后根支配,因此单一神经后根神经纤维损害时感觉减退不明显,只有两个以上后根神经纤维损伤时才出现分布区的感觉减退,而单个后根神经纤维发生刺激性症状如疼痛并不遵循这一规律。

（1）痛觉:用大头针轻刺皮肤,询问有无疼痛及疼痛程度。如果发现局部痛觉减退或过敏,嘱患者比较与正常区域差异的程度。

（2）触觉:用一束棉絮轻触皮肤或黏膜,询问是否觉察及感受的程度。也可嘱患者口头计数棉絮接触的次数。

（3）温度觉:分别用盛冷水(5～10℃)和热水(40～50℃)的玻璃试管接触皮肤,嘱患者报告冷或热。

7. 腱反射 腱反射均属于深反射,是刺激肌腱、骨膜的本体感受器所引起的肌肉收缩。其反射弧是由感觉神经元和运动神经元直接连接组成的单突出反射弧。当神经根受损明显,影响反射弧传导时,引起腱反射减弱或消失。

腱反射减弱或消失是神经根受损的定位体征之一,跟腱反射改变提示 S_1 神经受损,膝腱反射改变提示 L_{2-4} 神经受损。

腱反射检查需要注意双侧对比和考虑年龄,双侧对称性改变时其意义不大或考虑其他病变,对一组 1074 名无症状正常人作跟腱反射观察,30 岁以下均正常,30～40 岁仅有少数异常,随年龄增大,100 岁人 80% 跟腱反射消失[23]。

不同姿势下检查其检查结果存在差异,膝反射在坐位比卧位敏感,跟腱反射在俯卧位比仰卧位和跪位敏感。当查体结果不肯定时,可选择更敏感的姿势重新检查。

（五）影像

影像学是诊断腰椎间盘突出症及应用脊柱内镜术的重要依据之一,其基础知识不再赘述,仅阐述与脊柱内镜术密切相关的问题。

1. 直接数字化 X 射线摄影(digital radiography,DR) 腰椎 DR 六位片包括前后侧位、双斜位及过伸过屈位(图4-1-3)。除需观察腰椎退行性改变,也要排除腰椎化脓性炎症、结核、原发肿瘤和转移癌等。DR 的合适形态是选择脊柱内镜术及其术式的必要条件之一。

前后侧位观察:腰椎侧弯、关节突关节增生融合、移行椎、横突、椎板间隙、椎间隙、失稳/滑脱、骨质增生等。过伸过屈位观察:椎体失稳、滑脱等。双斜位观察椎板峡部等。

2. CT 可精确测量椎管的大小、椎骨的病变、脊髓神经根的形态及其与椎管及其他内容物的空间

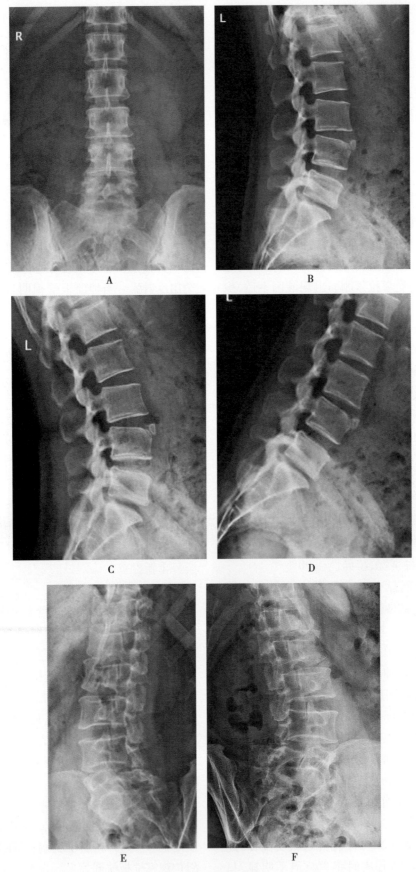

图 4-1-3　腰椎 DR
A. 前后位；B. 侧位；C. 过伸位；D. 过屈位；E. 左斜位；F. 右斜位

关系。为进一步精确描述神经根与突出物及其他周围组织之间的关系,有必要将椎管内空间分区。具体分法各家不尽统一,较为常用的有胡有谷的区域定位法[24](图3-7-1)。

3. MRI 与 CT 原理不同,但在脊柱内镜术中的应用与目的基本相似,如区域定位法,观察目标等,主要不同之处如下。

(1) 原理及应用:MRI 应用不同的射频脉冲程序,可以获得不同侧重点的图像。腰椎间盘突出症相关的最经典脉冲序列是自旋回波序列,其中 T_1 加权像较清晰显示解剖结构,T_2 加权像更突出显示病变区域。

(2) 矢状位椎间孔内神经根的位置(图4-1-4):经椎间孔入路术式必须明了。

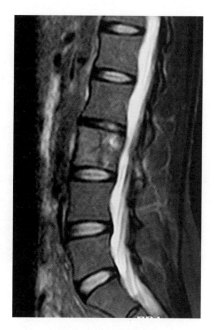

图 4-1-5 椎体肿瘤

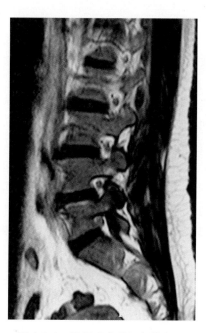

图 4-1-4 椎间孔内神经根的位置

(3) 诊断与鉴别诊断:MRI 在腰椎间盘突出症与其他疾病之间的诊断与鉴别诊断方面有重要作用。如椎管或椎体肿瘤(图4-1-5)、硬膜外和硬膜下血肿、椎间隙感染(图4-1-6)等。

(4) HIZ:在椎间盘源性下腰痛一节中已有详细描述,其意义在于反映纤维环破裂。

(5) 术后复查:脊柱内镜术后早期复查 MRI(图4-1-7)常可发现原椎间盘髓核突出物所在部位仍有"软组织团块",与术前高度相似,回顾手术录像可明确突出髓核已完全清除,复查 CT 可发现与 MRI 一致的团块,但与术前比较呈低密度,同时患者症状体征均有明确改善。对此现象,相关研

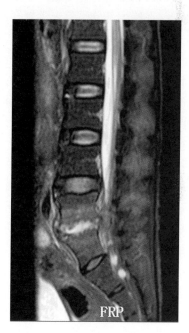

图 4-1-6 椎间隙感染

究[25,26]证实术后 MRI 显示的"软组织团块"为纤维环破裂、水肿和血肿,随着水肿的消失和血肿纤维化,2 个月后软组织影逐渐减少,6 个月后基本消失。

(六) 电生理

肌电图(electromyography,EMG)通过相关设备收集、放大、显示肌肉的电生理活动,通过分析,了解运动单位的状态,评定和诊断神经肌肉功能。

肌电图在腰椎间盘突出症中的诊断、术中监护、治疗前后评估方面都有诸多研究和实际应用。但总

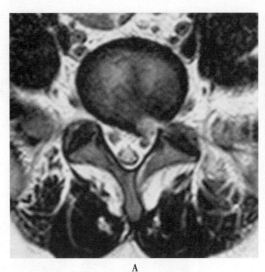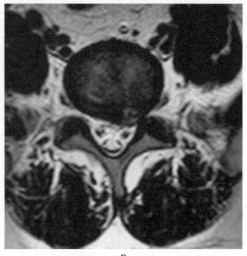

图 4-1-7 脊柱内镜术 MRI 检查
A. 术后团块;B. 术前

体而言,因为其有创性、可替代性及非必要性,其临床应用度较低,在绝大部分医院未常规开展,但在诊断困难、医疗鉴定、全身麻醉术中监护时仍具有重要作用。

1. 在腰椎间盘突出症中的主要应用 ①定位诊断损伤部位:神经、肌肉或是神经肌肉接头;②了解神经或肌肉受损的程度;③全身麻醉行腰脊柱内镜术中的电生理监护。

2. 脊柱内镜相关应用中关注度较高的问题

(1)神经、肌肉对应关系:每块肌肉都受相应的神经支配,完成一定的功能,当责任神经根不够明确或需要评估损伤程度时,可根据其对应关系检查相应肌肉如下。

L_1 神经根 髂腰肌($L_1 \sim L_3$)

L_{2-4} 神经根 股直肌、股外侧肌和长收肌。

L_5 神经根 腓神经支配的肌肉如胫前肌、腓骨长肌、趾短伸肌。

S_1 神经根 胫神经支配的肌肉如腓肠肌、蹈展肌。

坐骨神经 支配的股二头肌长头和短头及臀大肌。

(2)神经传导速度:反映了髓鞘的质量和轴索传导功能;F 波主要反映运动纤维的功能状态;体感诱发电位检查感觉传导通路是否正常。

(3)全身麻醉行脊柱内镜术时术中电生理监测;术中应用体感诱发电位监测,刺激源一般采用恒流脉冲电刺激,刺激电极最好选用条状表面电极,放置于坐骨神经上,刺激电流强度[27]应在 10 ~ 40mA,

刺激频率为 2 ~ 10Hz,诱发电位的记录系统建议选择滤波放大装置。

(七)诊断与鉴别诊断

首先定性:是否为腰椎间盘突出症;然后定位:责任椎间盘;最后分型:突出物与神经根的关系。

1. 是否为腰椎间盘突出症

(1)是器质性还是非器质性?因为疼痛是一种情绪体验,故需要详细了解患者的社会角色,包含其社会地位、主要社会关系、经济状况、工作情况、在家庭与单位的话语权和目前的心态,以判断症状中所含有的躯体成分、情感反应及病时处境,排除心因性、为特定目的的夸大性等情况。

以下情况提示非器质性可能性大。

1)痛点弥散和在休息时明显,压痛点表浅。

2)整个下肢麻木或乏力,但无运动、感觉障碍。

3)对治疗无反应或过敏。

4)多家医院就诊,多个医生诊治,穷尽检查,对诊断不满意,未实质性治疗。

5)自顾自滔滔不绝讲自己的患病过程、感受,不愿意被别人打断自己的诉说,强调自己不愉快的感受,对病因和解决办法并不关心。

(2)存在误诊的可能吗?其他系统的疾病,通常可以表现为疑是腰椎间盘突出症的症状,甚至有些是急重症,需要特别小心鉴别。

椎管外的病变:①骨质疏松症;②腹腔肿瘤;③妊娠(含异位妊娠);④腹主动脉瘤;⑤外周神经的损伤及继发性疼痛;⑥神经系统自身的病变;⑦椎

管内的肿瘤;⑧椎间盘炎;⑨腰椎退行性改变所致的椎管狭窄;⑩腰椎滑脱。

2. 定位诊断　定位诊断主要针对神经根,不同神经根在受突出椎间盘组织刺激和压迫下所产生的症状和体征各异,可以据此来准确判断受损的神经根。各神经根有相对应的皮节(图3-5-1)、肌节(图

3-5-2)和骨节(图3-5-3)。

3. 分型诊断　主要针对椎间盘突出物,依据影像学检查对椎间盘突出物所在的不同位置及与神经根的关系作出描述。

(1) 依据突出物的位置:分为中央型、旁中央型、椎间孔型、椎间孔外型与游离型(图4-1-8)。

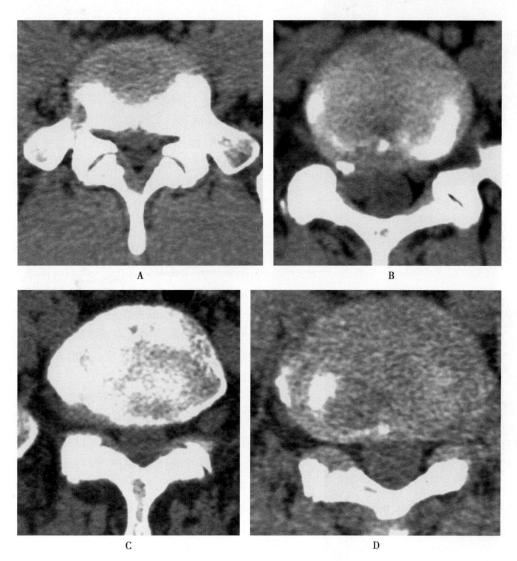

图4-1-8　突出物位置分型
A. 中央型;B. 旁中央型;C. 孔型;D. 极外侧型

(2) 依据突出物与神经根的关系:分为肩上型、腋下型。

(3) 特殊类型的腰椎间盘突出症

1) Schmorl结节:Schmorl结节(图4-1-9)是由软骨终板的破裂及髓核通过破裂的软骨终板突向软骨下松质骨内两部分构成,已得到普遍认同。近年来,国内学者彭宝淦[28]通过对手术切除的Schmorl结节进行组织学检查,发现X线片上显示的经典Schmorl结节实际上是椎体软骨终板下的

片状骨坏死灶,其软骨终板通常是完整的,是否伴髓核突出与Schmorl结节形成无关。目前,Schmorl结节与下腰背痛存在很多争议,其关联性需要进一步证实。

2) 椎间盘向前突出:腰椎间盘的前方是宽厚坚韧的前纵韧带,前方的纤维环要比后方的宽,加上人体向前弯腰时负重多,而向后仰时负重很少,所以一般很少出现腰椎间盘突出是向前的。由于腰椎前方是腹腔,没有脊髓和脊神经,所以一般腰椎间盘

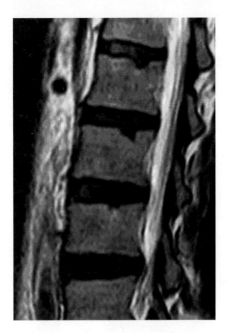

图 4-1-9　Schmorl 结节

向前突出（图 4-1-10）不会产生临床症状，临床意义不大。

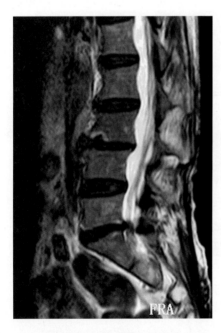

图 4-1-10　椎间盘向前突出

（八）脉冲射频结合选择性神经根阻滞对责任椎间盘的判断意义

在临床诊疗中，常有依据病史、症状、体征及影像学甚至是造影检查后仍不能明确诊断的情况。如：多节段椎间盘突出或多条神经根受损时，不能明确哪个椎间盘或哪条神经根为第一责任者，此时以 2% 利多卡因 0.5～1ml 对所疑责任神经根进行

阻滞[29]并行 42℃脉冲调理 60 秒，共 3 次。其意义在于予以对症治疗的同时，可进一步明确手术靶点。

三、退变性腰椎管狭窄症

1942 年英国 Verbiest[30] 提出椎管、神经根管和神经孔狭窄的概念，称为腰椎管狭窄。依据其病因可分为先天性、发育性和继发性椎管狭窄，后者包括退行性、医源性、创伤性和其他椎弓峡部裂并滑脱所致椎管狭窄。

（一）病理与分型

1. 病理　当因腰椎退变发生椎间盘膨出，黄韧带皱褶，椎体后缘骨赘形成，关节突关节增生、内聚等，使椎管容积缩小，导致椎管内压力增加，马尾缺血。神经根受压或腰椎活动时，使神经根被增生组织摩擦充血，同时椎管内硬膜外静脉丛回流障碍和椎管内无菌性炎症，引起马尾神经症状或神经根症状。神经受压后神经传导障碍，此障碍与神经受压的强度和受压时间成正比，压迫时间越长，神经功能的损害越重。由于退行性变所致的椎管容积减少是一个缓慢过程，故神经组织多能适应和耐受此变化，当超过神经耐受的极限则出现症状。故常可见影像学检查有明显椎管狭窄，而患者无神经症状或较轻[10]。

2. 分型　依据腰椎管狭窄的部位分类如下。

（1）中央型椎管狭窄（椎管矢状径狭窄）：矢状径<10mm 为绝对狭窄，10～13mm 为相对狭窄。

（2）神经根管狭窄：腰神经根管指神经根自硬膜囊根部发出，斜向下至椎间孔外口所经的管道。各腰神经发出水平不同，其神经根管长度与角度各异。

（3）侧隐窝狭窄：侧隐窝分为 3 个区：入口区、中间区和出口区。侧隐窝是椎管向侧方延伸的狭窄间隙。侧隐窝存在于三叶形椎孔内，即下位两个腰椎 L_4 和 L_5 处。侧隐窝前后径正常为 5mm 以上，前后径在 3mm 以下为狭窄[10]。

随着脊柱内镜技术的逐步成熟，越来越多的专家将其应用于退变性腰椎管狭窄症。退变性腰椎管狭窄通常是以椎管、神经根管和神经孔这三者之一为主的复合性狭窄，不管何种组合，均为脊柱内镜技术的适应证。

（二）症状

椎管狭窄的部位不一样，患者的症状有所差异，但总体上以跛行为主要症状。试验表明[10]:腰椎屈曲位的容量比伸直位容量平均增加4.85ml,马尾神经静脉回流在4kPa时消失,动脉供血在8~9.3kPa时停止。

1. 中央椎管狭窄　表现为姿势性跛行,可有腰骶部痛、双下肢麻痛、会阴部胀感,排尿费力,患者为缓解疼痛常呈前屈位行走。

2. 神经根管狭窄　表现为间歇性跛行,一般先出现下腰痛,后出现一侧或双侧下肢痛,也可伴有麻木,因站立、行走后疼痛加重,因休息、下蹲而缓解,再度行走活动又复出现。

3. 神经孔狭窄　表现类似神经根管狭窄,多有明显嵌压痛,呈间歇性跛行,因容易损伤DRG,故受累神经出现病理性神经痛的机会增加。

（三）体征

退变性椎管狭窄症一般少有特定体征,查胸部垫枕试验阳性,提示中央椎管狭窄。

（四）影像

1. CT　应用分层、分区、分域对椎管内空间进行分析、测量,判断椎管狭窄程度、具体位置,以明确诊断或手术靶点。

2. MRI　同CT,特点在于在T_2加权像能清晰看到硬膜囊受压情况,呈蜂腰状狭窄(图4-1-11)。

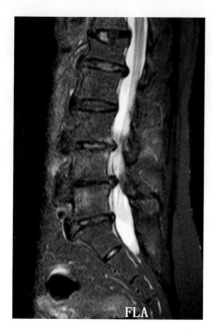

图4-1-11　椎管狭窄

（五）诊断及诊断依据

1. 多为中老年及从事体力劳动者,慢性病程,逐渐加重。

2. 以间歇性跛行、姿势性跛行、缺血性跛行为主要和特征性表现。

3. 体征较症状轻,多无明确神经根受损的定损体征,偶可见L_5、S_1神经分布区肌力下降及感觉减退,直腿抬高试验阴性。

4. 辅助检查　可见中央椎管或侧隐窝狭窄的证据:腰椎CT示关节突关节增生、关节突内聚,椎管矢状位<10mm,侧隐窝前后径<3mm。腰椎MRI T_1像示多个椎间盘突出,T_2像示多个椎间盘信号减低,硬膜呈蜂腰状狭窄。椎管狭窄。椎管造影:示部分梗阻,或呈蜂腰状多节段狭窄。

（六）鉴别诊断

1. 腰椎间盘突出症　腰椎管狭窄症和腰椎间盘突出症的症状相似,主要鉴别在于前者体征上较腰椎间盘突出症少,直腿抬高试验常为阴性,CT检查腰椎间盘膨出而非突出,并有关节突关节增生、内聚。临床上常有腰椎管狭窄症并腰椎间盘突出。

2. 腰椎关节突关节综合征　此种腰痛和下肢痛多见于中年女性,无明显外伤史,轻微腰部动作即引发腰痛和下肢痛,活动困难,而无下肢间歇性跛行。影像学检查无特殊征象,卧床休息或严氏腰棘突间隙加"十"字阻滞术[31]效果良好。

（七）跛行与两个平面狭窄理论

1. 跛行　分为间歇性跛行、姿势性跛行和缺血性跛行[9]。

（1）间歇性跛行:见于侧隐窝狭窄,一般先出现下腰痛,后出现一侧或双侧下肢痛,也可伴有麻木,因站立、行走后疼痛加重,因休息、下蹲而缓解,再度行走活动又复出现。

（2）姿势性跛行:见于中央型椎管狭窄,可为腰骶部痛、双下肢麻痛、会阴部胀感,排尿费力,患者为缓解疼痛常呈前屈位行走。

（3）缺血性跛行:表现为行走活动中肌肉痉挛性疼痛,多为小腿前外侧肌肉,而不因体位姿势改变有所缓解,此与下肢血氧张力降低有关。

2. 两平面理论[32]

（1）退变性腰椎管狭窄:常呈多节段性,以跛行为主要症状,但腰椎管狭窄有时毫无症状,单平面中央椎管狭窄也不引起跛行症状。临床上可见巨大单节段中央型椎间盘突出可完全阻断中央椎管而不产生跛行症状。豚鼠实验表明,实验造成的单平面椎管狭窄使马尾神经压迫20%亦不引起神经症状。

（2）单一平面的压迫只影响神经根的小部分功能，双平面的狭窄将影响狭窄区域神经根的血液供应，造成代谢产物堆积刺激神经根甚至是神经根坏死。

（3）两平面理论结论

1）至少一个平面的中央椎管狭窄，第二个平面的狭窄可以是中央椎管狭窄，也可以是神经根管狭窄。

2）两平面中央椎管的狭窄：将引起两阻塞平面间所有马尾神经根的静脉充血。

3）单平面中央椎管狭窄合并下位双侧神经根管狭窄：患者将只发生两神经根的充血。

4）单平面中央椎管狭窄合并下位单侧神经根管狭窄：患者将只发生单侧神经根充血。

（八）脊柱内镜技术应用

可以利用环锯等处理退变性椎管狭窄，包括中央椎管狭窄及神经根管狭窄，如能在术前对椎管狭窄的双平面作精细判断，在多平面的狭窄中，可选择一个最简单或风险最小或对患者影响最小的狭窄进行处理，既能解决症状，又规避风险，提高患者满意度，减少对椎管的骚扰。

四、腰椎关节突关节综合征

腰椎关节突关节综合征较为常见，几乎100%的人在一生中均会发生，而引起剧烈疼痛并就医的不多。顽固性或疼痛剧烈的腰椎关节突关节综合征较少，但对患者的日常生活可带来极大的困扰，又由于关节突关节相关的感觉神经纤维有明确神经根支配，故可视下毁损相关感觉神经纤维成为解决这类问题的有效方法之一。

（一）症状

患者多诉睡觉起床或久坐后站起来时突发的腰痛，或继发于剧烈活动后的腰痛，疼痛发作为突然剧痛，或隐痛一段时间后逐渐加重，最终都会出现程度不等的腰椎活动障碍，严重的被迫卧位，翻身困难、行走不能。偶向下肢放射痛，主要在臀部及大腿，不超过膝关节。

（二）体征

1. 脊柱侧弯。

2. 腰椎活动障碍。

3. 责任关节突关节有明确压痛点。

（三）影像学

1. DR　前后侧位（图4-1-12）可看到关节突关节间隙不对称。

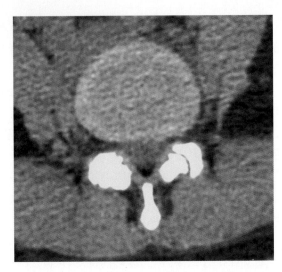

图4-1-12　腰椎CT关节突关节不对称

2. MR　横断位像（图4-1-13）上可看到关节突关节间隙水肿信号。

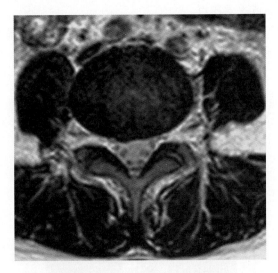

图4-1-13　MR关节突关节水肿

（四）诊断及鉴别诊断

1. 诊断

（1）多为青中年，常急性起病，继发于快速的体位改变。

（2）表现为剧烈腰痛，体位改变时明显，静卧时疼痛可明显缓解而甚至完全消失，下肢放射痛一般不超过膝关节。

（3）查体：多见有脊柱侧弯、腰椎活动障碍，典型者在责任关节突关节有明确压痛点，下肢肌力、感觉、反射正常,直腿抬高试验阴性。

（4）影像学检查无特殊征象。

（5）严氏椎间隙阻滞加"十"字阻滞术有效。

2. 鉴别诊断

（1）腰扭伤

1）常有明确外伤史。

2）体位改变时腰痛明显加重,腰痛局限。

3）查体 L_3 的一侧有局限性压痛。

4）影像学检查常无明确发现,MRI 可见横突附近水肿信号。

（2）脊柱压缩性骨折

1）常为老年骨质疏松患者,女性多见。

2）坐位、站位及翻身等体位改变时疼痛明显,卧位可减轻或消失。当 T_{12}、L_1 椎体骨折时出现腹部胀满感、便秘。

3）病椎棘突及上下棘突间隙有明确压痛及叩击痛。

4）影像学检查:X 线或 CT 检查可见椎体楔形变。MRI T_2 可显示骨髓水肿信号,可判断骨折是否为新近的或二次骨折,对外部形态无楔形变的微小骨折也能清楚判断。

（3）腰椎滑脱

1）常有明确外伤史或腰椎退行性疾病史。

2）腰痛及腰椎活动障碍,腰椎活动时除腰痛,还可向下肢放射痛,卧床可减轻或消失。也可有间歇性跛行。

3）查体:病椎棘突及上下棘突间隙有明确压痛及叩击痛。

4）影像学检查:X 线斜位片可见椎弓根峡部裂,侧位可见滑脱。

（五）选择性脊神经后支内侧支阻滞的意义

1. 操作方法　2% 利多卡因 0.5ml 注射在目标关节突关节横突和上关节突关节移行处行脊神经后支内侧支阻滞。

2. 意义　能够对关节突关节综合征做诊断性治疗,如果注射后疼痛 VAS 评分在数分钟内降为 1～2 分或相对阻滞前大幅度降低,考虑病变部位确为关节突关节,与相应脊神经后支内侧支呈对应支配关系。

3. 应用　对反复发作的顽固性关节突关节综合征,选择性脊神经后支内侧支阻滞有明确效果,可进一步选择脊柱内镜术在可视下对脊神经后支内侧支离断。

第二节　禁　忌　证

脊柱内镜技术安全有效,即便如此,脊柱内镜术也有其禁忌证。

一、相关人员

（一）患者

1. 期望值过高　术前经过充分的交流沟通,患者及家属期望值仍过高。

2. 不能清醒状态下配合完成手术　精神异常,体位训练不够。

3. 全身情况恶劣　有严重心肺、肝肾等功能障碍。

4. 妊娠妇女。

5. 女性月经期。

6. 出凝血功能异常　出血性疾病、使用抗凝药物。

7. 术前感染

（1）手术部位的感染:手术切口及附近(15cm 内)有感染。

（2）非手术部位的感染:常见的是泌尿系统、呼吸系统感染,通过血运发生椎间盘炎及硬膜外感染。

（3）潜在感染:糖尿病患者血糖控制不佳。

（4）免疫力低下:长期使用皮质醇。

8. 高血压病患者　使用利血平降压,停药未达 15 天。

（二）术者

1. 不具备资格　脊柱内镜技术属 3～4 级手术,应有副高及以上职称。

2. 未经系统正规培训。

3. 手有感染灶。

4. 无明确靶点

（1）多间隙椎间盘突出,不能明确责任椎间盘。

（2）诊断不明确,拟行探查术。

5. 不能安全顺利到达靶点。

6. 不能安全有效解决靶点。

二、医院条件

1. 相关科室　介入科不能完成外周血管介入术。

2. 场所　不具备手术条件。

三、设备器械

1. C臂X线机　透视成像差,辐射防护装备不配套或不合格。

2. 脊柱内镜　没有备用镜。

3. 射频　仪器故障,不能正常工作。

4. 视频　不配套。

（刘波　肖军）

参 考 文 献

[1] 张德仁.椎间盘源性疼痛微创治疗学.北京:人民卫生出版社,2009.

[2] Peng B,Hou S,Wu W,et al. The pathogenesis and clinical significance of a high-intensity zone(HIZ)of lumbar intervertebral disc on MR imaging in the patient with discogenic low back pain. Eur Spine J,2006,15(5):583-587.

[3] Kayama S,Konno S,Olmarker K,et al. Incision of the anulus fibrosus induces nerve root morphologic,vascular,and functional changes. An experimental study. Spine,1996,21(22):2539-2543.

[4] Aprill C,Bogduk N. High-intensity zone:a diagnostic sign of painful lumbar disc on magnetic resonance imaging. Br J Radiol,1992,65(773):361-369.

[5] Schellhas KP,Pollei SR,Gundry CR,et al. Lumbar disc high-intensity zone:correlation of magnetic resonance imaging anddiscography. Spine,1996,21:79-86.

[6] Lim CH,Jee WH,Son BC,et al. Discogenic lumbar pain:association with MR imaging and CT discography. Eur J Radiol,2005,54(3):431-437.

[7] Carragee EJ,Alamin TF. Discography:a review. Spine J,2001,1(5):364-372.

[8] Vanharanta H,Sachs BL,Ohnineiss DD,et al. Pain provocation and disc deterioration by age. A CT/discography study in a low-back pain population. Spine(Phila Pa 1976),1989,14(5):420-423.

[9] 陈孝平.外科学.第2版.北京:人民卫生出版社,2014.

[10] 胡有谷.腰椎间盘突出症.第4版.北京:人民卫生出版社,2011.

[11] Spencer DL. Anatomy and significance of fixation of the lumbosacral nerve roots in sciatica. Spine(Phila Pa 1976),1983,8(6):672-679.

[12] Spencer DL. The effect of intervertebral disc space narrowing on the contact force between the nerve root and a simulated disc protrusion. Spine(Phila Pa 1976),1984,9(4):422-426.

[13] 吴江.神经病学.北京:人民卫生出版社,2005.

[14] Cholewka Al,Drzazga Z,Sieroń A,et al. Monitoring of whole body cryotherapy effects by thermal imaging:preliminary report. Phys Med,2006,22(2):57-62.

[15] Silva CT,Naveed N,Bokhari S,et al. Early assessment of the efficacy of digital infrared thermal imaging in pediatric extremity trauma. Emerg Radiol,2012,19(3):203-209.

[16] 王军,邓方阁,王刚,等.红外热成像在腰椎间盘突出症诊断中的地位.临床军医杂志,2010,38:133-135.

[17] 张世明,侯春林.骶神经对盆底器官的选择性支配.中国临床解剖学杂志,2000,18:85-86.

[18] Wouda EJ,Leenstra S,Vanneste JA,et al. Scrotal pain as the presenting symptom of lumbar disc herniation:a report of 2 cases. Spine(Phila Pa 1976),2005,30(2):E47-E49.

[19] 王全美.腰椎间盘突出症伴小腿水肿2例报道.颈肩腰腿痛防治通讯,1982,3:6.

[20] Han L,Ma C,Liu Q,et al. A subpopulation of nociceptors specifically linked to itch. Nat Neurosci,2012,16(2):174-182.

[21] 韩济生.疼痛学.北京:人民卫生出版社,2012.

[22] Edgar MA,Park WM. Induced pain patterns on passive straight-leg raising in lower lumbar disc protrusion. A prospective clinical,myelographic and operative study in fifty patients. J Bone Joint Surg Br,1974,56-B(4):658-667.

[23] Bowditch MG,Sanderson P,Livesey JP. The significance of an absent ankle reflex. J Bone Joint Surg Br,1996,78(2):276-279.

[24] 胡有谷,吕成昱,陈伯华.腰椎间盘突出症的区域定位.中华骨科杂志,1998,(1):14-16.

[25] Boden SD,Davis DO,Dina TS,et al. Contrast enhanced MR imaging performed after successful lumbar disk surgery. Prospective study. Radiology,1992,182(1):59-64.

[26] Van de Kelft EJ,van Goethem JW,de La Porte C,et al. Early postoperative gadolinium-DTPA-enhanced MR imaging after successful lumbar discectomy. Br J Neurosurg,1996,10(1):41-49.

[27] American Electroencephalographic Society guidelines for intraoperative monitoring of sensory evoked potentials. J

Clin Neurophysiol,1987,4(4):397-416.

[28] 彭宝淦,吴闻文,侯树勋,等.对腰椎Schmorl结节形成的探讨.中国脊柱脊髓杂志,2003,13(3):137-139.

[29] 马永强,袁慧书,柳晨.腰骶部选择性神经根阻滞研究现状和进展.中国疼痛医学杂志,2011,17(7):436-439.

[30] VERBIEST H. A radicular syndromefrom developmental narrowing of the lumbar vertebral canal. J Bone Joint Surg Br,1954,36(2):230-237.

[31] 严相默.腰大肌肌沟阻滞、椎间加十字阻滞治疗腰腿痛.见:全国中医药疼痛高峰论坛暨中华中医药学会疼痛学分会成立大会会刊,2010,6.

[32] 张佐伦,孙建民,袁泽农.实用脊柱外科学.山东:山东科学技术出版社,2009.

第五章　脊柱内镜手术的术前准备

第一节　入院到术前一天

一、患者及家属

医师、护士、技师通过有效的交流沟通，使患者及家属了解椎间盘突出症以及退变性疾病的属性，达到降低期望值，提高满意度的目的。

1. 明白椎间盘突出症不能根治，可能会复发。
2. 认同疗效。
3. 了解椎间盘突出症的继发病症。
4. 手术是患者及家属在知悉替代方案后的选择。
5. 重视功能锻炼和不良习惯的改善。
6. 配合完成手术须具备的各项检查。
7. 了解手术并发症及其防治措施。
8. 签署同意书　①手术同意书；②麻醉同意书；③贵重检查及耗材使用同意书；④拒收红包协议书；⑤社保同意书。
9. 体位训练达标　俯卧位或侧卧位，需要坚持2小时。
10. 床上大小便训练。

二、医师

（一）管床医师

1. 控制疼痛　当VAS评分达到7分时，按急诊处理。
2. 有效的交流沟通。
3. 病历书写
（1）及时性：8小时内完成首次病程记录；24小时内完成入院记录；72小时内有上级医师查房记录。
（2）有内涵
1）明确入院指征[1]（表5-1-1）。
2）明确手术指征[2,3]（表5-1-2）。

表5-1-1　入院指征

符合以下情形之一，尤其是两种或两种以上时，可入院治疗：

临床表现	异常体征	影像学异常
1. 持续、明显或呈进展恶化的腰痛和一侧下肢放射痛 2. 大小便障碍或性功能障碍 3. 足下垂	1. 直腿抬高及加强试验阳性 2. 股神经牵拉试验阳性 3. 下肢感觉异常 4. 肌力下降 5. 反射异常 6. 病理征阳性 7. 鞍区感觉异常	1. X线排除其他骨性疾病，表现脊柱侧弯、椎间隙狭窄等 2. CT或MRI检查，明确椎间盘突出，硬膜囊及神经根受压及突出部位

表5-1-2　手术指征

手术指征

1. 腰椎间盘突出症病史超过半年，经过保守治疗无效。保守治疗时间至少6周，但不超过3个月。保守治疗失败的标志，不仅是疼痛不缓解，且直腿抬高试验阳性无改善或神经症状继续加重；
2. 腰椎间盘突出症疼痛剧烈，尤以下肢症状为著，患者因疼痛难以行动及入眠，被迫处于强迫体位，表现为屈髋、屈膝侧卧位，甚至胸膝跪位；
3. 腰椎间盘突出症出现单根神经麻痹或马尾神经麻痹，表现为肌肉瘫痪或出现直肠、膀胱症状；
4. 腰椎间盘突出病史较长，患者中年，影响工作或生活者；
5. 腰椎间盘突出症病史虽不典型，经CT、MRI、脊髓造影等影像学检查，显示较大腰椎间盘突出；
6. 腰椎间盘突出症保守治疗有效，但症状反复发作且疼痛较重。据统计第1次发作后90%的患者症状能缓解；第2次发作时，仍有90%的患者症状能缓解，但其中50%的患者会再次症状发作，此时应考虑手术。当第3次发作时，症状虽能缓解，但几乎所有患者症状将继续复发，此时应建议手术治疗；
7. 腰椎间盘突出症并有其他原因所致的腰椎椎管狭窄；
8. 腰椎间盘突出症椎间孔内或极外侧型椎间盘突出。

3）签订相关同意书。

4. 会诊　如遇他科疾病或异常,需请相关科室会诊,并做好记录;必要时转科或转院治疗。

5. 术前风险评估。

6. 术前小结。

7. 术前讨论　围绕疾病诊断、手术适应证进行分析讨论。

8. 交接班　下班前与值班医师做好重点交班,床边交班。

9. 专科影像　①腰椎 DR 正、侧、双斜、过伸过屈位片;②腰椎间盘 CT;③腰椎 MRI;④红外热成像;⑤肌电图。

（二）住院总医师

1. 质控　检查管床医师病历的质量、跟进患者的检查结果。

2. 检查　患者对自身病情及椎间盘疾病属性是否了解,对手术目的、手术风险是否理解及认同。

3. 配合　科主任负责科室手术的统筹安排;根据住院先后顺序、病情的轻重年龄的大小合理安排手术时间。

（三）科主任

1. 查房　3 天内查房,明确指导意见。

2. 主持　术前讨论。

3. 审批手术。

第二节　手术前一天

一、管床医师

1. 手术通知单　一式两份,主任签字后,送至手术室。

2. 术前医嘱(表5-2-1)。

表5-2-1　术前医嘱

术前医嘱	
常规	1. 拟×月×日局麻下行($L_{4/5}$)经皮椎间孔镜椎间盘髓核摘除术 2. 术前备皮 3. 术前体位锻炼
抗生素	头孢呋辛钠 2.5g (需皮试,术前 30 分钟静滴)
静脉通道维持	复方氯化钠注射液　500ml
镇痛	帕瑞昔布钠　40mg (术前 30 分钟肌注)
镇静	咪达唑仑　1～2mg (术前 30 分钟肌注)
术中用药	镇痛:地佐辛注射液 5mg 静推 预防术后病理性神经痛:枸橼酸芬太尼注射液 0.1mg　纤维环注射 局麻:2% 利多卡因注射液 0.1g×3 支 染色:亚甲蓝注射液 2ml 造影:碘海醇注射液 20ml 消炎:甲泼尼龙注射液 40mg 冲管:三升袋盐水+庆大霉素注射液

3. 手术部位标示(手术侧臀部)。

4. 确认手术时间。

二、手术医师

1. 查房

（1）术前评估(表5-2-2,表5-2-3)。

（2）核对手术节段和侧别。

（3）检查手术部位:注意皮肤。

2. 拟定手术计划

（1）靶点。

（2）穿刺方向线。

（3）穿刺角度线。

（4）椎间孔入路:手术侧 MRI 矢状位神经根在椎间孔的位置、轴位穿刺路径上有无腹腔脏器,如后位结肠。

（5）联系介入科:拥有周围血管介入技术的医生手术日在岗。

表5-2-2　术前评估流程
手术风险评估流程

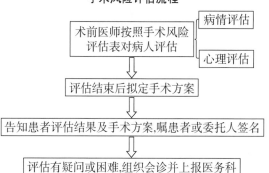

表 5-2-3 术前评估表

×医院手术风险评估表

科室：_____ 床号：_____ 姓名：_____ 住院号：_____ 日期：_____年_____月_____日

拟实施手术名称：_____

1. 手术切口清洁程度					
一类手术切口（清洁手术）	□	0	**三类手术切口（清洁-污染手术）**	□	1
■ 手术野无污染；手术切口周边无炎症； ■ 患者没有进行气道、食道和/或尿道插管； ■ 患者没有意识障碍			■ 开放、新鲜且不干净的伤口； ■ 前次手术后感染的切口； ■ 手术中需采取消毒措施的切口		
二类手术切口（相对清洁手术）	□	0	**四类手术切口（污染手术）**	□	1
■ 上、下呼吸道，上、下消化道，泌尿生殖道或经以上器官的手术； ■ 患者进行气道、食道和/或尿道插管； ■ 患者病情稳定； ■ 行胆囊、阴道、阑尾、耳鼻手术的患者。			严重的外伤，手术切口有炎症、组织坏死，或有内脏引流管。		

手术医生签名：_____

2. 麻醉分级（ASA 分级）			3. 手术类别	
P1：正常的患者；除局部病变外，无系统性疾病	□	0	1. 浅层组织手术	□
P2：患者有轻微的临床症状；有轻度或中度系统性疾病	□	0	2. 深部组织手术	□
P3：有严重系统性疾病，日常活动受限，但未丧失工作能力	□	1	3. 器官手术	□
P4：有严重系统性疾病，已丧失工作能力，威胁生命安全	□	1	4. 腔隙手术	□
P5：病情危重，生命难以维持的濒死病人	□	1		
P6：脑死亡的患者	□	1		

麻醉医生签名：_____

4. 手术持续时间				
T1：手术在 3 小时内完成	□	0	■ 随访：切口愈合与感染情况	
T2：完成手术，超过 3 小时	□	1	■ 切口甲级愈合　　　　　□ 　切口感染——浅层感染　□ 　　　　　　　深层感染　□	
急诊手术	□		在与评价项目相应的框内"□"打钩"√"后，分值相加即可完成！	

巡回护士签名：_____

手术风险评估：手术切口清洁程度（　分）+麻醉 ASA 分级（　分）+手术持续时间（　分）= ___分
　　　　NNIS 分级：0 级-□　1 级-□　2 级-□　3 级-□　　　主刀医生签名：

第三节　手术当天

一、人员准备

1. 家属到场，患者：更衣、排便，必要时留置导尿管。取出义齿、手表、耳环等物，家属妥为保管。禁止化妆。

2. 术前 6 小时禁食。

3. 术前 2 小时禁饮。

4. 术前 1 小时预防性应用抗生素（头孢二代）。

5. 术前 30 分钟

（1）镇静药：咪达唑仑 1~2mg。

（2）镇痛药:帕瑞昔布 40mg。

（3）管床医师备好相关药品、病历本、DR、CT、MRI,提前到达手术室。

6. 患者入室 手术医师同时到达手术室。

二、物品准备

术中用药:2% 利多卡因 5ml 2 支,地佐辛 10mg 1 支,芬太尼 100μg 1 支,亚甲蓝 1 支,碘海醇 20ml 1 支,甲泼尼龙 40mg 1 支。

三、设备准备

1. C 臂 X 线机。
2. 视频车。
3. 射频仪。

四、场所准备

1. 手术室布局 按脊柱内镜技术要求。
2. 空调 根据患者要求调节温度。

（梁智维 张志海）

参 考 文 献

［1］林王平,廖新波.广东省基本医疗保险诊疗常规.广东:广东省人力资源和社会保障厅,2013.

［2］胡有谷.腰椎间盘突出症.第 4 版.北京:人民卫生出版社,2011.

［3］马庆军,刘忠军,陈仲强,等.见:第六届国际腰椎病研究会高级讲习班演讲综述.中国脊柱脊髓杂志,1996,6:37.

第六章　麻醉及药理

第一节　麻　醉

脊柱内镜术的麻醉,要求患者术中清醒、无痛并保留脊神经对伤害刺激反应的敏感性。

术中患者的疼痛主要来自皮肤、深筋膜、关节突、纤维环、后纵韧带和硬脊膜,可通过局部麻醉、硬膜外阻滞和静脉清醒镇痛、镇静方式来解决。

一、局部浸润麻醉

（一）概念

沿穿刺点分层注射局麻药,阻滞组织中的神经末梢,称为局部浸润麻醉。

（二）优点及缺点

1. 优点　方便快捷,风险小,费用低廉。术中患者能及时反馈,防止操作过程中误伤神经根。

2. 缺点　局部麻醉镇痛效果欠佳,尤其在调整穿刺方向、环钻处理上关节突、扩张工作通道,刺激腰椎神经丛和摘除髓核过程中,患者常感腰部疼痛,而需要加大局麻药用量及静脉辅助镇痛用药,中断术者操作进程,延缓手术时间,可能对术者状态造成影响,致患者心率增快,血压升高,对伴有高血压、冠心病的患者有一定危险。

（三）注意事项

1. 逐层浸润　皮肤、肌膜下和骨膜等处神经末梢丰富,且常有粗大神经通过,所需局麻药量大,必要时可提高局麻药液浓度。肌肉组织中痛觉神经末梢少,只要少量局麻药即可。

2. 进针缓慢　改变穿刺针方向时,应先退针至皮下,避免针干弯曲或折断。

3. 每次注药前应抽吸,以防局麻药液注入血管内。

二、硬膜外阻滞

（一）概念

将局部麻醉药注射于硬脊膜外间隙,阻滞脊神经根,使其支配的区域产生暂时性麻痹。

（二）优点及缺点

1. 优点　麻醉效果好,整个手术过程中生命体征平稳,不需要静脉辅助大量镇痛药。

2. 缺点　患者运动功能消失。

（三）应用

硬脊膜外麻醉用于椎间孔镜手术,需降低局部麻醉药浓度。

（四）注意事项

1. 对于俯卧位下行椎间孔镜手术的患者,要注意麻醉平面不能过高,感觉阻滞平面在 T8 以下时,呼吸功能基本无影响。特别用于老年、体弱、久病、或过度肥胖患者,若阻滞平面过高,在原来的通气储备不足的情况下会进一步低落。

2. 对于糖尿病及动脉粥样硬化的患者,硬膜外阻滞所需要的局麻药量比正常人少。其原因是此类患者神经元减少,基质也减少,吸收局麻药的神经组织及其他组织均较分散,相对大剂量局麻药可引起广泛扩散。

三、全身麻醉

（一）概念

指完全采用静脉麻醉药及静脉麻醉辅助药的麻醉方法。

（二）优点及缺点

1. 优点　可达到更完善的麻醉效果,患者围术期的安全性更高;消除患者对手术和麻醉的恐惧心理和紧张情绪。

2. 缺点　误伤神经时,不易为术者所察觉。

（三）应用

目前,仅在经椎板间隙入路时采用。

四、有监测的麻醉看护

有监测的麻醉看护（monitored anesthesia care, MAC），麻醉医师参与局麻患者和（或）对接受诊断性或治疗性操作的患者，在生命体征监测下使用镇静、镇痛的药物，以提供一个安静、无痛的手术环境，以解除患者焦虑及恐惧情绪，减轻疼痛和其他伤害性刺激，提高围术期的安全性和舒适性。

五、超前镇痛

阻止外周损伤冲动向中枢传递，也就是手术创伤作用于机体之前采取措施，防止或抑制中枢和（或）外周敏化，从而减轻术后急慢性疼痛和减少镇痛药的用量。

（一）常用药

1. 局麻药。

2. 非甾体类抗炎镇痛药　作用机制主要是抑制外周前列腺素的合成，从而发挥抗炎、镇痛和解热作用。帕瑞昔布高选择性地抑制 COX-2，从而抑制 PGs 合成，且不良反应的发生少于其他 NSAIDs。在静脉滴注或肌内注射后经肝脏酶水解，迅速转化为有药理学活性的物质——伐地昔布。帕瑞昔布单次静脉滴注或肌内注射 20mg，伐地昔布分别于注射后 30 分钟、1 小时达到峰浓度，其消除主要通过肝脏。推荐量为 40mg，静脉滴注或肌内注射给药，随后视需要间隔 6 ~ 12 小时予 20mg 或 40mg，每天总剂量不超过 80mg。禁忌证：有严重药物过敏史，尤其是皮肤反应；活动性消化道溃疡或胃肠道出血；高血压患者慎用。注意事项：正在接受氟康唑治疗的患者合并使用帕瑞昔布时，应降低帕瑞昔布剂量。

3. N-甲基-D-天冬氨酸受体拮抗剂（N-methyl-D-aspartic acid receptor，NMDA 受体）。

4. 阿片类药物。

（二）其他药物

1. 肾上腺素能受体激动剂　如肾上腺素、可乐定、右美托咪定可激活相应受体而产生镇痛作用。

可乐定：抗高血压药，作用：抗高血压、治疗阿片药与酒精的戒断症状；椎管内镇痛；麻醉的辅助用药。通过血管运动中枢肾上腺素能受体兴奋抑制中枢交感神经系统的兴奋性。产生降低血压、心率与心排出量作用。快速停药引起反射性血压升高。作为麻醉辅助用药时主要作用脊髓阿片受体。起效时间：口服，30 ~ 60 分钟；椎管内，15 分钟；峰效应时间：口服，2 ~ 4 小时；作用持续时间：口服 8 小时；椎

管内，3 ~ 4 小时。注意事项：突然停药会出现短时的交感神经功能亢进现象，如心悸、出汗、反跳性高血压。

六、麻醉方案

（一）局部浸润麻醉（复合舒芬太尼）

1. 入室前 30 分钟咪达唑仑 0.03mg/kg，帕瑞昔布 40mg 静脉滴注。

2. 手术开始前地佐辛 5mg 静脉滴注。

3. 手术开始

（1）穿刺点以 0.5% 利多卡因在皮下注射形成直径为 1.5cm 橘皮样皮丘（可最大限度减少穿刺针及手术刀开口时所引起的疼痛）。

（2）在通道（皮肤、浅筋膜、深筋膜）边进针边注射 0.5% 利多卡因，直抵达关节突关节。

（3）对关节突关节进行麻醉，注射 0.5% 利多卡因 5 ~ 10ml。

（4）穿刺针滑过关节突后，注射 0.5% 利多卡因 5 ~ 10ml。

（5）抵达纤维环，注射芬太尼 50μg+0.9% 氯化钠 3ml。

（6）术中根据患者疼痛情况，分次静脉注射舒芬太尼，每次 2μg 强化辅助。

（二）硬膜外麻醉（低浓度罗哌卡因复合舒芬太尼）

1. 根据手术部位选择 T_{12} ~ L_1 行硬膜外穿刺向下置入硬膜外导管 4cm。

2. 平卧后通过硬膜外导管用 0.2% 罗哌卡因 5ml 为试验剂量。

3. 分两次注入舒芬太尼 5μg+0.2% 罗哌卡因 20mg。

4. 手术开始后根据患者疼痛情况，分次静脉注射舒芬太尼，每次 2μg 强化辅助。

5. 麻醉平面选择 T_{10} ~ L_3 范围，使用 0.2% 罗哌卡因 10 ~ 15ml 注入，使患者腰臀部痛觉消失，下肢痛觉减退，双下肢活动自主。

6. 此方案主要利用低浓度的罗哌卡因对感觉神经阻滞作用较强，能产生明显的运动阻滞和感觉阻滞分离的现象。舒芬太尼为 u 受体激动剂，可激活脊髓 u 受体，从而抑制前膜兴奋性神经递质的释放，进而增强麻醉药的麻醉效果。低浓度罗哌卡因复合舒芬太尼硬膜外麻醉具有起效快，镇痛效果好，镇痛时间延长，毒副作用小、不影响运动神经功能等优点[1]。

第二节 药 理

用于椎间孔镜术中的药物相对简单,但应用任何药物都有一定的风险。药物的剂量应在确保预期效果的前提下降至最低,不应以增加总剂量来弥补注射技术的不足。

一、局麻药

局麻药是根据其所含的酯基或者酰胺基的化学结构分类的。酰胺类局麻药在脊柱疾病的诊治中较酯类局麻药的应用更为普及和广泛,因此本章节重点介绍酰胺类局麻药利多卡因。

利多卡因:中效、起效快、扩散及穿透力均强,毒性中等。局部浸润麻醉时选用 0.25% ~ 0.5% 溶液,最大安全量:加肾上腺素 7mg/kg;不加肾上腺素 4mg/kg。起效时间 0.5 ~ 1 分钟,峰效应时间 30 分钟内,作用持续时间 0.5 ~ 2 小时[2]。

(一) 作用机制

对细胞膜钠离子通道的直接作用,抑制钠离子内流,阻断动作电位的产生。

(二) 药效

与其脂溶性有关,而药物的脂溶性通常由其体外的辛醇/水分配系数来决定。越是亲脂性的局麻药,越容易透过神经细胞膜,进而获得更高的钠离子通道亲和力。

(三) 起效速度

取决于解离常数和局部组织的 pH。pKa 是指一个给定药物处于半离子化(比如,局麻药的质子化形式)和半中性、非离子化状态(比如,局麻药的基础形式)时的 pH。药物处于非离子化的形式时更容易扩散通过神经膜;因此当药物的 pKa 接近生理组织的 pH 时,局麻药的起效会更快。另一个影响起效速度的因素是局麻药本身的 pH。市场上可以买到的含有血管收缩剂(如肾上腺素)的局麻药,通常被外加的盐酸盐调节到一个酸性的 pH,以增强添加的血管收缩剂的稳定性。因此,建议医生留意局部麻醉剂的 pH。如果 pH 是酸性,而又希望其快速起效的话,可以添加少量的碳酸氢钠,容积比为 1:20。如果 pH 大于 7 时,会减少局部麻醉药在水溶液中的溶解度,因而增加药物沉淀的风险[3]。

(四) 药物作用时间

有多种因素决定:注射部位(血管越丰富的部位:皮下>肋间>尾部>硬膜外>末梢神经>鞘内,药物

就越快地吸收进入血液,进行分布、代谢和排泄)、血管收缩剂的存在、局麻药本身的脂溶性以及给药的剂量。局麻药的代谢取决于它的化学结构:酯类或酰胺类化合物。酯类局麻药(如普鲁卡因)通过血浆拟胆碱酯酶进行快速代谢,产生代谢副产物为对氨基苯甲酸,对氨基苯甲酸也是与酯类局麻药有关的过敏原之一。酰胺类局麻药(如利多卡因和布比卡因)通过肝细胞色素 P450 酶系统以及结合作用进行氧化脱烃反应。几乎所有的代谢反应均通过肝脏进行,因此利多卡因的清除率高度依赖于肝血流量、肝脏萃取和酶的功能。因此,肝功能障碍的患者应当慎用。

(五) 局麻药不良反应

由药物的毒性作用、对添加的血管收缩剂或防腐剂的反应或者是由于药物过敏反应所引起。

1. 毒性作用 是由局麻药的高血药水平所引起,通常是血管内意外注射、血管周围部位的吸收增加或过量用药的后果。其不良反应分为以下类型。

(1) 中枢神经系统(CNS)毒性:最早的症状通常是兴奋,是由于阻滞了中枢抑制通路所致。表现为舌麻木或异味(起始症状),头晕眼花,听力障碍,肌肉痉挛,意识消失,惊厥,昏迷,呼吸抑制,心血管抑制。

(2) 心血管毒性:大多数局麻药不产生心血管毒性,除非血药浓度是产生惊厥血药浓度的 2 倍。

(3) 神经系统毒性:与防腐剂有关,也与局麻药浓度有关。

2. 血管收缩剂 由于不恰当地应用肾上腺素引起,心动过速,血压升高,头痛,焦虑等常常会误诊为过敏反应。

3. 过敏反应 酯类局麻药比酰胺类局麻药更常发生过敏反应:血管舒张(温暖,潮红),皮肤反应(散在的荨麻疹,严重风疹),支气管痉挛(哮喘),心血管(低血压),迷走神经反射(心动过缓,低血压,恶心),过敏反应(血管性水肿、风疹、支气管痉挛),低血压。

4. 预防 采用适当的给药剂量(基于其浓度和容量),以及在临床上保持警惕以早期发现药物的毒性反应可以预防与局麻药有关的副作用。

5. 处理 根据症状的严重程度,对不良反应的

处理应该迅速积极。

（1）中枢神经系统的毒性反应：必须进行支持治疗（比如保持气道通畅、呼吸支持、循环支持、补给氧气），有时可能需要给予药物干预。抽搐时可采取静脉注射苯二氮䓬类药物（咪达唑仑 0.05 ~ 0.1mg/kg）或短效巴比妥类药物（戊硫代巴比妥 1 ~ 2mg/kg）终止其发作。

（2）心血管毒性：应当采用进一步心脏生命支持措施，尽最大可能给予积极治疗。注意在调整由局麻药引起的室性心律失常时，应该应用乙胺碘呋酮，而不要用利多卡因。

（3）过敏反应：酰胺类局麻药很少引起过敏反应。一旦出现可疑病例，应该采用静脉输液给药、抗组胺药、肾上腺素能药物及皮质激素进行治疗。

二、镇静药

是使大脑皮质轻度抑制，从而产生镇静的药物。术中常用苯二氮䓬类药。

（一）作用机制

苯二氮䓬类与苯二氮䓬受体结合时阻止调控蛋白发生作用，从而增强 γ-氨基丁酸（GABA）与其受体结合，产生一系列苯二氮䓬类抗焦虑、镇静、遗忘、肌松、抗惊厥作用。苯二氮䓬类还产生顺行性遗忘作用，即对用药以后一段时间（30 分钟至数小时）内经历的事情失去记忆。

（二）药效

苯二氮䓬类的脂溶性较高，几乎全部经肝生物转化而消除。影响其药代动力的因素包括年龄：分布容积随年龄增长而增加，消除半衰期延长；肥胖：使分布容积增加；疾病：肝功能障碍者由于肝生物转化能力降低，消除其半衰期延长；伍用药物：西咪替丁可延缓除咪达唑仑以外药物的生物转化，从而延长其消除半衰期。

（三）不良反应

由于大多数苯二氮䓬类药物的半衰期都很长，其代谢物又具有药理活性，长期服用后易产生蓄积作用，即使停药后仍有嗜睡、肌无力、动作不协调等表现。静脉注射较快时可引起血压下降和呼吸抑制。

（四）应用

咪达唑仑：属苯二氮䓬类药物，具有抗焦虑、镇静、遗忘、抗惊厥、肌松作用。镇静强度为地西泮的 3 ~ 4 倍。

1. 术前用药 肌内注射 70 ~ 100μg/kg，老年人

及体弱者 25 ~ 50μg/kg。起效时间：静脉滴注 1 ~ 5 分钟；肌内注射 15 分钟；峰效应时间：静脉滴注 5 ~ 30 分钟；肌内注射 15 ~ 30 分钟。

2. 术中 必要时 1 ~ 2mg，静脉滴注。

（五）注意事项

慢性阻塞性肺病患者对咪达唑仑的呼吸抑制敏感；闭角型或开角型的患者治疗前禁用；镇静时不宜静脉滴注。

三、镇痛药

（一）概念

按其作用机制、缓解疼痛的强度和临床用途可分两大类：一是主要作用于中枢神经系统，缓解疼痛的作用较强，用于剧痛的药物，称为镇痛药。二是作用部位不在中枢神经系统，缓解疼痛的作用较弱，多用于钝痛，同时还具有解热、抗炎作用的药物。

（二）分类及其作用机制

分为阿片生物碱类镇痛药、人工合成镇痛药、具有镇痛作用的其他药。作用机制：痛觉向中枢传导过程中，痛觉刺激感觉神经末梢并释放 Glu 和 Sp，作用于相应受体而完成痛觉冲动向中枢的传递引起疼痛。内源性阿片肽由特定的神经元释放后可激动感觉神经突触前、后膜上的阿片受体，通过 G-蛋白偶联机制，抑制腺苷酸环化酶、促进 K^+ 外流、减少 Ca^{2+} 内流，使突触前膜递质释放减少、突触后膜超级化，最终减弱或阻滞痛觉信号的传递，产生镇痛作用。

（三）术中常用镇痛药

1. 芬太尼 强效阿片受体激动剂，镇痛作用是吗啡的 75 ~ 125 倍。起效快、作用时间短。镇痛：静脉滴注或者肌内注射，0.7 ~ 26μg/kg。起效时间：静脉滴注 30 秒；肌内注射小于 8 分钟；峰效应时间：静脉 5 ~ 15 分钟；肌内注射 15 分钟；作用持续时间：静脉滴注 30 ~ 60 分；肌内注射 1 ~ 2 小时；乙醇、镇静药、抗组胺药、吩噻嗪、丁丙诺啡、单胺氧化酶抑制剂、三环抗抑郁药使其呼吸抑制效应增强。不良反应：眩晕、恶心、呕吐及胆道括约肌痉挛。禁忌证：支气管哮喘、颅脑肿瘤。

2. 地佐辛 是 κ 受体激动药。成瘾性小。皮下、肌内注射吸收迅速，肌内注射 30 分钟生效，静脉滴注 15 分钟内生效。用药 8 小时内 80% 以上经尿排泄。用于术后痛、内脏及癌性疼痛。对冠心病患者，静脉注射能提高平均主动脉压、左室舒张末期压，因而增加心脏做功，故冠心病患者慎用。本药能提高血浆中去甲肾上腺素水平，这与其兴奋心血管

系统的作用有关,故高血压、心脏病患者慎用。

3. 曲马多 阿片受体激动剂,口服易于吸收,生物利用度 95%。适用于中度及重度急慢性疼痛及外科手术。不宜轻度疼痛,长期应用也可能发生药物依赖[4]。

四、造影剂

碘海醇注射液,是一种含有三个碘原子的非离子水溶性造影剂,碘含量为 46.4%,它以经过消毒的水溶液为剂型,随时可用,并有不同的碘浓度。

(一) 药代动力学

能迅速地自鞘内、硬膜外和椎旁组织吸收进血液内,可以在注射后 1 小时内在血浆中检测到,在 24 小时内几乎全部的存留药物均到达体循环。排出途径主要是通过肾脏(>90),还有极少量由粪便排出。90% 严重的不良反应在注入造影剂后 15 分钟内发生,因此,使用造影剂后,必须对所有的患者观察至少 30~60 分钟。

(二) 适应证

1. 成人及儿童的心血管造影和尿路造影,以及成人大脑血管造影。

2. 成人及儿童的脊髓造影以及蛛网膜下腔注射后进行脑池 CT 扫描检查。

3. 关节造影、内镜逆行胰胆管造影、疝囊造影、子宫输卵管造影。

(三) 不良反应

1. 少数患者可能会产生一些轻微的反应,例如:短暂的温感、微痛、脸红、恶心、轻微胸口作痛、皮肤瘙痒及风疹。

2. 头痛、恶心及呕吐都是脊髓造影中最常见的不良反应。持续数天头痛或间断性发生。

3. 严重不良反应甚少出现,但休克、惊厥、昏迷、重度喉头水肿或支气管痉挛、肾衰竭、死亡等也有报道。轻度不良反应发生率约为 3.08%,中度不良反应发生率约为 0.04%,重度不良反应发生率约为 0.04%。当怀疑过敏反应时,应当应用目前有美国心脏学会制定的基本的和进一步的生命支持疗法进行及时、积极的治疗。这些措施包括:吸氧、静脉输液、抗组胺、肾上腺素能药物(肾上腺素)和皮质激素。

(四) 禁忌证

1. 有明显的甲状腺病症患者。

2. 对碘海醇注射液有严重反应既往史。

3. 有癫痫病史的人,不宜在蛛网膜下腔使用碘海醇。

4. 有严重的局部感染或全身感染,而可能形成菌血症的患者,禁忌腰椎穿刺术。

5. 由于剂量限制,造影时失败者,也不宜即时进行重复造影。

(五) 用法用量

蛛网膜下应用 剂量与浓度视检查的类别、采用的技术及蛛网膜下腔大小而定。一般腰椎穿刺术在 $L_{3/4}$ 间隙穿刺(腰部及胸部造影)180mg/ml 或 240mg/(10~15)ml。

(六) 注意事项

1. 含碘造影剂可能会引起过敏性反应或其他过敏现象。有过敏症或气喘病史,或是曾对含碘造影剂有不良反应的患者,使用此造影剂需要特别小心。必须造影时,可考虑在造影前使用皮质类固醇及抗组胺剂。

2. 先前有造影剂过敏反应的患者的预先处理方案

(1) 注射造影剂前 12 小时:泼尼松,20~50mg,口服;雷尼替丁,50mg,口服;盐酸苯海拉明,25~50mg,口服。

(2) 注射造影剂 2 小时前:泼尼松,20~50mg,口服;雷尼替丁,50mg,口服;盐酸苯海拉明,25~50mg,口服。

(3) 造影剂将要注射时

1) 苯海拉明,25mg,静脉注射。

2) 对碘剂可能引起的过敏或类似过敏反应,应事先准备好应急措施及药物、器材等。

3) 确保患者在接受造影剂前后有良好的水电解质平衡。

(4) 对高危患者(如严重心脏病,肝、肾功能障碍,肺动脉高压,白血病,甲状腺疾病等)给予特别监护。

(5) 碘造影剂可加重重症肌无力的症状。嗜铬细胞瘤患者进行静脉内注射时,应避免出现高血压危象。

(6) 含碘造影剂均有可能妨碍甲状腺功能的检查,甲状腺的碘结合力下降数日至数周;造影前 2 小时应禁食。

(7) 碘海醇与肾上腺受体阻断剂同时使用可能增加中重度过敏反应,加重低血压。

五、亚甲蓝

亚甲蓝,具有神经阻滞作用,持续时间较长。亚甲蓝亦有暂时性镇痛作用,但临床报告效果悬殊。与乙醇和苯酚不同,此药不使蛋白凝固,不引起细胞膜损害,神经纤维仅有轻度脂滴形成,神经细胞内有小空泡变,轻度间质性炎症。提示亚甲蓝不是神经破坏药,仅影响神经细胞的代谢,与局麻药的作用类似。临床用0.2%浓度,其作用是可逆的,并不造成永久性损害。某些较敏感的患者,局部注射亚甲蓝后有残留的感觉障碍,预先应向患者交代清楚,以免引起纠纷[5]。

六、糖皮质激素

(一) 作用机制

抗炎作用、直接的神经膜稳定作用以及对周围伤害感受器神经元和脊髓后角细胞的调节作用。糖皮质激素的抗炎作用主要归功于它们在局部组织水平和全身免疫反应水平均抑制了炎性介质的生成。在任何类型的脊柱组织损伤中(如椎间盘、脊神经、硬膜、肌肉、筋膜、韧带以及小关节),炎性介质均会释放出来。在损伤部位注射皮质激素可以抑制局部炎性介质的产生,这些炎性介质包括花生四烯酸及其代谢产物(前列腺素,白三烯),各种细胞因子(白介素1、白介素6,肿瘤坏死因子),注射皮质激素的其他作用机制包括减少神经损伤后的自发异位放电率,也可以减少神经瘤的异位放电。给予皮质激素后表现为可逆的抑制疼痛性C纤维的传导,直接起膜稳定效应。糖皮质激素的受体位于后角胶质内的去甲肾上腺素和5-羟色胺神经元上,而此处为已知的痛觉传导通路。这一发现提示了皮质激素可以通过脊髓的直接作用调节外周痛觉感受器上痛觉的传入。

(二) 药物代谢

在全身吸收之后,大多数皮质类固醇激素与两种血浆蛋白可逆结合:皮质类固醇结合球蛋白和清蛋白。注意,只有皮质类固醇的未结合部分才能起到细胞调节的抗炎作用。而与蛋白结合的部分则经过连续的氧化还原反应产生不活泼化合物。随后在肝脏介导的结合作用(硫酸盐或葡糖苷酸)下,产生水溶性代谢产物,随尿液排出。

(三) 不良反应

1. 除了常见长期大量应用引起的不良反应:库欣综合征,诱发或加重感染,消化系统并发症,骨质疏松外,用于脊柱注射用药的不良反应见于:甲泼尼龙鞘内注射后发生无菌性脑膜炎和蛛网膜炎,与制剂中所添加的聚乙烯有关。

2. 在大剂量的糖皮质激素治疗后可以出现短暂的欣快与躁狂反应;氢化可的松和甲泼尼龙的"琥珀酸盐"形式最常发生过敏反应,而同一种糖皮质激素的醋酸盐或磷酸盐却不存在此类反应。

3. 泼尼松龙为不溶于水的晶体,其注射用剂为混悬液,神经周围注射时应慎重。有动物实验证实,注射泼尼松龙药液,不论是原药浓度(25mg/ml),还是稀释5倍(5mg/ml),一旦注入神经内膜下,立即聚积成块状晶体,4~6周后注射部位仍可见其结晶体与组织紧密粘连;神经结构也发生病变,轻者髓鞘松散脱落,重者轴突变性,而至华勒样病变。因此,在神经周围注射应尽量避免使用泼尼松龙[5]。

4. 皮质激素和含有防腐剂的局麻药(如对羟基苯甲酸甲酯-、对羟基苯甲酸丙酯-,以及含有苯酚的局麻药)联合用药,会引起类固醇的凝集反应。在理论上,类固醇沉淀物注射入体内,会增加软组织(软骨、肌腱、关节)、神经系统以及血管结构发生机械损伤的风险。胸段或上腰段硬膜外注射类固醇时,或者在选择性神经根阻滞时,类固醇的沉淀物若不慎注入Adamkiewicz动脉,则会引起脊髓的局部缺血或梗死,导致下肢运动障碍甚至截瘫。为此,当糖皮质激素与含防腐剂的局麻药混合,注射者应该始终观察、检查两种注射液的相容性[6]。

七、合并基础疾病用药

(一) 抗高血压药

中枢性降压药(可乐定、甲基多巴)可激动延髓孤束核次一级神经元突触后膜的α_2受体,使外周交感神经受到抑制;抗去甲肾上腺素能药(利血平、胍乙啶、降压灵、乌拉地尔)能使去甲肾上腺素能神经末梢囊泡内的递质耗竭。上述两种药术前2周停药;作用于血管平滑肌的降压药(肼屈嗪、双肼屈嗪、二氮嗪、米诺地尔)通过松弛小动脉平滑肌,降低外周阻力而降压。影响血管紧张素Ⅱ形成的降压药(卡托普利)可抑制血管紧张Ⅰ转化酶,使血管紧张素Ⅱ的形成减少,减弱其血管收缩作用。一般情况,这两种抗高血压药一直用到麻醉手术当天,如果麻醉前手术突然停药,会形成血压的反弹性升高。

(二) 抗心绞痛药

硝酸酯类和亚硝酸类药的主要作用为松弛平滑肌,尤其是心血管平滑肌,且扩张小静脉的作用强于小动脉,致使心脏前、后负荷均降低,从而降低心肌耗氧量。能促进冠脉侧支循环开放,使血液易于从心外膜向缺血的心内膜下区域流动。正在使用抗心绞痛药(包括硝酸酯类、钙通道阻滞药)都应继续使用到手术前,不宜突然停药。

(三) 胰岛素和口服降糖药

二甲双胍应在手术前2小时停药,因为它有造成乳酸酸中毒的危险。氯磺丙脲、格列吡嗪、格列本脲等,这类与血浆清蛋白呈离子化结合的药物,当围术期使用其他药物时,他们可从结合部位游离,从而加剧降糖作用,术后可出现无症状性低血糖,故应在手术前3小时停药。对成人胰岛素依赖型糖尿病患者,应在术前几天停药,改用中效或短效胰岛素和其他口服降糖药至手术当天或在手术日晨开始静脉输注葡萄糖盐水后,给予1/2常用剂量胰岛素即足。

(四) 甲状腺药物

甲状腺素提高心肌对儿茶酚胺的敏感性,麻醉或手术操作引起的应激反应有可能导致心律失常或心血管意外发生,因此手术当天应考虑停用;抗甲状腺药物如甲巯咪唑、丙硫氧嘧啶则应继续用至手术当天早晨。

(五) 抗凝药

手术前一般都必须停用抗凝药,有些尚需要在术前逆转其抗凝作用。如使用华法林抗凝急诊手术前,应输注冰冻血浆以迅速逆转其抗凝作用;如果是择期手术,应先口服维生素 K_1 5mg,一般在24小时内使凝血酶原时间恢复正常,缺点是术后欲再恢复抗凝状态比较困难[7]。

(佘守章　叶泳均)

参 考 文 献

[1] 陈百成,孟庆云,雇文海,等.腰椎间盘突出症手术的麻醉.中华麻醉学杂志,1951,1(5):91-92.

[2] 沈七襄,陈敏,张燕辉,等.腰椎间盘突出症手术麻醉方法的探讨.中华麻醉学杂志,2003,23(1):45-46.

[3] 杨连发,李子荣,岳德波,等.腰椎间盘突出症手术疗效预测因素.中国脊柱脊髓杂志,2000,10(2):18.

[4] 罗爱伦,安刚.麻醉药物相关手册.北京:中国协和医科大学出版社,1999.

[5] 李仲廉,安建雄,倪家骧.临床疼痛治疗学.天津:天津科学技术出版社,2003.

[6] Douglas S. Fenton,Leo F. Czervionke.影像引导下脊柱介入诊疗技术.山东:山东科学技术出版社,2005.

[7] 苏帆.麻醉手术前评估与决策.山东:山东科学技术出版社,2005.

第七章　脊柱内镜技术相关操作规范

操作中,患者因俯卧位或侧卧位,使用解剖术语相应调整,以免误解。

在矢状面上:内称中线,外称外缘。在额状面上:前称腹侧,后称背侧。

在水平面上:上称头端,下称脚端。

第一节　C 形臂 X 线机的操作规范

一、操作规范

(一) 操作前

1. 录入及核对患者基本信息。

2. 选择手术要求的体位及图像采集模式。

3. 选择低脉冲透视模式,以减少射线剂量。

4. 应设定射线锁定(block radiation),避免搬运患者时误操作导致不必要的射线接触。

(二) 操作中

1. 确定靶点(目标椎间盘)通过 S_1 或 T_{12} 来确定(图 7-1-1)。

2. 靶点放置于显示屏的中央位置(图 7-1-2)。

3. 腰椎标准图像　术中需要不同角度观察脊柱各解剖部位及毗邻结构情况,用于定位及确定穿刺路径,为避免因图像质量导致误差而影响手术进程,透视及摄片获得的 X 线图像应符合标准要求。以患者体位来调整,而不是以手术床为准。

(1) 前后位(正位):CRAN/CAUD 0°,LAO/RAO 0°。腰椎序列位于视野正中,棘突位于椎体中央,椎弓根对称,椎间隙清晰(图 7-1-3)。

(2) 侧位:CRAN/CAUD 0°,LAO/RAO 0°。腰椎序列位于视野正中,椎体两侧缘重合,无双重缘影

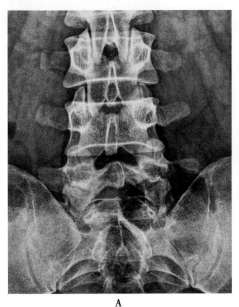
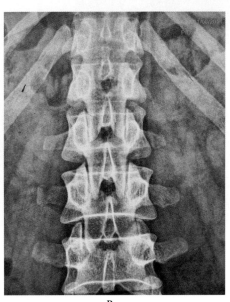

A　　　　　　　　　　　　B

图 7-1-1　确定靶点
A. 参照 S_1 ;B. 参照 T_{12}

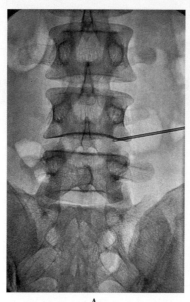 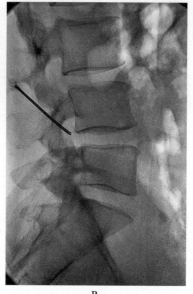

A   B

图7-1-2 靶点放置于显示屏的中央位置
A. 前后位透视；B. 侧位透视

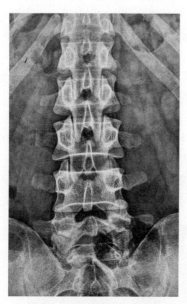

图7-1-3 前后位(正位)
CRAN/CAUD:0°,LAO/RAO:0°。腰
椎序列位于视野正中,棘突位于椎体
中央,椎弓根对称,椎间隙清晰

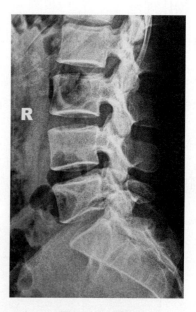

图7-1-4 侧位
CRAN/CAUD:0°,LAO/RAO:0°。腰
椎序列位于视野正中,无双重缘影出
现,椎间隙清晰椎体两侧缘重合

出现,椎间隙清晰(图7-1-4)。

(3) 斜位:CRAN/CAUD 0°,LAO/RAO 约45°。
腰椎序列位于视野正中,椎体上下关节面清晰,椎弓
部分结构界限清晰(横突、椎弓根、上下关节突、椎
板、椎弓峡部)(图7-1-5)。

(4) 腰椎旋转畸形时,需要调整 LAO/RAO,使
棘突位于椎体中央,椎弓根对称。

(三) 操作后

1. 手术结束时应设定射线锁定。

2. 采集图像资料。

3. C 形臂 X 线机和床归位。

(四) 注意事项

1. 术中尽量缩小影像增强仪与被照射部位的
距离,并增加 X 线球管与影像增强仪的距离,减少图
像的放大变形和模糊失真。

2. 术中注意碰撞保护警示,观察 C 形臂、检查
床、球管、患者互相之间的距离,确保系设备的移动
是在操作者、患者和第三方或其他设备都不被这些

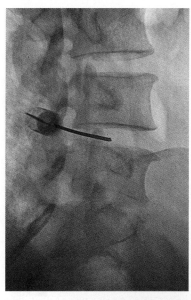

图 7-1-5　腰椎标准斜位图像
清楚显示"小狗"图像:"狗嘴"为横突、"狗眼"为椎弓根、"狗耳"为上关节突、"狗颈"为椎弓峡部、"狗身"为椎弓板、"狗腿"为下关节突、"狗尾"为另一侧横突

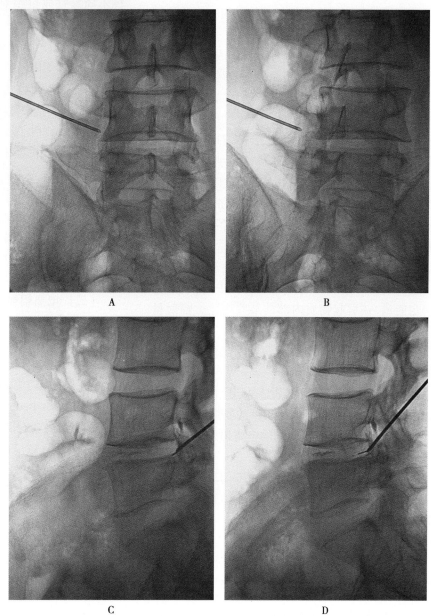

A

B

C

D

图 7-1-6　术中腰椎图像
LAO/RAO 或 CRAN/CAUD 角度的偏差直接影响进针点和穿刺路径的准确性

移动危及的时候进行。如出现紧急情况时可使用检查床侧的紧急停止按钮。

3. 术中避免各种液体(如造影剂、血液等)喷洒或滴落在设备部件上,以免损坏设备,影响正常运作。

4. 术中腰椎图像 LAO/RAO 或 CRAN/CAUD 角度的偏差直接影响进针点和穿刺路径的准确性(图7-1-6)。

5. 术中透视先前后位,确定患者体位与射线符合标准后,再侧位透视。

(曹彭钢)

二、X 线辐射防护

X 线是德国物理学家伦琴发现的波长在 0.01 ~ 100A° 的电磁波,它具有电离辐射的各种特性,而 C 形臂 X 线机是集光、机、图像处理技术为一体的移动式 X 射线机,可连续或间断发射 X 线。一方面可用于不同手术的影像检查,清晰地分辨病因,对疾病进行诊断,准确进行图像导航定位,发挥影像诊断导向手术的主导作用。另一方面,参与手术的医务人员及患者不断直接或间接接受电离辐射,致使医务人员受到职业照射、患者受到医疗照射的损害[1]。根据美国科学院(NAS)发布的电离辐射生物学效应报告,低剂量电离辐射也具有使人健康危险性增加的潜在危害[2]。因此通过掌握电离辐射的相关知识及防护措施,可以起到保障医务人员、患者身体健康的重要作用。

(一) 电离辐射常用辐射量及单位

电离辐射与物质相互作用的过程中,将给予物质一定能量,并引起物质内部的某些变化。辐射量就是描述辐射源、辐射场所和辐射作用于物质时的能量传递及受照物质内部变化程度及规律而建立起来的物理量及其量度。

1. 吸收剂量(D) 吸收剂量是当电离辐射与物质相互作用时,用来表示单位质量的物质吸收电离辐射能量大小的物理量。不同的电离辐射被不同的物质所吸收的能量是不同的。

国际单位是焦尔/千克(J/kg),专门名称为戈瑞(Gy),专用单位是拉德(rad),$1Gy = 1J/kg$,$1Gy = 100rad$。

2. 当量剂量($H_{T,R}$) 当量剂量($H_{T,R}$)是射线照射机体,考虑了辐射权重因子的吸收剂量。在组织 T 中的当量剂量为: $H_{T,R} = D_{T,R} \cdot \sum_R W_R$,其中 $D_{T,R}$-辐射 R 在器官或组织 T 内产生的平均吸收剂量。W_R-辐射 R 的辐射权重因子。

单位是 J/kg,称为希[沃特](Sv)。辐射权重因数是为辐射防护的目的,考虑不同类型辐射的相对危险效应(包括对健康的危害效应)时,对吸收剂量乘以的因子。对于 X 射线,其辐射权重因子为 1,所以 $1Sv = 1Gy$[3]。

3. 有效剂量(E) 有效剂量(E)为人体各组织或器官的当量剂量乘以相应组织权重因子后的和,$E = \sum_T W_T H_T$。

式中 W_T:组织或器官 T 的组织权重因子;H_T:组织或器官 T 所受的当量剂量。

组织权重因子是为辐射防护的目的,器官或组织的当量剂量所乘以的因子,乘以该因子是为了考虑不同器官或组织对发生辐射随机效应的不同敏感性。

(二) 放射诊疗中电离辐射的来源

在放射工作岗位从事放射职业活动中受到电离辐射照射的人员称为放射工作人员[4],接触的职业病危害因素是电离辐射,操作 C 形臂 X 线机的医务人员应纳入放射工作人员管理。

当 X 射线机处于正常工作状态时,其所接受的电离辐射主要来源于:通过射线装置直接射出作为放射诊断、治疗为目的的有用线束;从辐射源的防护外壳中泄漏出来的泄漏辐射;有用线束和漏射线照射到物体时产生的散射辐射。

医务人员、患者(或受检者)都会受到这几方面射线的危害。

(三) 电离辐射对人体的生物效应

电离辐射作用于人体后,其能量传递给机体的分子、细胞、组织和器官所造成的形态和功能的后果,称为辐射生物效应。根据辐射防护的需要,按效应发生的机制,国际辐射防护委员会(International Commission on Radiological Protection, ICRP)将电离辐射的生物效应分为随机性效应和确定性效应[3]。

1. 随机性效应(stochastic effects) 当机体受到电离辐射照射后,一些细胞受到损伤而死亡,而有些细胞发生了变异但没有死亡,有可能形成一个变异的具有繁殖能力的子细胞克隆。当机体的防御机制消除或隔离,变异的细胞克隆可能导致恶性病变,即发生癌症。辐射致癌是最主要的随机效应。这种效应的发生几率与剂量成正比,而严重程度与剂量无关的效应,不存在剂量阈值。如果辐射所致变异发生在性腺(精子或卵子),出现染色体畸变(结构改变或数目改变)和基因突变(显性和隐性)的信息会传给后代,而产生的损伤效应为遗传效应。

电离辐射引起随机性效应是能量沉积的一种随机现象,即使照射剂量很小也有可能在细胞内关键部位沉积足够能量导致细胞变异或死亡,ICRP 为了防护的目的,从偏安全考虑,假设电离辐射随机效应的发生率与剂量之间存在线性无阈的关系。

2. 确定性效应(deterministic effects) 辐射所致 DNA 的损伤可导致细胞的死亡(间期死亡、增殖死亡和凋亡)。若受照剂量不大,细胞的死亡数量较少,机体能通过再生和代偿调整,则不会出现临床可见的损害,但当受照剂量大到足以使细胞的死亡数目超过机体的再生和代偿能力,导致组织器官的结构改变和功能障碍时,产生了临床上可见的损害效应。由于这种损害效应是当受照剂量达到一定水平后才会发生,存在剂量阈值的一种辐射效应,称为确定性效应。是达到或超过剂量阈值时所发生的效应,可引起脱发、白内障、皮肤红斑、溃疡、造血功能障碍等不同类型的损伤,剂量愈高则效应的严重程度愈大,直至死亡(图 7-1-7)。

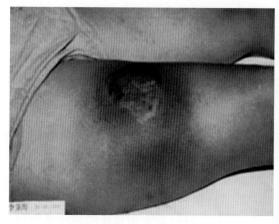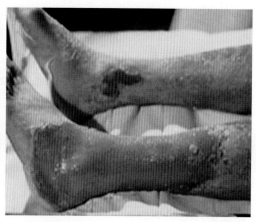

图 7-1-7 电离辐射损伤表现

电离辐射对人体的损伤程度与辐射的剂量率、照射的部位和面积、组织器官细胞对辐射的敏感性及受照个体对辐射的敏感性等多种复杂因素的影响,所产生的损伤效应的严重程度有较大差异。不同的组织和器官对辐射敏感性不同,剂量阈值也不同。所谓的辐射敏感性是指细胞、组织、机体对辐射作用的相对敏感程度。人体各组织或器官的辐射敏感性大致分为四类:第一类是高度敏感,包括淋巴组织、胸腺、性腺、胚胎组织;第二类是中度敏感,包括感觉器官(角膜、晶状体、结膜)、皮肤上皮等;第三类低度敏感,包括中枢神经系统、内分泌腺(性腺除外)等;第四类不敏感,包括软骨及骨组织,结缔组织等。

辐射防护的目的就是避免有害的确定性效应,把随机性效应的发生率限制在可以接受的水平(图 7-1-8)。

(四) 电离辐射防护措施

C 形臂 X 线机在进行放射诊疗过程中所产生的 X 线辐射是一种可以控制的外照射源,在进行电离辐射防护时,应遵从防护最优化的原则,在保证获得足够诊断信息情况下,使患者和受检者所受剂量尽可能低。

1. 外照射防护的三项措施

(1) 时间防护:个人累积剂量与受照时间有关,医务人员和患者的辐射剂量与曝光时间成正比,照射时间越长,所受累积剂量越大。所以进行 C 形臂 X 线机操作时,在满足诊断质量的前提下,应以尽量缩短照射时间为原则。医务人员在术前做好充分的准备工作,设定合理的手术方案,熟悉设备的操作,避免重复照射,减少持续透视下操作的时间,或采用人员轮流替换的方法,以达到减少照射剂量的目的。

同时充分利用 C 形臂 X 线机可调节数字图像存储再现功能,采取间接透视法,控制全程曝光时间,直接留片法存档,达到不重复的完成导向效果及诊断。

(2) 距离防护:当人员与 X 射线管焦点之间的距离远远大于焦点大小时,可将 X 射线焦点视为点源。若忽略空气对 X 射线的吸收,则可认为照射量与距离的平方成反比,即距离增加一倍,照射量将减少至原来的 1/4。散射线也随距离延长而减弱。所以若同室操作,尽可能延长手持控制器与 C 形臂 X 线机的连线,增大医护人员到 X 线管焦点或受检者的距离,至少要距离辐射源 2m 以上,同时手术者避

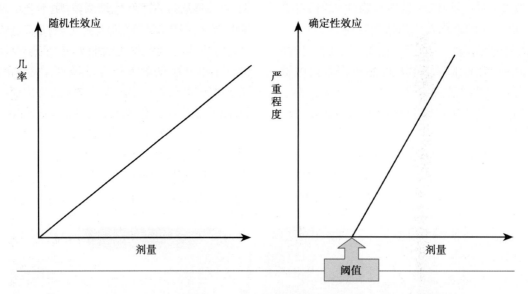

图 7-1-8 电离辐射的损伤效应

免站立于原发射线直接照射方向,避开有用线束的直接照射;合理使用长柄持物钳等工具,或使用遥控装置及自动化操作设备;非必需人员暂时离开手术室。若在手术室外操作曝光时,应关闭好手术室门,避免其他人员的照射,并可通过手术室门观察窗控制 C 形臂 X 线机。

对电离辐射危害采用距离防护的方法是最经济最有效的方法。

(3)屏蔽防护:就是在辐射源与人体之间设置能够吸收辐射的屏蔽材料-防护用品,从而减少或消除辐射对人体的危害。

对于医护人员应配备铅橡胶围裙,可选配:铅橡胶帽子、铅橡胶手套;辅助防护设施是移动铅防护屏风;而且手术床侧可使用铅屏风。配备的防护用品数量应该能满足工作的需要,防护用品和辅助防护设施的铅当量应不低于 0.25mmPb;操作人员开启 C 形臂 X 线机曝光时,无关人员暂时离开手术室。

患者需要配备铅橡胶性腺防护围裙(方形)或方巾、铅橡胶颈套、铅橡胶帽子[5]。在保证无菌和充分暴露术野的情况下,用防护用品遮挡患者和拍摄无关的部位,特别是注意防护甲状腺、胸腺和性腺。所使用的防护用品要符合《放射防护器材与含放射性产品卫生管理办法》的要求,并要经常进行防护用品的维护。

1)使用前后用铅衣架挂起,不可折叠或挤压,避免造成破裂影响防护效果及缩短使用寿命。

2)放置于不受阳光直射、远离热源、通风良好的室内。

3)使用中避免接触尖锐物体或酸、碱等化学用品,防止造成破损。

4)若沾染了污物可用酒精或是用中性洗涤剂擦拭。

5)若被传染病患者的血液、体液污染,要进行消毒或灭菌处理。

综上所述,在考虑具体防护措施时,时间、距离和屏蔽这三个因素根据具体情况灵活运用、有机地结合起来,对利益、代价和效果进行综合权衡,合理调节,以求付出合理的代价,获得满意的防护效果,降低职业照射和医疗照射给放射工作人员及患者带来的风险。

2. 放射诊疗场所(手术室)的防护 C 形臂 X 线机所在工作场所除应满足手术室建筑设计所要求的洁净度和面积外,还要达到国家对放射诊疗场所放射防护的要求,C 形臂 X 线机工作的手术室应是设有放射防护的专用手术间。

(1)手术室位置:单独设置,面积应足够大,满足放置 C 形臂 X 线机和其他手术设备;所在位置应充分考虑邻室(含楼上和楼下)及周围场所的人员防护与安全,尽可能在建筑物的一端少有人进出或经过的手术室。

(2)应合理设置手术室的门、窗和管线口位置,手术室的门和窗应有其所在墙壁相同的防护厚度,有用线束方向不小于 2mmPb 屏蔽厚度,其他侧面壁、顶棚(不含顶层)和地面(不含下方无建筑物)应至少有 1mmPb 屏蔽厚度。若使用配备数字减影(DSA)的专用 C 形臂 X 线机机,应至少有 2mmPb 屏蔽厚度。

（3）手术室应设有观察窗或摄像监控装置，其设置的位置应便于观察到患者状态和监视器图像。

（4）手术室内布局要合理，应避免C形臂X线机的有用线束直接照射门、窗和管线口位置。

（5）手术室内物品应摆放整洁，不应放置过多的物品，防止散射线对医务人员和患者的二次损伤。

（6）手术室应设置动力排风装置，并保持良好的通风，降低X线产生的臭氧、氮氧化物等有害气体的含量。

（7）手术室门外应有电离辐射警告标志、放射防护注意事项、醒目的工作状态指示灯，灯箱处应设警示语句；机房门应有闭门装置，且工作状态指示灯和与手术室相通的门能有效联动。

（8）定期对手术室的防护设施和机房周围辐射剂量进行检测，并达到国家标准。

3. C形臂X线机设备的防护-控源防护 C形臂X线机作为一种放射诊疗设备，本身固有防护性能合格与否直接影响放射工作场所的辐射安全，直接关系到医务人员和患者的健康安全和辐射的正当化。因此应按法律法规和标准等的要求进行验收检测和定期状态检测，以判断C形臂X线机设备防护性能是否符合国家标准的要求，即应使用合格的C形臂X线机。

（1）尽可能控制C形臂X线机的出束面积、出束条件，应有放射科技术人员协助操作，要求操作熟练、迅速，减少重摄率。

（2）选择合理的曝光条件：管电压（kV）和管电流（mA）大小应以满足手术视野要求为标准。因照射量与管电流成正比，在不影响成像质量的前提下，应尽量使用低电流，降低照射量。对于大功率C形臂X线机，可以遵循"高电压、低电流、厚过滤"的原则，短时间、间断曝光。专业设备透视功能均使用脉冲透视模式，与连续性透视相比可明显减少射线量。

（3）合理使用限束器，可以选择适当的视野，缩小照射野，使用滤线栅。

（4）应用图像冻结功能，将透视末幅图像保存，在参考屏上显示，作为下一步操作的指引图像，可减少不必要的曝光次数与时间。

4. C形臂X线机操作人员（放射工作人员）的个人剂量监测 操作C形臂X线机的医务人员依据《中华人民共和国职业病防治法》《放射诊疗管理规定》等法规要求应纳入放射工作人员管理，并按照标准和规范等的规定对个人剂量进行监测[6,7]。目的是监测、评价、控制所接收职业照射的剂量，及时掌握放射诊疗场所防护效果，防止确定性效应的发生，将随机性效应发生率控制在可接受的水平。

应按要求常年佩戴个人剂量计，位置在左侧胸上部（锁骨部位）。

正常情况下的职业照射水平应不超过以下限值。

（1）连续5年内年均有效剂量，20mSν。

（2）任何1年的有效剂量，50mSν。

（3）眼晶体年当量剂量，150mSν。

（4）四肢（手和脚）或皮肤的年当量剂量，500mSν。

综上所述，医务人员在工作中应熟练操作C形臂X线机，掌握电离辐射的相关知识，正确运用电离辐射防护三原则，将辐射损伤降低到最低限度，减少对医务人员和患者的损伤。

（康顺爱）

第二节 手术室布局与体位摆放操作规范

一、手术室布局

脊柱内镜技术需要动用的仪器设备较多，应合理布置，便于使用（图7-2-1）。

二、体位摆放

（一）侧卧位（患者健侧卧位90°，图7-2-2）

1. 头 枕1个约20cm高的软枕，使上臂三角肌群留有空隙，防止三角肌受压。或头部垫头圈，耳郭置于头圈空隙处，避免耳郭受伤。

2. 双手 屈曲面前，有研究发现，侧卧后使双手屈曲面前，呈睡眠状，两手臂之间垫一小软枕，可有效降低上肢外展过度引起的臂丛神经损伤[8]。

3. 下侧肩部 将其下侧肩部略向外拉，使肩部受力点位于肩背部，可使胸廓舒展，解除肩部及腋窝压力。

4. 髋（腰）部及膝部 垫软枕，膝部自然弯曲10°～15°。

5. 两腿之间 置一软枕，保护膝部骨隆突处受压及避免腓总神经损伤。在摆放侧卧位时将两腿前后分开，上腿屈膝，膝部以下用软枕垫高，可以达到防止髋内收，减轻下侧肢体承受的压力，增加体位稳

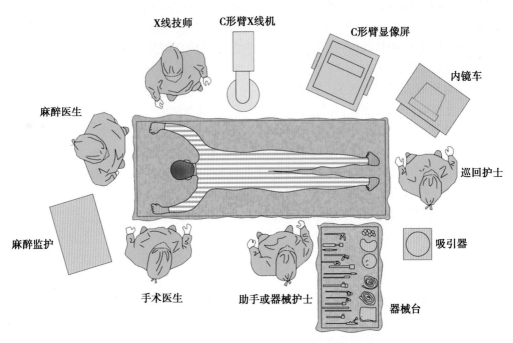

图 7-2-1　手术室布局

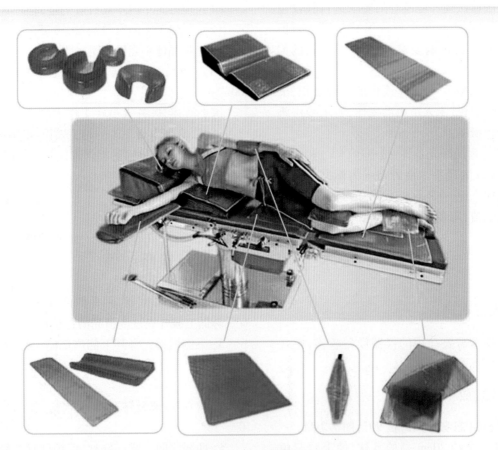

图 7-2-2　患者健侧卧位 90°

定性,提高患者舒适度的目的[9]。

6. 内踝垫软枕,保护踝关节骨隆突处。

（二）俯卧位

1. 专用手术床（图 7-2-3）。

2. 常用俯卧位（图 7-2-4） 患者俯卧,头偏一侧或放置海绵头圈,双臂屈肘放于头部两侧或自然置于身体两侧,双下肢自然伸直,胸下、踝部各放置1软枕,腹部放置1个三角枕,使腹部悬空。

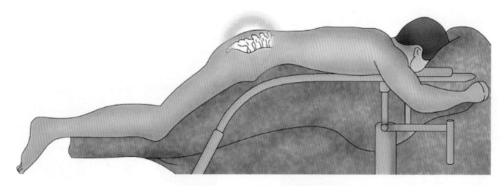

图 7-2-3 专用手术床俯卧位

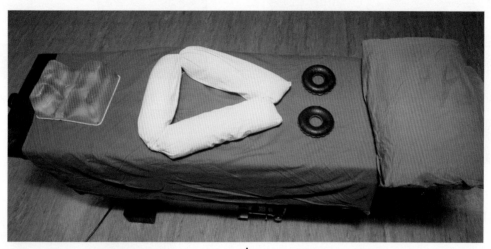

A

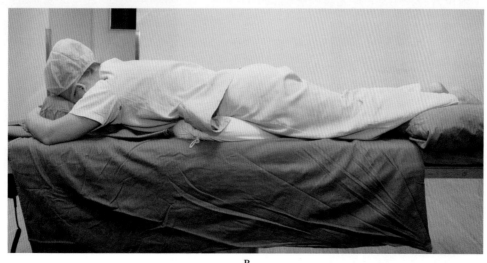

B

图 7-2-4 俯卧位
A. 摆体位用具；B. 常用俯卧位

（康 健）

第三节　术前计划与皮肤标线操作规范

一、术前计划

1. 核对　姓名、性别、年龄、床号、手术节段、侧别、臀部标志。

2. CT、MRI 靶点（图 7-3-1）。

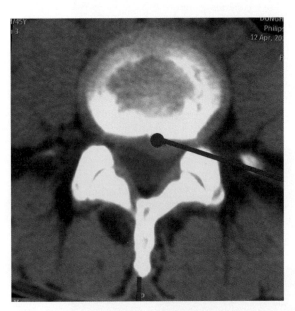

图 7-3-1　靶点

（1）MRI 矢状位片：神经根在椎间孔的位置（图 7-3-2）

（2）MRI 轴位片：穿刺线上有无腹腔脏器，如

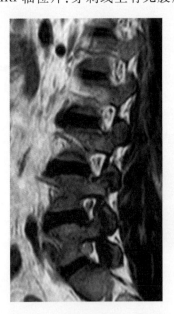

图 7-3-2　MRI 矢状位片：神经根在椎间孔的位置

后位结肠（图 7-3-3）。

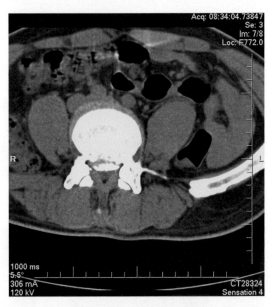

图 7-3-3　MRI 轴位片：穿刺线上,有无腹腔脏器,如后位结肠

3. 腰椎 DR 片

（1）前后位：拟定的穿刺方向线（图 7-3-4）。

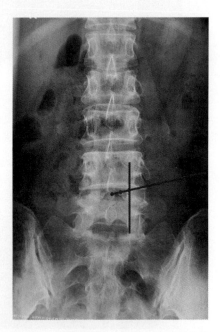

图 7-3-4　前后位片：拟定的穿刺方向线

（2）侧位：穿刺角度线（图 7-3-5）。

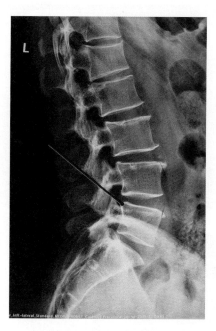

图7-3-5　侧位片:穿刺角度线

二、皮肤标线

(一)用具

1. 尺　带厘米刻度的直尺。

2. 笔　医用甲紫笔;不得使用其他化学材料标记笔!

(二)标线(图7-3-6)

1. 棘突连线。

2. 髂嵴线。

3. 穿刺方向线。

4. 穿刺角度线。

5. 穿刺点。

6. 旁开距离。

7. 安全线。

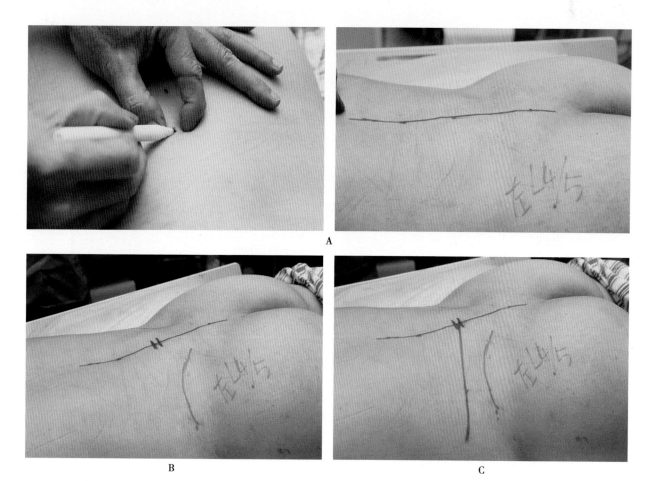

A

B

C

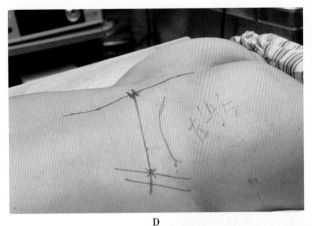 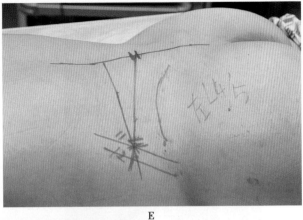

D　　　　　　　　　　　　　　E

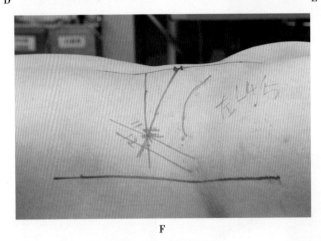

F

图 7-3-6　皮肤标线
A. 棘突连线；B. 髂嵴线；C. 穿刺方向线；D. 穿刺角度线、穿刺点；E. 旁开距离；F. 安全线

（康　健）

第四节　无菌操作规范

一、巾单和器械台

（一）巾单台（图 7-4-1）

1. 皮肤消毒　2% 碘酊杯 1 个，75% 酒精杯 1 个，消毒刷 6 个。

2. 巾单　方巾 4 块，中单 2 块，大孔巾 1 块。

3. 药杯（用颜色和标签区分）　4 个。

（1）盛 2% 利多卡因（5ml）2 支加 0.9% 氯化钠 30ml 1 个。

（2）盛亚甲蓝、碘海醇（1∶4）5ml 1 个。

（3）盛芬太尼、0.9% 氯化钠（1∶3）4ml 1 个。

（4）盛甲泼尼龙 40mg 1 个。

4. 一次性用品

（1）医用甲紫笔 1 支。

（2）穿刺针（勺状针笔尖针）1 套。

（3）射频头 1 个。

（4）尖刀 1 把。

（5）输液管 1 套。

（6）手套 3 双/每人。

（7）注射器：10ml 1 支，5ml 4 支，2.5ml 1 支。

（8）C 形臂 X 线机套 1 个。

（9）带漏斗切口膜 1 张。

（10）管套 2 个。

（二）器械台（图 7-4-2）

已消毒脊柱内镜标配 1 套（含备用脊柱内镜）

二、外科手消毒

（一）洗手前准备

1. 常规戴口罩、帽子，更换专用洗手衣裤、工作鞋、修剪指甲，去除饰物。

2. 穿防辐射服，戴防辐射帽、防辐射眼镜、内外层佩戴检测辐射芯片（用于辐射指数监测）（图 7-4-

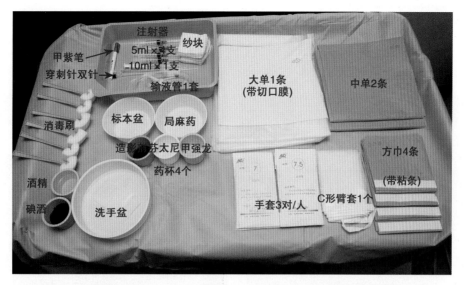

图 7-4-1 巾单台

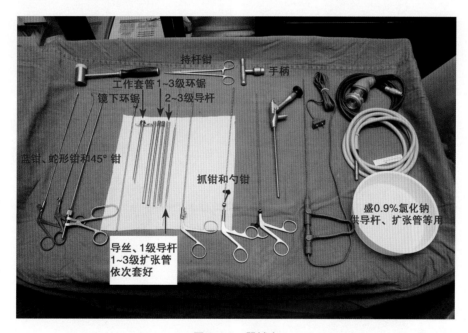

图 7-4-2 器械台

3）。

（二）洗手

1. 初步清洁 指甲,在流动水下湿润双手及手臂。取 3 ~ 5ml 皂液涂抹于双手前臂至肘上 10cm（图 7-4-4）。

2. 7 步洗手法 搓擦双手,归纳步骤为:内、外、夹、弓、大、立、丸（图 7-4-5）。

3. 相互揉搓双手,揉搓处从手臂至肘上 10cm。

4. 流动水冲净双手,双臂至肘上 10cm（图 7-4-6）。

5. 擦干双手、双臂。用消毒擦手巾或擦手纸

擦干双手。沿手臂远心端向近心端方向顺序擦干,擦过肘部的擦手巾不可再回擦手部（图 7-4-7）。

（三）外科手消毒（图 7-4-8）

1. 取 2ml 手消毒液于一手掌心。

2. 另一手指间于掌心内擦洗。

3. 用剩余的消毒液均匀涂抹于另一手,前臂至肘往上 10cm,双手交替进行。

4. 取 2ml 手消毒液。

5. 掌心相对,双手交叉,沿指缝相互搓擦。

6. 手心对手背沿指缝相互搓擦,交换进行。

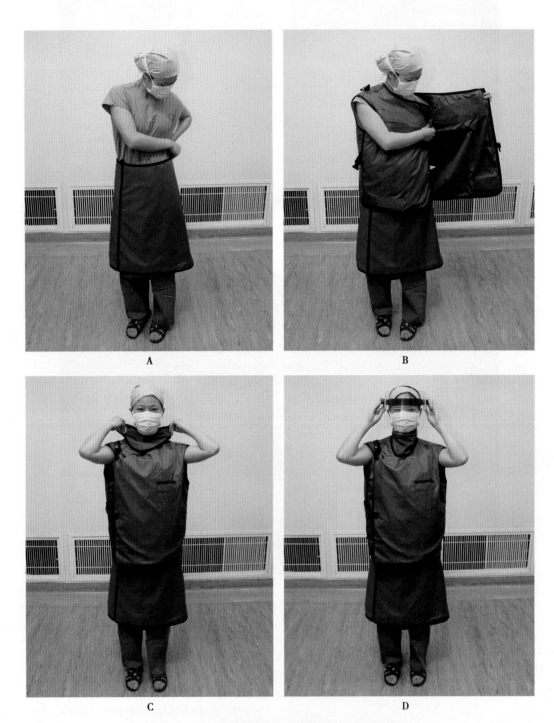

图 7-4-3　穿防辐射服，戴防辐射帽、防辐射眼镜

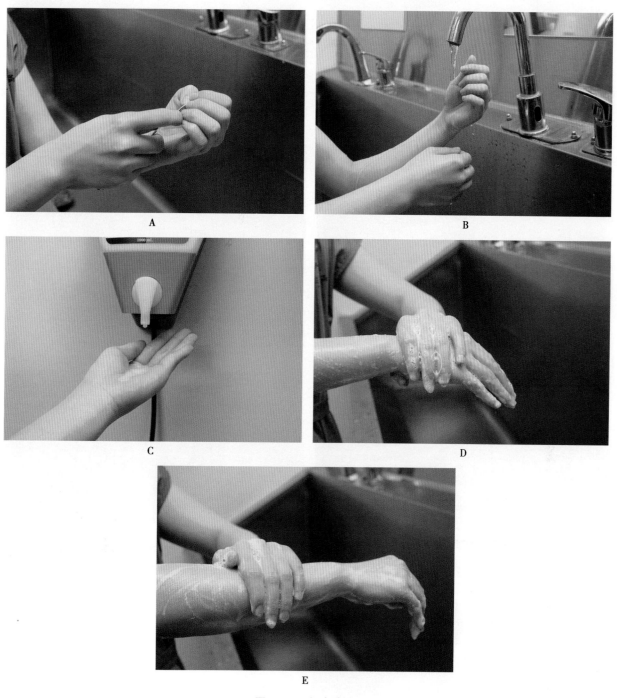

A

B

C

D

E

图 7-4-4 初步清洁

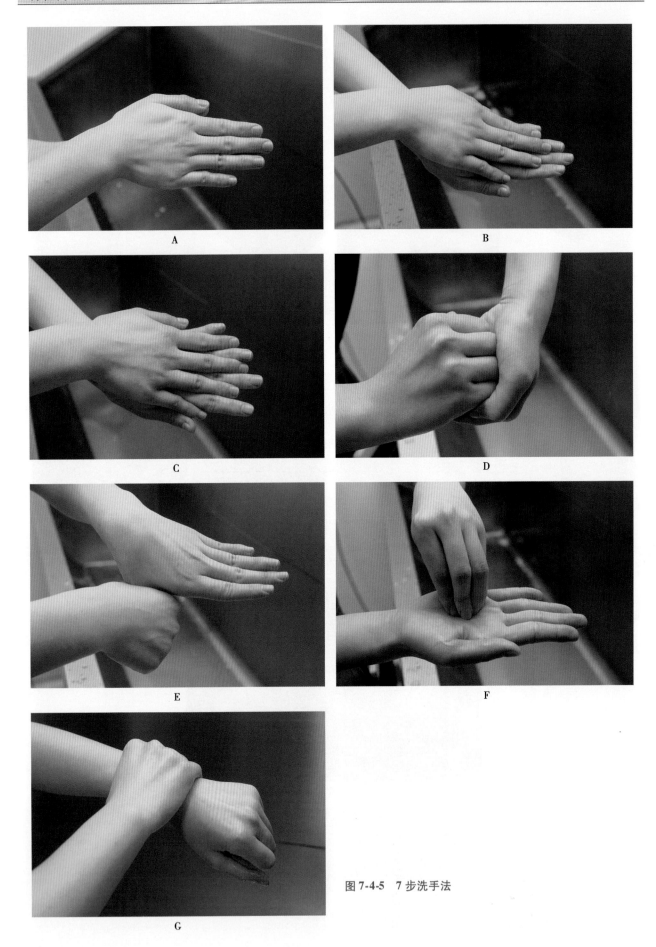

A

B

C

D

E

F

G

图7-4-5　7步洗手法

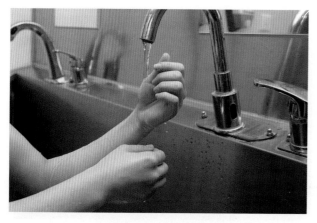

图 7-4-6　流动水冲净双手双臂至肘上 10cm

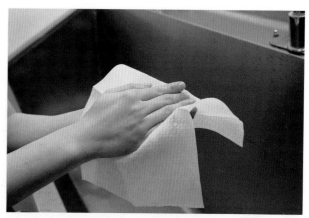

图 7-4-7　擦干双手、双臂

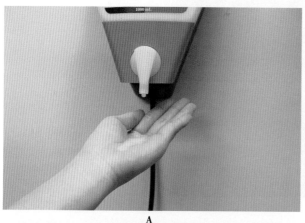

A

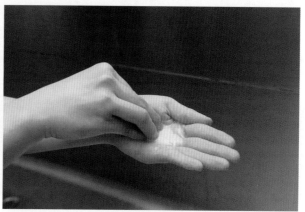

B

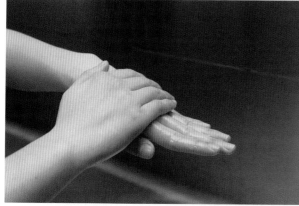

C

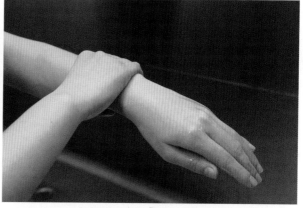

D

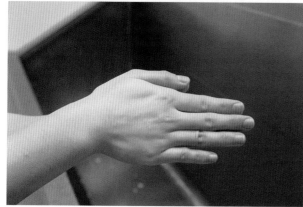

E

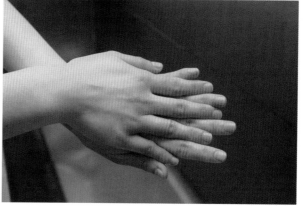

F

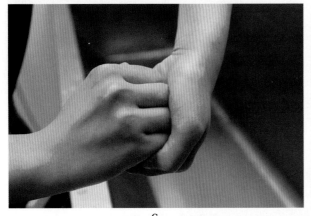

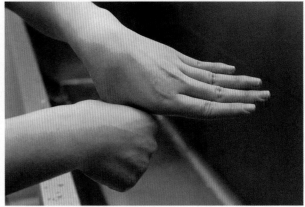

G   H

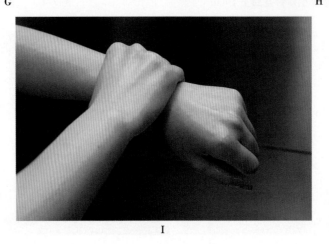

I

图 7-4-8　外科手消毒

7. 弯曲各手指关节,双手相扣进行搓擦。

8. 一手握另一手大拇指旋转搓擦,交换进行。

9. 搓揉双手,直至消毒液干燥。

三、穿手术衣及戴无菌手套

(一)穿手术衣流程

1. 外科手消毒达到要求。

2. 手术衣要求无菌,无破损、潮湿。

3. 穿遮背式手术衣(图 7-4-9)

(1)拿起无菌手术衣,选择较宽敞处站立,手提衣领轻轻抖开,使衣另一端下垂。

(2)两手提住手术衣领两角,使衣的内侧面对自己,展开手术衣,将手术衣轻轻掷向上的同时,顺势将双手和前臂伸入衣袖内,并向前平衡伸展。

(3)巡回护士在其身后抓住衣领内面,轻轻向后拉,再从内面拉衣肩部,拉直衣袖,系好背部系带。

(二)戴无菌手套(图 7-4-10)

1. 手不出袖口。

2. 左手隔着衣袖,取无菌右手手套,将手套手指向手臂,拇指朝下,各手指相对,放于隔着衣袖的

右手掌上。

3. 右手隔着衣袖将手套的一侧返折边抓住。

4. 左手隔着衣袖拿手套另一侧返折边,将手套放衣袖口上,轻拉衣袖,右手手指伸入手套内。

5. 再用已戴手套的右手,取无菌左手套同上方法放置于左手掌上。

6. 左手隔着衣袖,抓住手套返折边。

7. 右手将另一返折边套衣袖口上,轻拉衣袖,左手手指伸入手套内。

四、手术野消毒

(一)操作规范(图 7-4-11)

1. 取 2% 碘酊消毒 3 次,待干后用 75% 酒精脱碘。

2. 消毒液的量不可过多。

3. 从手术野中心部开始向周围呈叠瓦状涂擦,勿留空白区。

4. 腰椎手术皮肤消毒范围:上至两腋窝连线,下过臀部,两侧至腋中线,距切口 15~20cm。

5. 第二次消毒范围不能超过第一次。

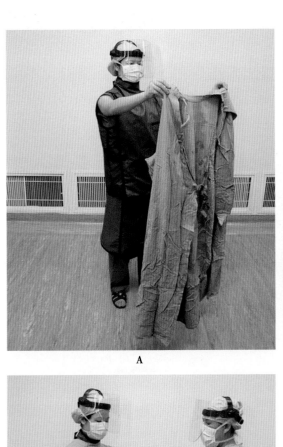

A

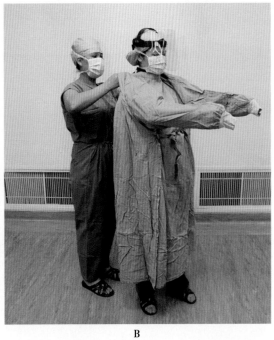

B

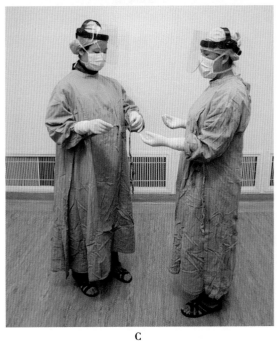

C

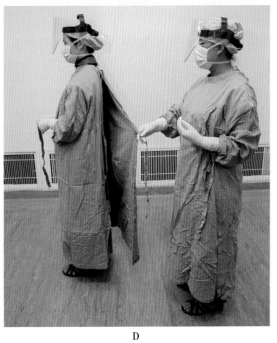

D

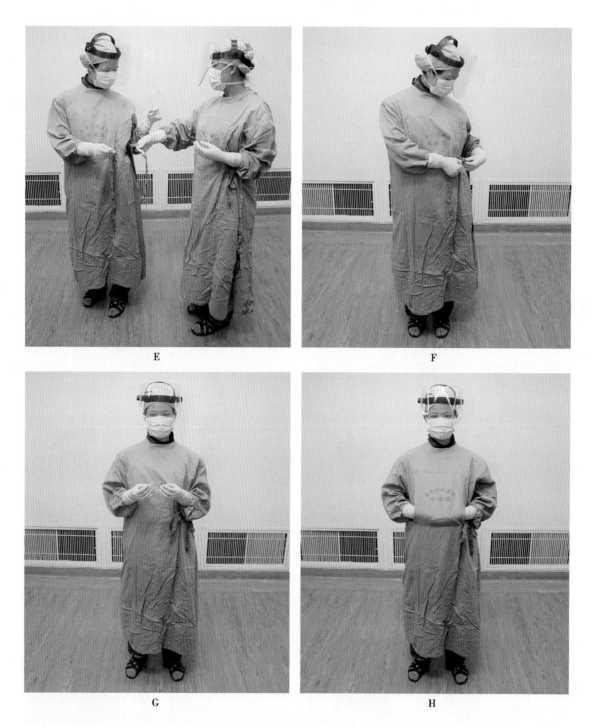

E

F

G

H

图 7-4-9　穿遮背式手术衣

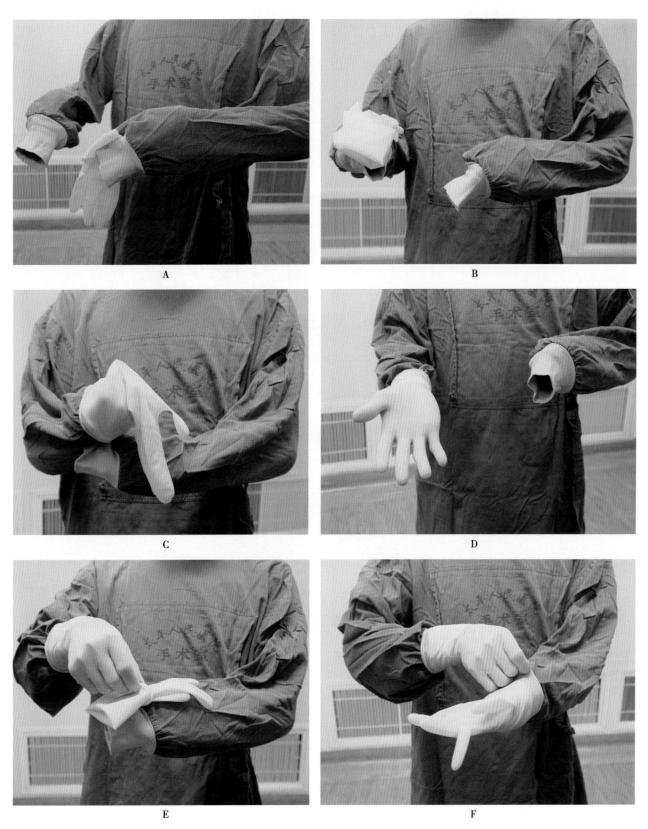

A

B

C

D

E

F

图 7-4-10　戴无菌手套

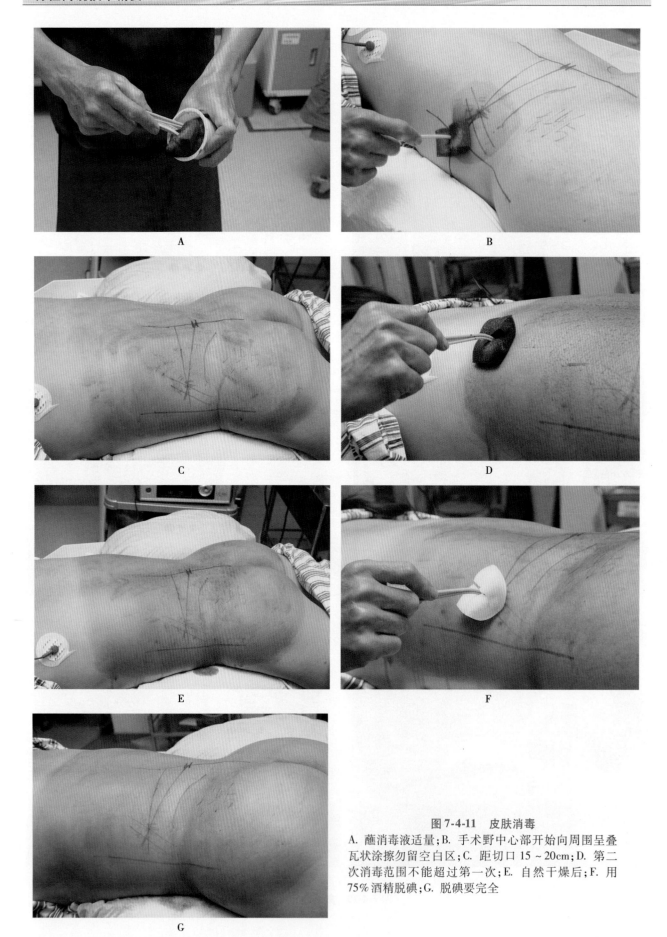

图 7-4-11　皮肤消毒
A. 蘸消毒液适量；B. 手术野中心部开始向周围呈叠瓦状涂擦勿留空白区；C. 距切口 15 ~ 20cm；D. 第二次消毒范围不能超过第一次；E. 自然干燥后；F. 用75% 酒精脱碘；G. 脱碘要完全

6. 待 2% 碘酊自然干燥后,用 75% 酒精脱碘。

7. 脱碘要完全。

（二）注意事项

1. 检查消毒区皮肤清洁情况。

2. 碘酊不可流出到无法脱碘区。

3. 污染的消毒液纱块,不能再涂擦清洁处,用后的辅料或钳不可放回器械台上。

4. 消毒者的手勿接触患者的皮肤及其他物品,消毒完毕,再用手消毒液涂擦一遍手和手臂,然后穿手术衣。

5. 消毒过程中注意脱碘要干净,以免术中脱碘不干净灼伤皮肤。

6. 注意会阴皮肤及皱褶处的消毒。

五、铺巾

铺无菌巾,是将已消毒的手术创口与微生物污染区域隔离开的一种手段。

目的:创造一个无菌区域,有效地防止微生物侵入切口,在此区域内只有切口暴露在外。

以脊柱内镜一次性专用巾单为例,介绍操作规范。

（一）操作规范

1. 铺方巾（图 7-4-12）

（1）助手按外科手消毒洗手完毕,消毒手术皮肤后,戴上无菌手套。洗手护士穿无菌手术衣和戴上无菌手套。

（2）洗手护士准备好,4 块带有粘贴带的方巾。

（3）按照铺巾的顺序,先铺对侧、头端、近侧、脚端。

（4）助手铺完 4 块治疗巾,再次手消毒后穿上手术衣及戴上无菌手套。

2. 铺中单（图 7-4-13）　手术医师与洗手护士,自找中单的头尾端,将双手保护于单的内面,打开中单:①铺脚侧;②铺头侧。

3. 铺大单（图 7-4-14）　手术医师将特殊制作的脊柱内镜手术大单的表面一层贴膜纸取下,按手术单的标志指引,将大孔口对准切口,然后将手术大单另一端递给对方,将大单打开铺上,洗手护士将尾

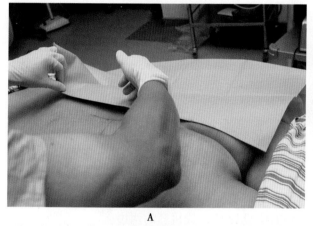
A

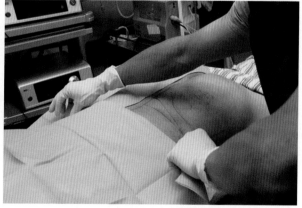
B

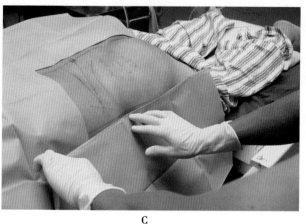
C

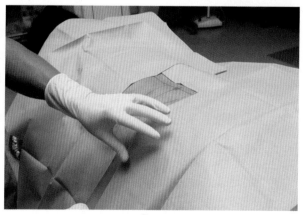
D

图 7-4-12　铺方巾
A. 对侧;B. 头侧;C. 近端;D. 脚侧

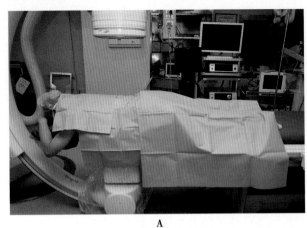
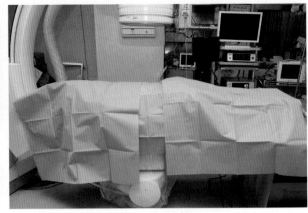

图 7-4-13 铺中单
A. 铺脚端；B. 铺头端

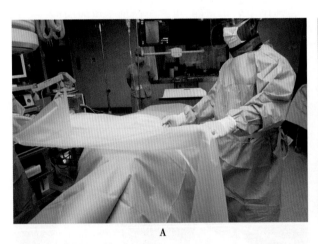

图 7-4-14 铺大单

端的一角固定于床缘,防止 C 形臂 X 线机转动时巾单下滑引起污染。

（二）注意事项

1. 打开无菌单或手术巾时下缘不得低于腰平面以下,放下后使其悬垂于床缘 30cm 以下,铺放前不得接触非无菌物品。

2. 切口周围手术单不得少于 4 层,外围不得少于 2 层。

3. 无菌巾一旦放下,便不得移动,必须移动时,只能由内向外,不得由外向内移动。

4. 操作时注意保护戴手套的手。

六、切口膜

漏斗要足够大,可定制(图 7-4-15)。

七、戴无菌 C 形臂 X 线机套

（一）操作规范（图 7-4-16）

1. 准备 保持足够的操作空间,减少周围人员

的走动。

2. 检查 C 形臂 X 线机套的有效期、有无破损。

3. 将 C 形臂 X 线机套打开,操作者双手伸入 C 形臂 X 线机套的内侧面慢慢将其打开,并返折后双手抓住 C 形臂 X 线机套的两边。

4. 将内面反过来再套上 C 形臂 X 线机影像增强器上。

5. 巡回护士于内侧面用力向上提拉,将套上球管周围的 C 形臂 X 线机套提拉平整后将两根带拉紧,打上一活结后将余下的带塞进 C 形臂 X 线机套内避免污染。

（二）注意事项

1. 巡回护士在提拉 C 形臂 X 线机套时手不可接触 C 形臂 X 线机套的外侧面,预防污染。

2. 手术人员打开 C 形臂 X 线机套时,双手不能伸入过深,以免肩膀或碰撞到防辐射帽引起污染。

3. C 形臂 X 线机套打开时不可低于腰部以下,以免污染。应用双手抓住两侧返折面慢慢向上套。

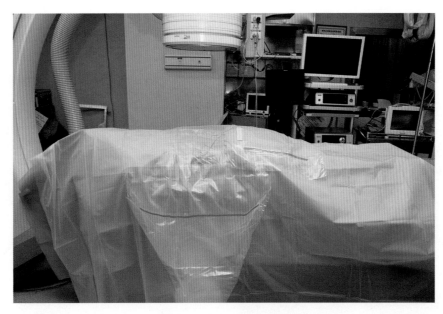

图 7-4-15 漏斗要足够大

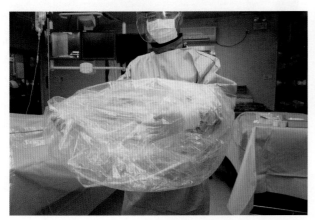

A

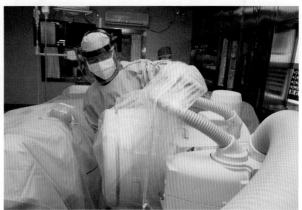

B

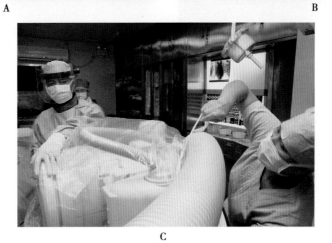

C

图 7-4-16 戴无菌 C 形臂套

（张　赛）

第五节　脊柱内镜射频头操作规范

一、脊柱内镜

（一）安装

1. 理线　将摄像头、光纤、冲水和射频头四条线系在一起，并固定在穿刺点的脚端，预留 600mm（图 7-5-1）。

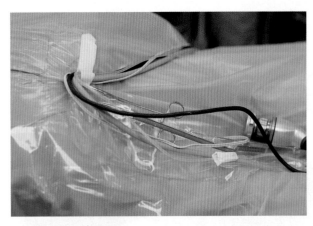

图 7-5-1　将摄像头、光纤、冲水和射频头四条线系在一起预留 600mm

2. 接摄像延接光纤、接冲水　先用纱块擦拭摄像头和脊柱内镜目镜（图 7-5-2），卡环收紧，接光纤、接冲水（图 7-5-3）。

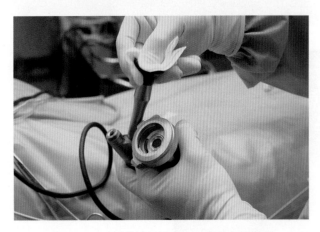

图 7-5-2　用纱块擦拭摄像头和脊柱内镜目镜

（二）调校

1. 白平衡（图 7-5-4）。
2. 焦距（图 7-5-5）　旋转调焦扭，直至三角形标记清晰。

（三）操作规范

1. 持枪法

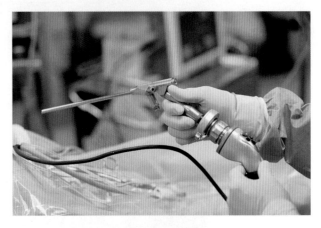

图 7-5-3　安装

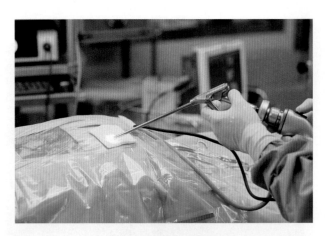

图 7-5-4　调节白平衡

（1）当镜头指向患者时，利用示指来控制脊柱内镜物镜与组织间的距离，拇指协助器械进入（图 7-5-6）。

（2）显示屏上的三角标志在 6 点钟方向（图 7-5-7）。

2. 执笔法

（1）当镜头指向术者时，利用小指来控制脊柱内镜物镜与组织间的距离，拇指协助器械进入（图 7-5-8）。

（2）显示屏上的三角标志在 12 点钟方向（图 7-5-9）。

（四）注意事项

1. 脊柱内镜出入工作套管　双手持镜，与工作套管平行。

2. 器械入脊柱内镜

（1）助手协助。

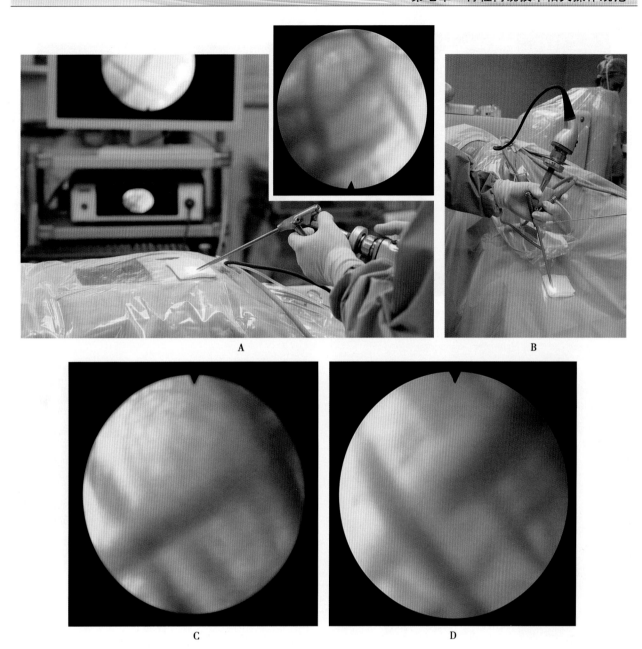

图 7-5-5　调焦
A. 持枪法；B. 执笔法；C. 12 点的三角标志模糊；D. 12 点的三角标志清晰

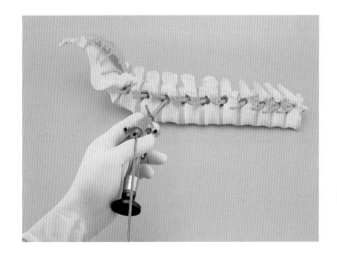

图 7-5-6　持枪法

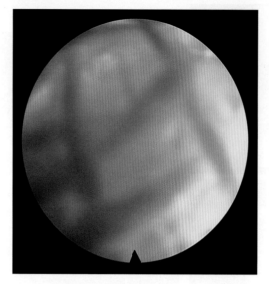

图 7-5-7　三角标志在 6 点钟方向

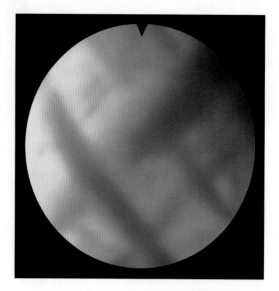

图 7-5-9　三角标志在 12 点钟方向

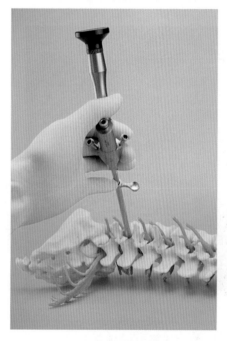

图 7-5-8　执笔法

（2）术者拇指协助。

3. 器械出脊柱内镜

（1）抓钳等头端张口合不拢时,应与脊柱内镜一起退出。

（2）当抓取仍附着的组织碎块需用力时,应与镜头保持距离同时发力以免突然的松动撞击镜头。

二、射频头

（一）安装

1. 接主机（图 7-5-10）。

2. 脚踏开关（图 7-5-11）。

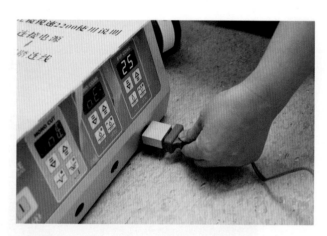

图 7-5-10　接主机

（二）调校（图 7-5-12）

1. 凝固。

2. 切。

（三）测试（图 7-5-13）

（四）操作规范（图 7-5-14）

三、灌注

（一）灌注泵

1. 安装　接无菌管道。

2. 调校　进、出流量,避免高流量。

3. 推荐使用,液体外渗少,手术中渗血少、视野清晰。

（二）重力灌注

1. 安装　按照输液操作规范。

2. 调效　3 升袋距手术切口的高度 1200 ～ 1500mm（图 7-5-15）。

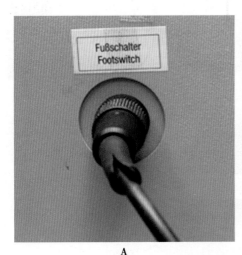
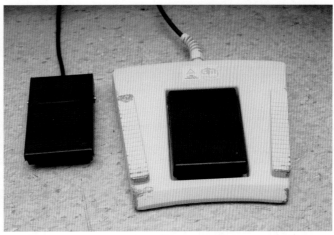

A   B

图 7-5-11
A. 脚踏开关接线；B. 脚踏开关

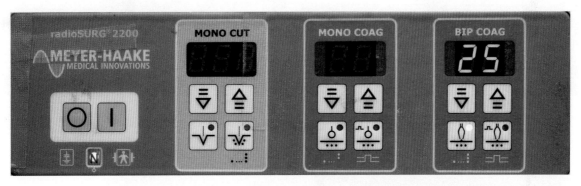

图 7-5-12 调校

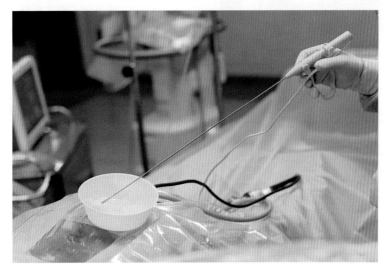

图 7-5-13 射频头测试

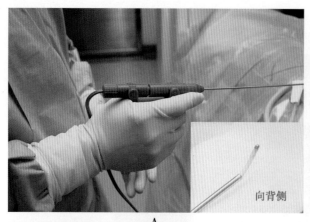
向背侧

A

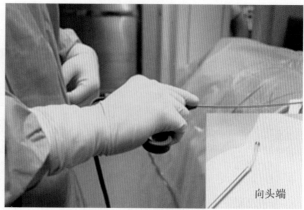
向头端

B

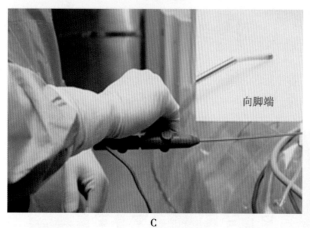
向脚端

C

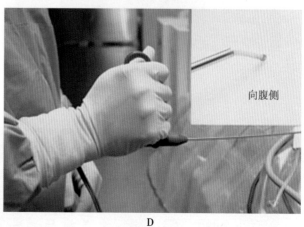
向腹侧

D

图7-5-14　射频头操作规范

样发作。

四、内镜车

（一）摄像线（图7-5-16）

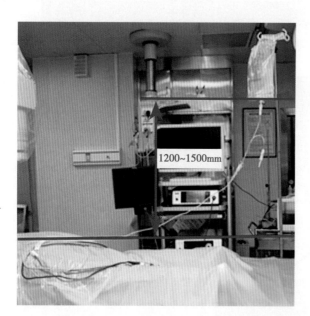

1200~1500mm

图7-5-15　3升袋距手术切口的高度
1200~1500mm

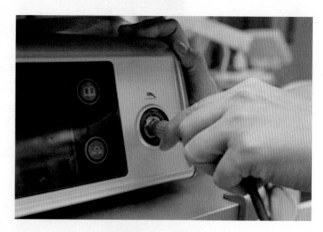

图7-5-16　摄像线

（二）光纤（图7-5-17）

（三）注意事项

灌注压力和流量不可过大,否则可能产生癫痫

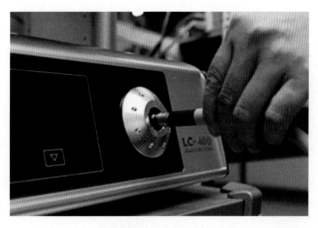

图 7-5-17　光纤

（康　健）

第六节　穿刺操作规范

脊柱内镜手术有多种术式,但共同的手术要点是用穿刺针经皮肤穿刺到靶点。靶点附近有神经、硬脊膜和血管等重要组织,向靶点穿刺容许偏差的范围很窄,要求精确。穿刺针有多种,要做到精确的靶点穿刺,必须规范使用。

一、穿刺针的准备

无论水平进针法、还是垂直进针法,使用时针芯和套管必须使针芯针座被嵌进套管针座(图 7-6-1)。

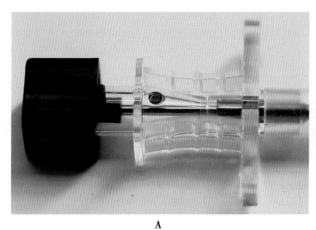

A   B

图 7-6-1　穿刺针
A. 嵌进前;B. 使针芯针座被嵌进套管针座

二、穿刺技法

双手持针,持针座的手用力推进,捏针体的手与之对抗,但用力稍弱,使穿刺针行进缓慢、可控。不会因用力过度而进针过快,导致穿刺损伤。水平进针法(图 7-6-2);垂直进针法(图 7-6-3)。

三、穿刺方向与穿刺角度的把握

眼手配合,随时注意调整穿刺的方向(与水平面

夹角)和穿刺的角度(与额状面夹角);穿刺过程中要改变穿刺方向和(或)穿刺角度时,必须先退针,再进针。改变较大时,应退针到皮下,或重新选择穿刺点。

穿刺针针尖斜面的方向会影响穿刺方向,且是相反的。斜口向头端,会偏向脚端,反之亦然,可善加利用。

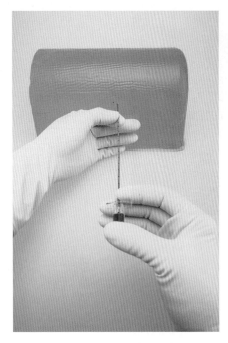

图 7-6-2　水平穿刺双手对抗穿刺技法

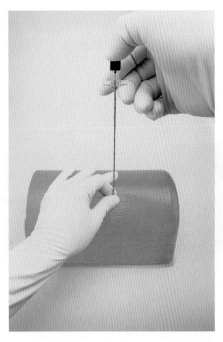

图 7-6-3　垂直穿刺双手对抗穿刺技法

四、穿刺的深度

依靶点而定,参考针体上的刻度指示,有计划地实施,不可盲目。一旦达到深度,仍无抵骨感,要停止进针,检查穿刺方向和(或)穿刺角度,前后位和侧位透视下确定。

五、双针穿刺(同轴技术)

腰硬联合麻醉,是麻醉医师常用方法之一。笔

者是位具有麻醉背景的疼痛科医师,在脊柱内镜技术中,根据腰硬联合麻醉中的双针穿刺技术原理,通过加长的硬膜外穿刺针(勺状针)和蛛网膜下腔穿刺针(笔尖针),实施双针穿刺。

(一) 双针组成

1. 勺状针　针体口径较大,在较长距离软组织的穿刺过程中,能较好地控制穿刺方向和穿刺角度。但通过椎间孔到达椎管内,常因骨质增生、神经、血管走行的干扰,导致穿刺到靶点困难。即使能够到达椎管内,损伤神经、血管的几率也将增加。

2. 笔尖针　针体口径较小,在较长距离软组织的穿刺过程中,易弯曲,不易控制穿刺方向和穿刺角度。但在通过椎间孔进入椎管内,损伤神经、血管的几率减少。利用其易弯曲特点可实施弯针穿刺技术。

(二) 同轴技术操作规范

1. 操作规范　先用勺状针穿刺到靶点附近,然后将笔尖针(可预先弯曲针尖)经勺状针套管同轴到达靶点附近,出勺状针套管后,笔尖针的弯曲重新形成,并向预定靶点继续进针(图 7-6-4)。

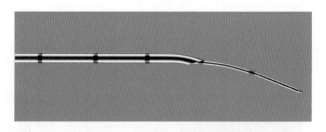

图 7-6-4　双针穿刺(同轴技术)

2. 注意事项

(1) 在脊柱内镜术中,采用同轴技术,小口径针应比大口径针长 30～40mm。套入后长 20mm(图 7-6-4)。

(2) 勺状针抵达靶点附近,如椎间孔外口(椎间孔入路)、硬膜外间隙(椎板间隙入路),调整外套管针尖勺状面向预定靶点方向。

(3) 笔尖针出勺状针口后应缓慢进针,并注意患者有无神经根刺激症状。若出现,应退出笔尖针,调整外套管针尖勺状面,置入笔尖针试探,直至无神经刺激为止。亦可经笔尖针注射 1ml 碘海醇造影,可显示神经根,再避开。

第七节 建立工作通道时的器械操作规范

建立工作通道是脊柱内镜术中最困难的一个环节。穿刺针能够准确地抵达靶点,但建立工作通道时最终发生偏差,致手术困难,甚至失败。

所用器械的操作应遵循同轴技术原则。即以导丝为轴,导杆、扩张管、工作套管依次套入,相互之间紧密贴合,没有空隙,撑开组织到达靶点。

一、导丝

(一) 操作规范

1. 检查 平滑度,有折痕等应更换。

2. 持导丝手法 执笔式,置入端露出 10mm。

3. 置入

(1) 一手拇指和示指捏住套管针座,另一手持导丝,将中指、无名指和小指指背与捏住套管针手的对应 3 个手指指腹相贴,形成支点(图 7-7-1)。

(2) 再将导丝置入穿刺针或导杆内(图 7-7-2)。

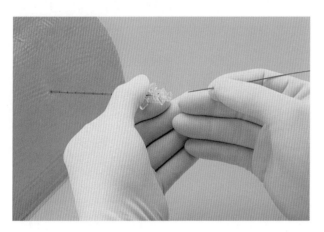

图 7-7-1 中指、无名指和小指 3 个手指

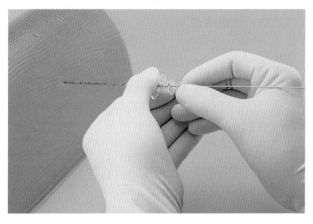

图 7-7-2 导丝置入

(3) 置入深度 超出穿刺针或导杆 10mm。

(二) 注意事项

遇有阻力,先检查穿刺针或导杆的位置是否正确,再加力置入。

二、导杆和锥形杆

(一) 操作规范

1. 检查 导杆平滑度,尤其较细的 1 级导杆,有断痕应更换。

2. 持杆手法 执笔式,杆头露出 10mm。

3. 置入

(1) 一手拇指和示指捏住导丝,露出 10mm;另一手持导杆,将中指、无名指和小指指背与捏住导丝手的对应 3 个手指指腹相贴,形成支点,再将导杆套入导丝内(图 7-7-3)。

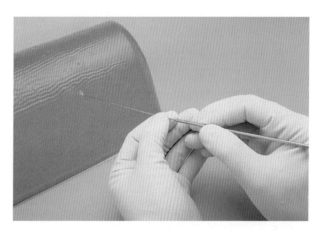

图 7-7-3 导杆套入导丝内

(2) 沿导丝到达皮肤切口。改双手持杆,持导杆的手用力推进,捏导杆的手与之对抗,但用力稍弱,使进导杆可控;不会因用力过度而过快。

(二) 注意事项

导杆沿导丝置入,顺势而为,不可随意改变方向和角度,否则可能折断导丝;确有需要,可拔除导丝,再操作。

三、持杆钳和手锤

当导杆、扩张管置入困难时,可借助持杆钳和手锤置入(图 7-7-4)。

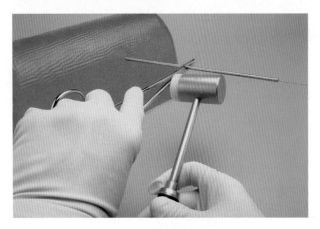

图 7-7-4　手锤敲打导杆技法

四、扩张管

（一）操作规范

1. 选择扩张管　选择与导杆相匹配的扩张管，即 1 级导杆配 1 级扩张管，以此类推。

2. 检查　扩张管管体平滑度，扩张管口有无卷口、开裂、变形。

3. 持扩张管手法　执笔式，管头露出 10mm。

4. 置入技法与导杆相同。

（二）注意事项

1. 扩张管沿导杆置入时，助手应用示指和拇指撑开皮肤切口，以免切口膜被卷入。

2. 置入时，出现神经刺激症状，应停止。

3. 扩张管不可单独置入，或置入时超过导杆头端。

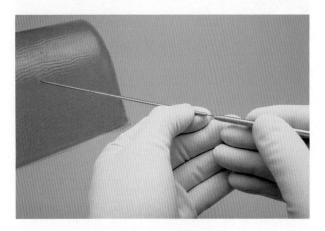

图 7-7-5　扩张管置入

五、环锯

（一）操作规范

1. 环锯选择　选择与扩张管相匹配的环锯，即 1 级环锯配 1 级扩张管，以此类推。

2. 检查　锯齿有无错齿、开裂、变形。

3. 持环锯手法　执笔式，锯齿端露出 10mm（图 7-7-6）。

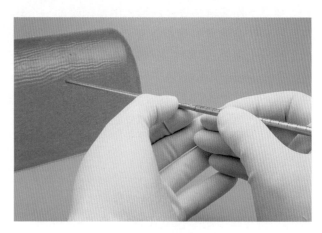

图 7-7-6　持环锯手法

4. 切削关节突　一手捏住导丝，留出 10mm，另一手持环锯，将环锯套入导丝、导杆、扩张管，沿扩张管到达皮肤切口，改双手持环锯，逆时针旋转置入，抵达关节突（有抵骨感）。顺时针旋转切削，可借助手柄操作（图 7-7-7）。

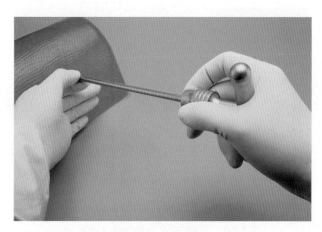

图 7-7-7　切削技法

（二）注意事项

1. 环锯入皮肤切口时，助手应用示指和拇指撑开皮肤切口，以免切口膜被卷入。

2. 旋转切削时，出现神经刺激症状，应停止。

3. 环锯不可单独旋入，或置入时超过导杆头端。

六、工作套管

（一）操作规范

1. 选择选择合适的工作套管　常用斜口和平口。

2. 持工作套管手法　单手执笔式，持工作套管体部。

3. 置入　沿 3 级套管或锥形杆旋转式套入,注意调整斜口的方向,可借用手锤轻敲尾端,抵达靶点(图 7-7-8)。

(二)注意事项

1. 工作套管入皮肤切口时,助手应用示指和拇指撑开皮肤切口,以免切口膜被卷入。

2. 工作套管不可单独旋入,或置入时超过导杆头端。舌状工作套管旋转能切削骨组织。

3. 椎板间隙入路时,应避免旋入过深,穿过椎间隙,损伤椎体前缘大血管。

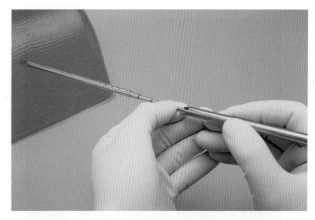

图 7-7-8　持工作套管手法

第八节　镜下器械操作规范

一、镜下组织辨识

1. 凝血块(图 7-8-1)。

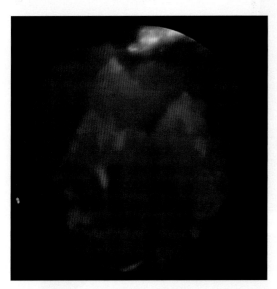

图 7-8-1　凝血块

2. 组织碎块(图 7-8-2)。

3. 黄韧带(图 7-8-3)。

4. 髓核(图 7-8-4)。

5. 神经根(图 7-8-5)。

6. 后纵韧带,纤维环(图 7-8-6)。

7. 肌肉(图 7-8-7)。

二、镜下器械

(一)操作规范

1. 抓钳、勺钳、蓝钳等握持(图 7-8-8)。

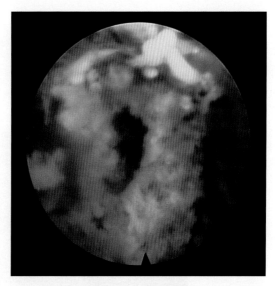

图 7-8-2　组织碎块

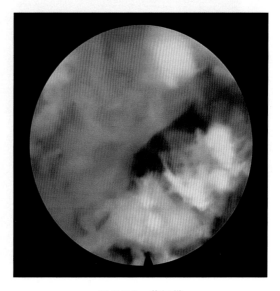

图 7-8-3　黄韧带

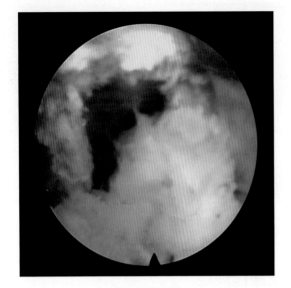

图7-8-4 髓核

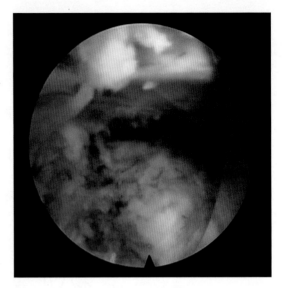

图7-8-5 神经根

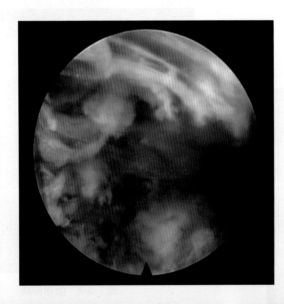

图7-8-6 后纵韧带

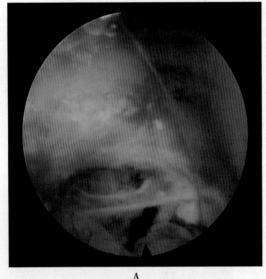

A

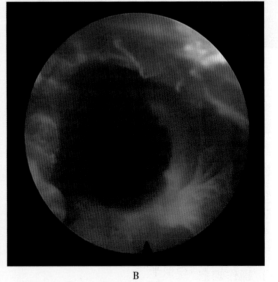

B

图7-8-7 肌肉

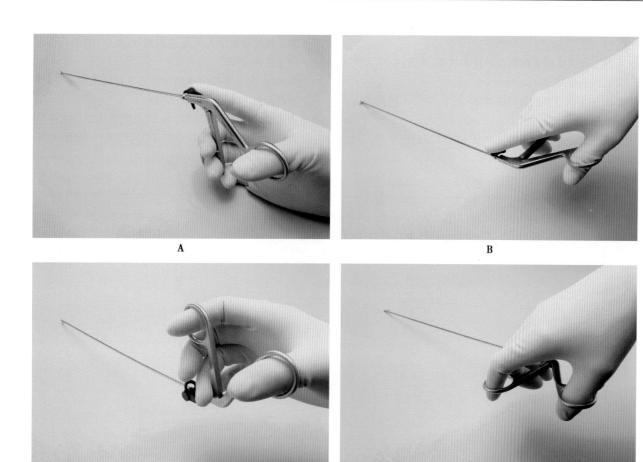

图 7-8-8　握持
A. 向背侧；B. 向头端；C. 向腹侧；D. 向脚端

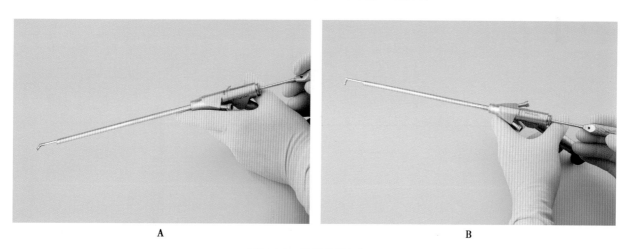

图 7-8-9　可调节神经探子

2. 可调节神经探子(图 7-8-9)。

（二）注意事项

1. 视野不清时，不要随意使用。

2. 夹大块突出时不可咬入过深。

3. 张口方向与神经根平行。

（康　健）

参 考 文 献

[1] 贾中文. C 形臂 X 线机透视下骨科手术不同防护用品的防护效果调查. 医学影像学杂志,2010,20(5):643-645.

[2] 郑岩,杨雪,荣春.移动 C 臂机的放射损害及防护对策.华北煤炭医学院学报,2011,13(2):179.

[3] 龚守良. 辐射细胞生物学. 北京:中国原子能出版社,2014.

[4] 放射工作人员职业健康监护技术规范. 北京:中华人民共和国卫生部,2011.

[5] 医用 X 射线诊断放射防护要求. 北京:中华人民共和国卫生部,2013.

[6] 电离辐射防护与辐射源安全基本标准. 北京:中华人民共和国卫生部,2002.

[7] 职业性外照射个人剂量监测规范. 北京:中华人民共和国卫生部,2002.

[8] 苟相国. 改良侧卧手术体位对患者舒适度的影响. 齐鲁护理杂志,2012,18(26):13-14.

[9] 于美华,何丽云,谢玮娜,等. 改良侧卧位在手术体位中的应用. 中华现代护理杂志,2011,17(33):4009-4010.

第八章　脊柱内镜技术不同术式介绍

第一节　术式分类

一、不同入路的髓核摘除

（一）侧入路

1. 椎间孔外入路　后外侧入路"由内向外"途径（YESS/Vertebris）。

2. 经椎间孔入路

（1）极外侧入路"由外向内"途径（YESS/Vertebris）。

（2）后外侧入路"由外向内"途径（TESSYS）。

（3）后外侧入路"由外向内"途径（max Morespine）。

3. 侧入路不同技术的特点　见表8-1-1。

表 8-1-1　侧入路不同技术的特点

特点/方法	YESS/Vertebris 由内向外	YESS/Vertebris 由外向内	TESSYS 由外向内	maxMorespine 由外向内
1. 椎间盘侧开窗	要	不要	不要	不要
2. 工作套管头端	盘内	椎弓根中间	硬膜外前间隙	硬膜外前间隙
3. 到达后中线	不要	不要	要	要
4. 到达后中线方法	—	—	弧形导杆	穿刺针

（二）后入路（经椎扳间隙入路，iLESSYS）

1. 直接法。

2. 间接法

（1）黄韧带法。

（2）硬膜外法。

二、椎间孔成形术

1. 透视下成形　在 C 臂透视引导下，使用环锯或磨钻来实施。

2. 镜下成形　在脊柱内镜下，使用镜下环锯、钬激光和（或）电动磨钻来实施。

三、纤维环成形术

用射频头、钬激光等对纤维环裂隙进行消融、整复，灭活窦椎神经。

四、脊神经后支内侧支切断术

可视下离断脊神经后支内侧支。

第二节　脊柱内镜技术不同术式原理

一、后外侧入路"由内向外"技术

后外侧入路"由内向外"技术，即 inside out 技术，由 Yeung 发展而来。工作通道由椎间孔外口进入椎间盘内，先摘除盘内部分髓核，再由盘内去除部分纤维环（纤维环开窗），显露硬脊膜腹侧间隙，将突出到椎管的髓核拉回到椎间盘，再摘除（图8-2-1）。

二、后外侧入路"由外向内"技术

1. 后外侧入路　"由外向内"技术，即 outside

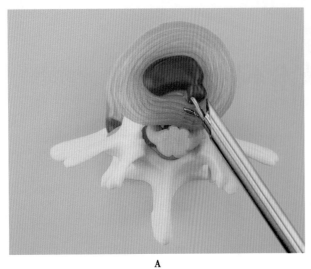
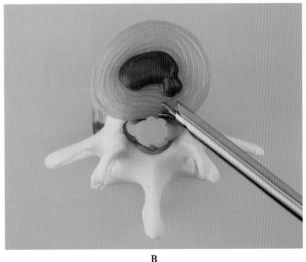

A   B

图 8-2-1　YESS 术原理示意
A. 工作通道入盘摘除部分髓核;B. 由盘内去除部分纤维环显露硬脊膜腹侧间隙摘除突出到椎管髓核

in 技术,由 Thomas Hoogland 发展而来。工作通道由椎间孔进入到椎管(纤维环后缘或椎体后缘),先摘除脱出椎管内的髓核,再摘除部分椎间盘内髓核(图 8-2-2)。适合于 I 层面、II 层面和 III 层面 1～2 区的椎间盘突出,结合椎间孔成形术,应用广泛。

2. 极外侧入路　由 Ruetten 等提出,工作通道呈水平由椎间孔进入到椎管(纤维环后缘或椎体后缘),先摘除脱出椎管内髓核,再摘除部分椎间盘内髓核(图 8-2-3)。

三、椎间孔成形术

对于 II 层面的椎间盘突出,通过切除椎间孔韧带和黄韧带;对于 III 层面的椎间盘突出,通过切除上关节突、下位椎体椎弓根和黄韧带,才能摘除移位髓核,椎间孔成形术就是指用环锯、磨钻、钛激光等,清除这些障碍的技术(图 8-2-4)。

四、纤维环成形术

工作通道建立在椎管内,纤维环后缘裂口处。镜下用钛激光和(或)射频头消融纤维环裂口炎症组织,灭活窦椎神经(图 8-2-5)。

五、经椎板间隙入路技术

经椎板间隙入路技术,即 iLESSYS 技术,工作通道由椎板间隙进入椎管,摘除椎管和(或)椎间盘内

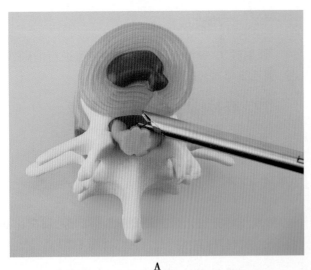
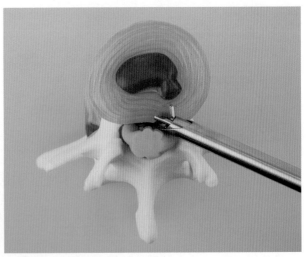

A   B

图 8-2-2　TESSYS 技术原理示意
A. 工作通道先入椎管摘除髓核;B. 摘除盘内部分髓核

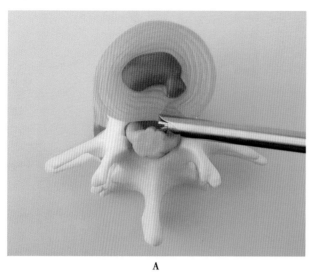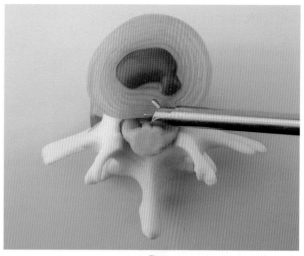

A   B

图 8-2-3　极外侧入路原理示意
A. 工作通道先入椎管摘除髓核;B. 摘除盘内部分髓核

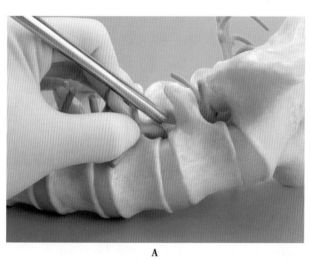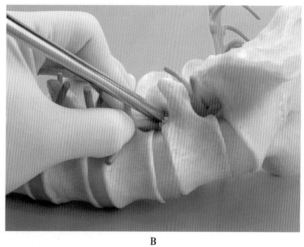

A   B

图 8-2-4　椎间孔成形术示意
A. 切削上关节突;B. 切削椎弓根上切迹

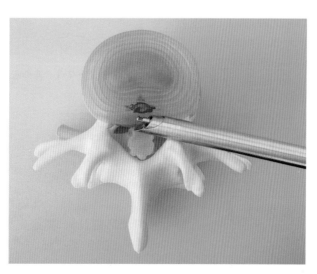

图 8-2-5　纤维环成形术示意

髓核。

1. 间接法类似 MED（图 8-2-6）。

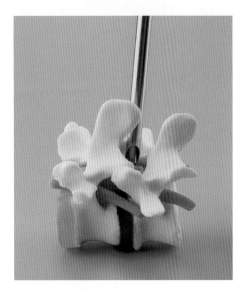

图 8-2-6 iLESSYS 术-间接法原理示意工作套管抵达黄韧带

（1）黄韧带法：工作通道先建在黄韧带层面，镜下黄韧带开窗到硬膜外，在神经根的腋下或肩上摘除部分突出髓核，在神经根肩上旋进工作套管，将神经根推向中线进到纤维环后缘，经纤维环裂口或行纤维环开窗，抓取盘内松动髓核。

（2）硬膜外法：建立工作通道时，先穿刺到硬膜外（同硬膜外麻醉穿刺），置入导丝，行软组织扩张（包括黄韧带），工作套管先抵达椎板下缘，镜下再通过黄韧带裂口进入到硬膜外，在神经根的腋下或肩上摘除部分突出髓核，在神经根肩上旋进工作套管，将神经根推向中线进到纤维环后缘，经纤维环裂口或行纤维环开窗，抓取盘内松动髓核。

2. 直接法 工作通道经过椎管直接建立在纤维环后缘（图 8-2-7）。

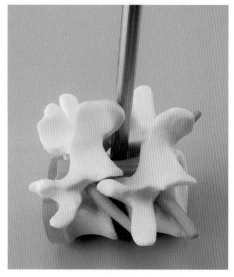

图 8-2-7 iLESSY 术-直接法原理示意工作套管抵达后纵韧带

六、脊神经后支内侧支切断术

相应节段的脊神经后支是传递腰椎关节源性疼痛的主要结构。脊柱内镜下脊神经后内侧支切断术具备微创、可视化等优点，既避免了腰椎融合手术的巨大创伤，也避免了射频热凝手术范围不足，对变异的脊神经后支无法识别的缺点（图 8-2-8）。

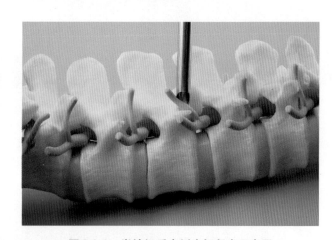

图 8-2-8 脊神经后内侧支切断术示意图

第三节 术式改良和拓展

笔者在临床工作中，将脊柱内镜技术进行了一些改良应用。

一、后外侧入路"由内向外"技术

（一）改良

1. 纤维环外 工作套管只抵达纤维环外，不入椎间盘内（图 8-3-1）。

2. 纤维环裂口 用镜下环锯行纤维环开窗 3mm（图 8-3-2）。

3. 不进行纤维环再开窗 不进行由盘内通过纤维环再开窗，抓取突出到椎管的髓核。

（二）适应证

1. 包容性椎间盘突出（纤维环未完全破裂）。

2. 椎间孔内外型（3,4 区）的椎间盘突出症。

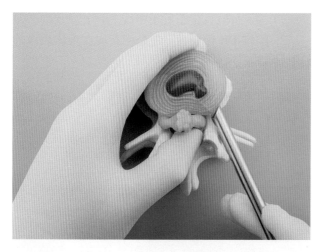

图 8-3-1 工作套管在纤维环外

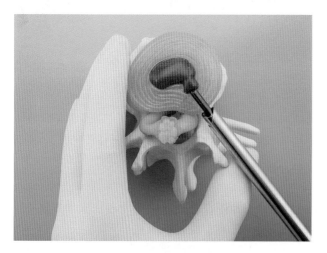

图 8-3-2 镜下环锯行纤维环开窗

3. 椎间隙感染时的盘内清创、减压和冲洗，双腔管的置入。

（三）优点

1. 对椎管没有骚扰。

2. 纤维环开窗小,利于愈合。

3. 手术风险较低,操作简单易学,适合初学者。

（四）注意事项

椎间孔外型的椎间盘突出症,为避免损伤可能被突出物推向后方的出口神经根,穿刺时,针头指向椎弓根外侧缘上终板处(图 8-3-3)。

二、后外侧入路"由外向内"技术——3靶点法

后外侧入路"由外向内"技术——3 靶点法,即 TESSYS 技术——3 靶点法。TESSYS 技术的关键在于工作通道必须准确到达突出髓核的基底部(靶点),而工作通道的建立是在"盲视"或"二维空间"状态下操作,穿刺技术要求高,学习曲线陡峭,有研

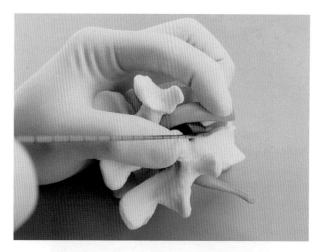

图 8-3-3 针头指向椎弓根外侧缘上终板处

究表明最少需经过 72 例手术经验才能达到大于 90% 满意度的结果[1,2]。

如何把工作套管放在椎管内靶点,而不是椎间盘内,是手术成败的关键。为此,笔者在临床工作中,通过设立 3 个靶点,来逐步完成工作通道的建立,确保工作套管位于椎管内靶点,称 TESSYS 技术——3 靶点法。

（一）3 个靶点的位置

1. 腰椎 DR 前后位片

（1）投影线:明确椎体后缘的投影线(图 8-3-4),可参考侧位片。

（2）后正中线、椎弓根内侧缘连线及两者之间的平分线(图 8-3-5)。

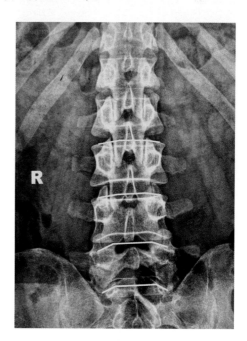

图 8-3-4 腰椎 DR 前后位片
椎体后缘的投影线缘连线

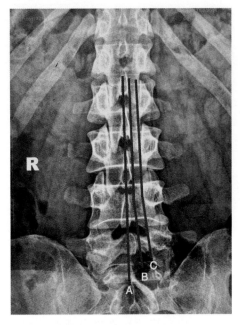

图 8-3-5　腰椎 DR 前后位片
A. 后正中线；B. 后正中线与椎弓根内侧的平分线；C. 椎弓根内侧缘连线

（3）3 个靶点（图 8-3-6）

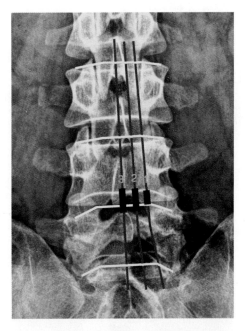

图 8-3-6　腰椎 DR 前后位片
1. 第一靶点椎弓根内侧缘连线的上下终板间；2. 第二靶点位于椎弓根内侧缘连线到后正中线之间的中点；3. 第三靶点位于后正中线上

1）第一靶点：椎弓根内侧缘连线的上下终板间。

2）第二靶点：位于椎弓根内侧缘连线到后正中线之间的中点。

3）第三靶点：位于后正中线上。

2. 腰椎 DR 侧位片　3 个靶点均在椎体后缘连线上（图 8-3-7）。

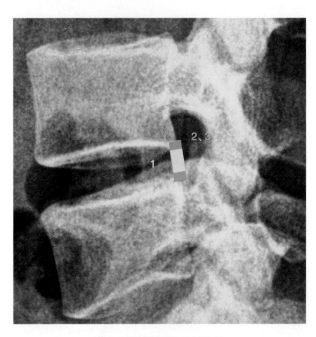

图 8-3-7　腰椎 DR 侧位片
3 个靶点均在椎体后缘连线上　1. 第一靶点；2、3. 第二靶点、第三靶点重叠

（二）TESSYS 技术——3 靶点法操作方法

1. 第一靶点　经过椎间孔

（1）上关节突尖的背侧：为减少对出孔神经根的损伤几率，采用双针穿刺技术（勺状针和笔尖针），勺状针经皮穿刺到达上关节突尖的背侧（图 8-3-8）。

（2）上关节突的腹侧：椎间孔外口（图 8-3-9）。

（3）第一靶点：用笔尖针弯曲头端，经过入孔

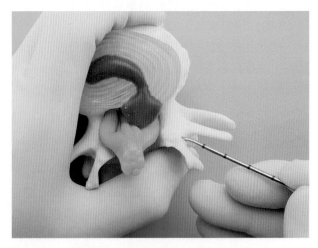

图 8-3-8　勺状针抵达上关节突背侧

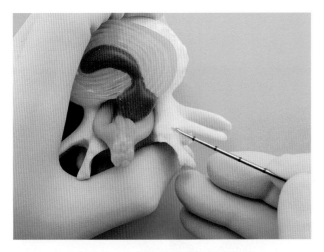

图 8-3-9　勺状针抵达上关节突腹侧

点到达第一靶点（图 8-3-10）、第二靶点（图 8-3-11）、第三靶点（图 8-3-12）；勺状针沿笔尖针抵达第一靶点（图 8-3-13）。

2. 第一靶点软组织扩张　置入导丝、1级导杆、

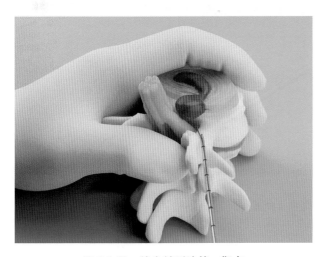

图 8-3-10　笔尖针到达第一靶点

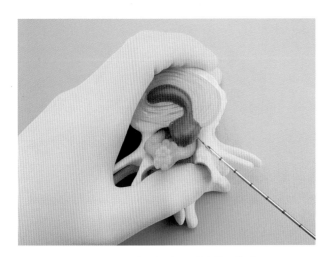

图 8-3-11　笔尖针头端到达第二靶点

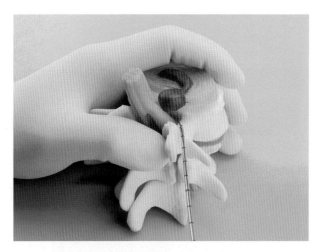

图 8-3-12　笔尖针头端到达第三靶点

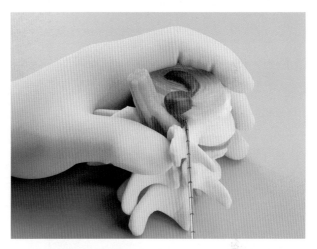

图 8-3-13　勺状针沿笔尖针抵达第一靶点

1级~3级扩张管进行软组织扩张。

3. 第二和（或）第三靶点　经硬膜囊前间隙。

由第一靶点向第二和（或）第三靶点行进时，通过更换2级、3级导杆，并压低导杆与矢状面的角度，使导杆头紧贴纤维环后缘和（或）椎体后缘潜行，到达靶点。在2级导杆外，套入2级、3级扩张管抵达第二靶点；3级导杆外套入3级扩张管，抵达第三靶点（图 8-3-14）。

4. 建立工作通道3靶点法　由第一靶点、第二靶点到第三靶点，渐进、序贯扩张软组织，建立工作通道，笔者称为建立工作通道-3靶点法。

5. 椎间孔成形术-3靶点法　若建立工作通道-3靶点法任何一个靶点受阻（3级扩张管不能抵达靶点），需行椎间孔成形术，笔者称为椎间孔成形术-3靶点法（图 8-3-15）。

（三）3个靶点的意义

1. 第一靶点　是穿刺针到达点，在椎间孔内

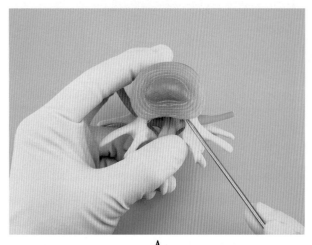

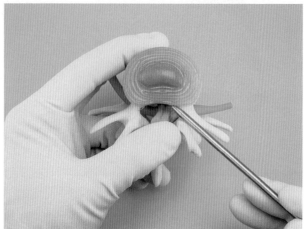

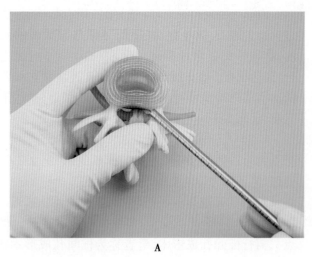

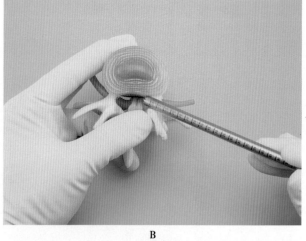

图 8-3-14　建立工作通道 3 靶点法
A. 第一靶点；B. 第二靶点；C. 第三靶点

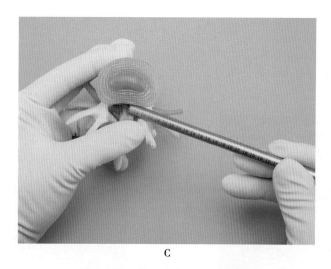

C

图 8-3-15 椎间孔成形术-3 靶点法
A. 第一靶点；B. 第二靶点；C. 第三靶点

口，为到达第二、第三靶点铺路。

2. 第二靶点 是 2 区突出的靶点，局限于 2 区的突出，只需到达第二靶点。

3. 第三靶点 是 1 区突出的靶点，1 区的突出需要到达第三靶点。

4. 明确了皮肤穿刺点的定位 前后位片 3 个靶点连线，就是穿刺方向线。侧位片上关节突（入孔点）与第二和（或）第三靶点的连线，就是穿刺角度线；穿刺方向线和穿刺角度线的交点，就是皮肤穿刺点。

5. 明确椎间孔成形术应用时机 TESSYS 技术中椎间孔成形术的应用按需成形概念。

（四）TESSYS 技术-3 靶点法定位应用

根据椎间盘突出的区域定位，Ⅰ ~ Ⅲ层面的突出。

1. Ⅰ层面面突出 3 靶点法定位 前后位片（图 8-3-16），侧位片（图 8-3-17）。

2. Ⅱ层面突出 3 靶点法定位 前后位片（图 8-3-18），侧位片（图 8-3-19）。

3. Ⅲ层面突出 3 靶点法定位 前后位片（图 8-3-20），侧位片（图 8-3-21）。

（五）注意事项

1. 第一靶点 无论突出在哪个层面，均不要超过Ⅰ层面上界，以免损伤出孔神经根（图 8-3-22）。

2. 穿刺角度 由于 TESSYS 技术的穿刺路径较长，压低导杆与矢状面的角度是有限的；因此，理论上皮肤穿刺点到第一靶点的穿刺角度越小越好，但受髂嵴和腹腔脏器的影响，水平穿刺应用少。会有一定的穿刺角度。当只要到第二靶点时，穿刺角

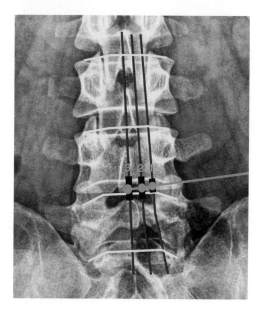

图 8-3-16 前后位片：Ⅰ层面突出穿刺方向线
1. 第一靶点；2. 第二靶点；3. 第三靶点

度大些，以 15° ~ 30° 为宜，如要到第三靶点，穿刺角度应小些，以 10° ~ 20° 为佳。

3. Jacoby's line（髂嵴顶点连线）对手术路径的影响

（1）超过 L$_5$ 椎体下缘：不适合 L$_5$/S$_1$ 椎间盘Ⅱ层面的突出。

（2）超过 L$_4$ 椎体下缘：不适合 L$_{4/5}$、L$_5$/S$_1$ 椎间盘Ⅱ层面的突出。

（3）超过 L$_4$ 椎体 1/2 时：不适合做 L$_5$/S$_1$ 椎间盘所有层面的突出。

（4）解决方案

1）改体位：可通过改良健侧卧位，使髂嵴下

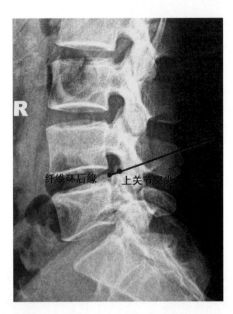

图 8-3-17　侧位片：Ⅰ层面突出穿刺角度线

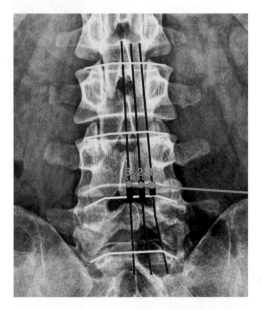

图 8-3-18　前后位片：Ⅱ层面突出穿刺方向线
1. 第一靶点；2. 第二靶点；3. 第三靶点

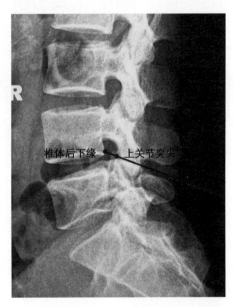

图 8-3-19　侧位片：Ⅱ层面突出穿刺角度线

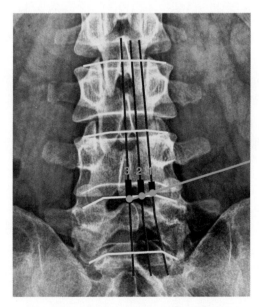

图 8-3-20　前后位片：Ⅲ层面突出穿刺方向线
1. 第一靶点；2. 第二靶点；3. 第三靶点

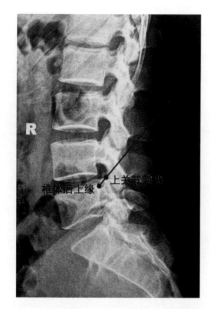

图 8-3-21 侧位片：Ⅲ层面突出穿刺角度线

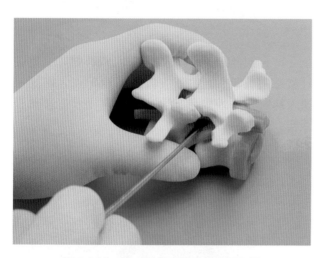

图 8-3-22 第一靶点不超过Ⅰ层面上界

移[3]。

2）改术式：如 iLESSYS 技术。

3）髂嵴钻孔：可不受髂嵴的影响。

4. 神经根在椎间孔的位置 通过 MRI 矢状片了解。

5. 腹腔脏器 通过 MRI 轴位片了解。

三、椎间孔成形术-3 靶点法

椎间孔成形术，是 TESSYS 技术中常用手段，尤其在 $L_{4/5}$、L_5/S_1 椎间盘突出时。但不是必须！TESSYS 技术中，行椎间孔成形术的目的只有一个，就是扩大椎间孔，便于工作通道到达椎管内靶点。所以，当建立工作通道-3 靶点法，从 1 级导杆外置入 1~3 级扩张管，到 3 级导杆、3 级扩张管的置入过程中，任一环节受阻，则需要进行椎间孔成形术。

椎间孔成形术-3 靶点法特点是按需成形，第一靶点受阻，从第一靶点开始成形；第一靶点畅通，第二靶点受阻，则从第二靶点开始成形；以此类推。对上关节突的切削呈弧线而不是切线，关节突需要切多少则切多少，需要切哪里则切哪里，对关节突有更多的保留。

椎间孔狭窄和（或）侧隐窝狭窄行椎间孔成形术，是近年来脊柱内镜临床应用的延伸。

因工作通道建立-3 靶点法，导杆头端是紧贴纤维环后缘和（或）椎体后缘潜行，到达靶点，即在后纵韧带的腹侧潜行，所以使用环锯行椎间孔成形术，环锯头端根据需要可以抵达后正中线。

四、经椎板间隙入路-下终板直接法

经椎板间隙入路-下终板直接法，即 iLESSYS 技术-下终板直接法。

90% 以上 L_5/S_1 椎间盘突出的髓核位于 S_1 神经根的腋下[4]。无论间接法，还是直接法，进入椎管，绝大多数是在神经根腋下建立工作通道、手术，稍有不慎，可能向外缘挤压 S_1 神经根，向中线损伤硬膜，导致损伤。

在 S1 椎体后缘，S_1 神经根行走侧隐窝与神经根管，直接穿刺很难避开，只有 10% 肩上型 L_5/S_1 椎间盘突出适合。

从影像资料（CT、MRI）上去区分腋下型、肩上型，有些病例很困难。

神经根出硬膜处，是神经根最近中线处。且受腋下型突出带来的移位最少。

笔者采取神经根肩上直接穿刺法，无论突出的髓核位于神经根的腋下还是肩上，均由神经根的肩上外侧进入，到达椎弓根内侧缘连线与 L_5 或 L_4 椎体后下缘（下终板）的交点；由神经的外侧向中线、向脚端移动，摘除突出和（或）椎间盘内的髓核。因为部分 $L_{4/5}$ 椎间盘突出症也适合 iLESSYS 技术，因此笔者称为 iLESSYS 技术-神经根肩上直接法（简称下终板直接法）。

（一）靶点（图 8-3-23）

1. 前后位片 椎弓根内侧缘连线与 L_5 或 L_4 椎体后下缘（下终板）的交点（图 8-3-23）。

2. 侧位片 指向下终板。

（二）操作

1. 硬膜外穿刺

（1）穿刺点：后正中线与椎板间隙下缘的交点。

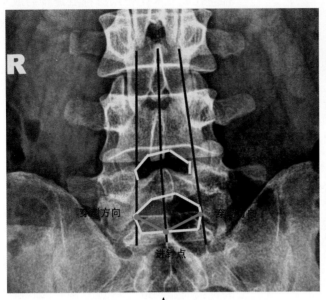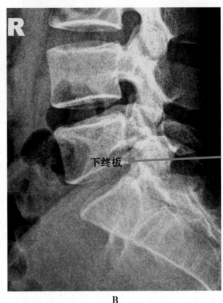

图 8-3-23 iLESSYS 技术-下终板直接法定位
A. 前后位片:进针点与穿刺方向;B. 侧位片:向下终板穿刺

（2）穿刺方向:指向椎板向下关节突移行处勺状针先抵达(图 8-3-24)。

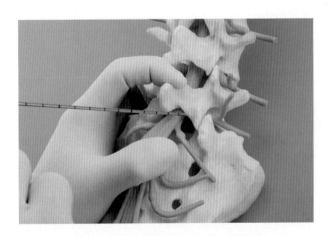

图 8-3-24 抵达椎板向下关节突移行处

（3）黄韧带 勺状针滑过椎板到黄韧带(图 8-3-25)。

（4）硬膜外 勺状针针尖穿过黄韧带到达硬膜外,并通过造影来证实。

2. 经过椎管到达靶点 采用双针技术,笔尖针紧贴关节囊、上关节突内侧到达靶点。需规避误入蛛网膜下腔风险,通过椎管内注入造影剂来证实。

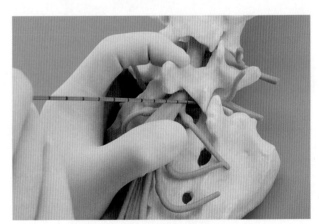

图 8-3-25 滑过椎板到黄韧带

（康 健）

第四节 脊柱内镜技术不同术式的临床应用

基于技术的进步和器械设备的升级,脊柱内镜技术的临床应用越来越广泛。原本属于禁忌证的也逐渐变为适应证,几乎所有类型的椎间盘突出症都能通过脊柱内镜不同术式的单独或复合应用而受益。

一、后外侧入路"由内向外"技术

后外侧入路"由内向外"技术,即 inside out 技术。适合于Ⅰ层面1~2区椎间盘突出和椎间孔外型(4区)椎间盘突出症;椎间隙感染的清创、减压,双腔管冲洗。

不适合Ⅱ层面、Ⅲ层面移位的椎间盘突出症。

二、后外侧入路"由外向内"技术

后外侧入路"由外向内"技术,即 outside in 技术。

(一)适应证

对于 L_3 ~ S_1 的椎间盘突出症以及侧方椎管狭窄症,TESSYS 技术已经可以达到和开放手术相当的治疗效果。并且它是真正的微创手术,除切口微小外,对于腰椎骨质的移除和椎管的扰动也都是现有手术方式中最小的。接受开放手术的患者,因硬膜外的瘢痕导致相应临床症状的发生率高达10%以上,而 TESSYS 技术保留了绝大多数硬膜外润滑组织,如黄韧带和硬膜外脂肪等,故很少发生上述并发症[5-7]。如果一个腰椎间盘突出症的患者同时具备开放手术、MED 手术和 TESSYS 技术适应证,建议首先选择 TESSYS 技术。

应用广泛,尤其是结合椎间孔成形术。适合于Ⅰ~Ⅲ层面、1~3区、1~4域的椎间盘突出症,

不适合4区、游离到硬膜后间隙、严重的椎管狭窄。

(二)手术步骤

1. 基础监护措施　保证对患者心电、血压、血氧、呼吸频率等基础生命体征的监护。

2. 体位　可以选择侧卧或者俯卧位。以下以俯卧位为例做手术步骤分解。患者俯卧于可透视手术床,利用可调节的手术床或者胸腹部垫枕,使其保持适当屈髋屈膝体位,并注意保持腹部悬空,以减少腹腔内压力。

3. 穿刺角度与经皮穿刺点的确定　在 C 形臂 X 线机正侧位透视下,定出手术节段的穿刺角度与经皮穿刺点,并在体表用记号笔画出,以方便术中穿刺作为参考。首先在腰椎标准正位透视下,标定两个点,第一点:脊突连线与尾侧椎体上终板的交点、第二点:尾侧椎体手术侧上关节突顶点(对于 L_5/S_1 或者髂嵴过高的患者,第二点为与髂嵴最高点连线的交点)。两点连线即为穿刺针在正位透视下应行走的路线,也决定了穿刺路径与身体横截面的夹角。一般来讲 $L_{3/4}$ 约为25°, $L_{4/5}$ 约为30°左右, L_5/S_1 约为40°。其次在腰椎标准侧位透视下,同样标定两个点,第一点:椎体后上缘折角、第二点:上关节突尖端。两点连线决定了穿刺路径与身体水平面的夹

角,一般来讲 $L_{3/4}$ 约为30°, $L_{4/5}$ 约为25°, L_5/S_1 约为25°。这条线与上一根线的交点即为经皮穿刺点(图8-4-1)。

4. 局部麻醉药物的使用　皮下麻醉采用1%利多卡因,自肌肉层往深层的组织麻醉采用0.5%的利多卡因。低浓度的利多卡因在有效降低患者术中痛苦的同时,最大限度保证了神经感觉和运动功能的存在。为手术医师判定术中神经是否受到侵犯创造了条件。

5. 穿刺　在 X 线透视辅助下,选用18G穿刺针沿标定路线穿刺,直至进入椎管。理想的穿刺位置是正位透视见穿刺针尖位于脊突连线时,侧位透视见穿刺针尖位于椎体后缘连线。如果患者椎间孔尾端比较狭小,穿刺针可以直接顶在上关节突尖端,而不进入椎管,待环锯截骨后再直接将导杆置入椎管。必须指出的是,如果穿刺针尖进至椎间孔位置时,患者出现神经根性痛,应及时调整穿刺位置与角度,不能盲目继续手术,否则可能导致神经损伤的出现。随后用0.5%利多卡因做局部麻醉,并可选用经1:9稀释的亚甲蓝做椎间盘染色。对于镜下解剖结构清楚,经验丰富的医生,也可省略亚甲蓝染色步骤,同时也避免了亚甲蓝可能导致的神经毒性。随后,置入导丝,退出穿刺针,准备建立工作通道。

6. 建立工作通道　根据术前计划与穿刺针的位置,决定是否行椎间孔成形。如果需要,则利用不同直径的导杆、扩张管与环锯或磨钻,在 X 线透视监视下,逐级扩张,扩大穿刺通道,直至将工作通道置入椎管;如果不需要,则利用不同直径的扩张管或者直接用单根铅笔头沿导丝扩大穿刺通道,最后置入斜口工作套管(图8-4-2)。

7. 镜下操作　通过工作通道置入脊柱内镜,在持续生理盐水灌洗下,获得清晰的镜下视野。利用不同直径与形状的抓钳,将突出椎管的髓核摘除,观察椎管内受压神经根松解是否满意(图8-4-3),并嘱患者大声咳嗽或扭动腰部,观察在腹压增加或脊椎运动的情况下,患者是否仍有神经根性疼痛,以确保减压充分。最后检查椎管内诸结构,如硬膜囊、神经根、黄韧带,未见残余可导致症状的大块髓核组织后,用射频头做破裂的纤维环成形并手术视野下仔细止血。

8. 在直视下退出脊柱内镜和工作套管,缝合皮肤伤口,结束手术。

(三)术后处理

1. 作为一类切口手术,术后不需再用抗生素预

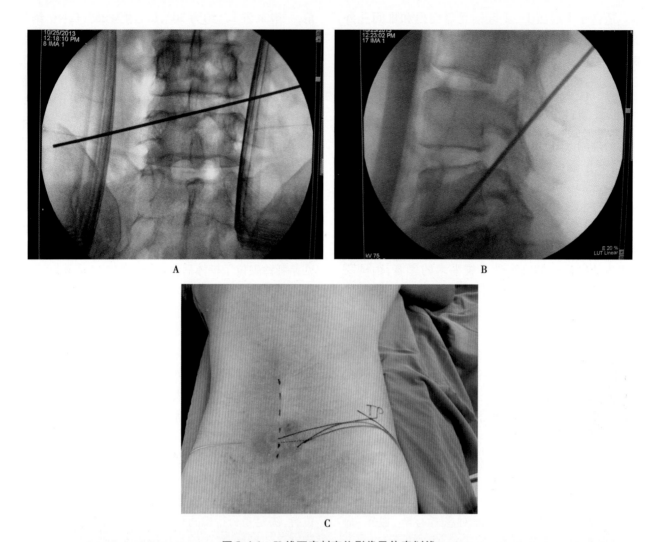

图 8-4-1　X 线下穿刺定位影像及体表划线

A. 第一点:脊突连线与尾侧椎体上终板的交点、第二点:尾侧椎体手术侧上关节突顶点(对于 L5S1 或者髂嵴过高的病人,第二点为与髂嵴最高点连线的交点)。两点连线即为穿刺针在正位透视下应行走的路线。B. 侧位透视下,同样标定两个点,第一点:尾侧椎体后上缘折角、第二点:尾侧椎体上关节突尖端。两点连线决定了穿刺路径与身体水平面的夹角。C. 两线交点即经皮穿刺点

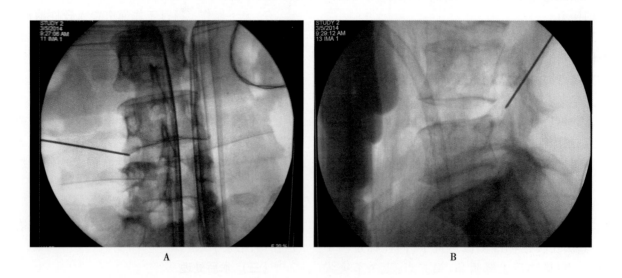

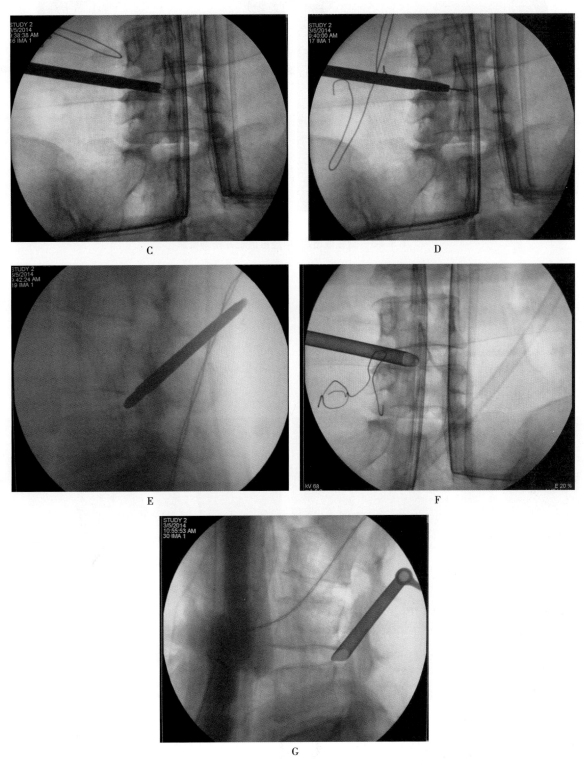

图 8-4-2　TESSYS 穿刺,环锯截骨至植入工作管道的手术程序

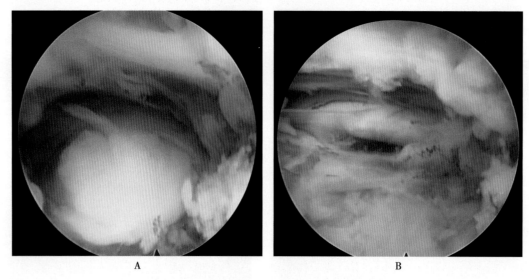

图 8-4-3　髓核取出后，神经根出现并获得松解

防感染。

2. 一般来讲，手术后即可发现直腿抬高试验明显改善。手术后 2 小时，可以鼓励患者开始下地行走，并告诉医生主观感受是否较前改善。尽管绝大多数患者术后症状明显改善，活动能力较术前明显增强，仍然建议患者在 3 周内多卧床休息，减少活动量，同时避免腰椎过度弯曲伸展和负重。依据患者的恢复状况，在 3 周后，患者普遍可以达到回复工作的能力。术后 3 个月，复查 MRI 或 CT，检查手术处理结果(图 8-4-4)。

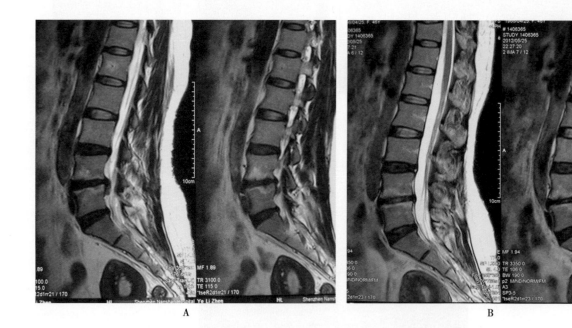

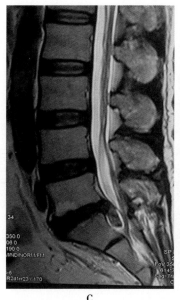 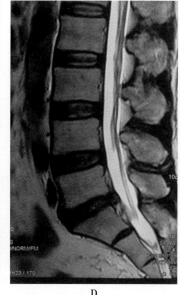

图 8-4-4

A、B. L45 椎间盘向尾端脱垂术后 3 个月 MRI 复查对比；C、D. L5S1 椎间盘向尾端脱垂，术后立即 MRI 复查对比

（廖　翔）

三、椎间孔成形术-3 靶点法

2013 年 1 月至 2014 年 2 月，笔者采用经皮三靶点椎间孔成形椎间盘髓核摘除术治疗 125 例单间隙腰椎间盘突出症患者，男 72 例，女 53 例；年龄 20 ~ 72 岁，平均年龄 37.8 岁。患者术前均有不同程度的下肢放射痛和（或）神经根受损体征。病程最短 1 个月，最长 138 个月，平均 28 个月。

1. 病例资料

（1）$L_{1/2}$ 椎间盘突出 1 例，$L_{2/3}$ 椎间盘突出 1 例，$L_{3/4}$ 椎间盘突出 3 例，$L_{4/5}$ 椎间盘突出 74 例，$L_{5/6}$ 椎间盘突出 5 例，L_4/S_1 椎间盘突出 7 例，L_5/S_1 椎间盘突出 34 例。

（2）椎间盘突出类型：中央型 28 个（22%），旁中央型 97 个（78%），椎间孔内型和孔外型均 0 个（0%）。突出型 75 个（60%），脱出型 48 个（38%），游离型 2 个（2%）。

2. 入选标准

（1）症状：为腰痛伴下肢放射痛，腿痛重于腰痛，经保守治疗 3 个月疗效不佳。

（2）体征：出现下肢神经根受损。

（3）腰椎 CT 或 MR：提示突出节段及侵犯神经根与患者症状及体征一致，腰椎 X 线动态位片上无节段性腰椎不稳。

3. 疗效判定　定期门诊复诊及电话随访。采用目测视觉类比评分法（VAS）、Oswestey 功能障碍指数（ODI）、Macnab 标准及红外热成像评定疗效。

4. 结果

（1）手术时间：40 ~ 65min，平均 55min。

（2）卧床时间：3 ~ 8h，平均 6h。

（3）术后住院：1 ~ 5d，平均 3d。

（4）随访：125 例均获得随访，随访时间 12 ~ 24 个月，平均 16 个月。

（5）VAS 评分：术前腿痛 VAS 为 7.6±1.8，术后 3 个月 2.3±0.2，术后 6 个月 2.1±0.7，末次 1.9±1.2，与术前比较有显著性差异（P<0.05）；术前 ODI 为 68.5±22，术后 3 个月 20.6±10.5，术后 6 个月 18.5±5.8，末次 10.7±3.5，与术前比较有显著性差异（P<0.05），见图 8-4-5。

（6）根据 Macnab 标准：末次随访时优 98 例，良 21 例，中 6 例，差 0 例，优良率 95.2%。6 例疗效中等，$L_{4/5}$ 3 例，$L_{5/6}$ 1 例，L_5/S_1 2 例，其中 5 例疗效中等患者术后 6 个月随访时患肢疼痛虽较术前有改善，但仍需口服消炎镇痛药才可缓解，追问患者，自述术后出院均未加强腰背肌锻炼，且立即返还工作岗位参加体力劳动；1 例 $L_{5/6}$ 椎间突出患者，女性，48 岁，入院时主要症状为一侧肢体放射痛，蹬背伸、踝背屈肌力 3⁻级，术后下肢放射痛消失，蹬背伸、踝背屈肌力 3⁻级，予以积极康复治疗，术后 6 个月随访蹬背伸、踝背屈肌力 3⁻级。

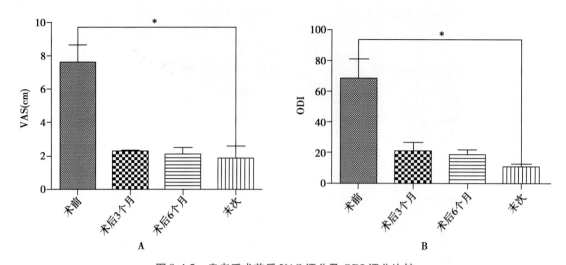

图 8-4-5　患者手术前后 VAS 评分及 ODI 评分比较
A. 患者 VAS 评分术前 vs. 术后末次随访,x±s;B. 患者 ODI 评分术前 vs. 术后末次随访,x±s;(* $P<0.05$)

（7）红外热像:采集双下肢皮肤的温差术前为(1.8±0.5)℃,术后 1 周为(0.6±0.3)℃,与术前比较有显著性差异($P<0.05$),见图 8-4-6。

5. 讨论　TESSYS 技术是在局麻下行腰椎侧后路经皮穿刺,通过扩大后的椎间孔进入椎管内,在硬脊膜前间隙直视下取出突出、脱出或游离的椎间盘组织,对神经根进行直接减压和松解[8]。对椎管内组织无明显骚扰,避免了穿刺与置工作套管过程中对出孔神经根和神经节的损伤[9]。常见并发症是椎间隙炎症、神经根损伤、硬脊膜撕裂、血肿和损伤腹

腔脏器等,操作熟练后发生率低[10]。本组患者均采用椎间孔成形术-3 靶点法治疗,术后平均卧床时间6h,术后平均住院时间 3 天,术后腿痛及下肢功能恢复较术前明显改善,优良率达 95.2%,未出现神经根损伤、硬脊膜撕裂、血肿、损伤腹腔脏器和椎间隙炎症等并发症,充分反映该技术的微创特点,及三靶点椎间孔成形术的安全性和有效性。

有研究表明最少需经过 72 例手术经验才能达到大于 90% 满意度的结果[1,2]。TESSYS 技术建立工作通道过程中绝大部分需常规行椎间孔成形术,

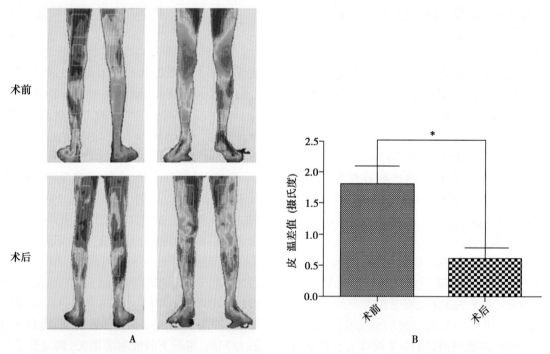

图 8-4-6　L_5/S_1 椎间盘突出症患者行经皮三靶点椎间孔成形术前与术后红外热像图及双下肢皮温差值(* $P<0.05$)

即穿刺针直接穿刺到突出物部位,置入导丝,沿导丝置入第一级导杆,依次置入第一级扩张管和环锯,环锯头端位于距椎弓根内侧缘1~2mm;固定导丝,退出环锯、扩张管和导杆;同法依次置入第二级扩张系统和第三级扩张系统扩大椎间孔。虽经常规椎间孔成形术,工作套管置入椎间盘内时有发生,导致手术困难,甚至失败。穿刺针直接到达椎管内突出物,穿刺过程中未涉及骨性标志,并且扩孔过程中环锯头端需位于距椎弓根内侧缘1~2mm,需较高的手术操作经验和技巧,学习曲线陡峭,初学者易损伤椎管内行走的神经根和(或)硬脊膜;Choi等报道术后神经根性痛觉过敏和灼样神经根痛是最常见并发症,发生率为8%[11]。笔者在原有椎间孔成形术的基础上进行改良,即椎间孔成形术三靶点法。将穿刺的第1靶点定在椎间弓内侧缘,椎体和(或)纤维环后缘,依次扩大椎间孔,并向腹侧压低导杆沿椎体和(或)纤维环后缘呈弧线依次渐进续贯扩孔至第2靶点和第3靶点。本组125例均采用三靶点椎间孔成形术治疗,平均手术时间55分钟,未出现神经根损伤和硬脊膜撕裂等并发症。三靶点椎间孔成形术的穿刺过程分为三个靶点,依次在椎管外贴着骨面或纤维环后缘滑动到椎管中央,且穿刺过程中有骨性标志参考,降低了穿刺难度,避免反复椎间孔穿刺导致神经根和背根神经节损伤。三靶点椎间孔成形术有效规避了术中穿刺和扩孔导致的神经根和(或)硬脊膜损伤,且穿刺和扩孔趋于规范化和流程化,操作难度下降,学习曲线平滑。

红外热像是一门新兴、无创伤、无痛苦和无污染的检查技术,它利用红外遥感的方式感应人体红外热辐射信号,并以伪彩色显示反映出人体表面温度的分布,可对患者进行反复多次、长期、连续、动态的跟踪检查和客观记录,对诊断腰椎间盘突出症、观察疗效有很高的客观评价价值[12]。有研究表明当椎间盘突出,引起椎管内的无菌性炎症刺激腰骶部神经根时,通过椎窦神经刺激交感神经影响相应肢体血管收缩而导致肢体血流灌注减低,引起相应皮温降低[13]。因此,使用红外热像仪测量下肢温度改变的方法来检测神经根受刺激的情况是可行的。本组125例患者手术前、后均采用红外热像仪采集双下肢皮肤的温差,提示有显著性差异,客观评价手术的疗效。

近年来,脊柱内镜技术取得飞速发展,国内外学者通过临床实践,形成各自的风格。三靶点椎间孔成形术是在原脊柱内镜基础上加以改进,目前研究

表明其具有安全性、有效性及学习曲线平滑性;但本次研究对象主要针对中央型和旁中央型腰椎间盘突出,是否适合所有类型的腰椎间盘突出症患者仍需大样本病例予以论证。

(康健 程亮)

四、经椎板间隙入路技术-下终板直接法

2013年5月至2014年5月,应用椎板间隙入路-下终板直接法(iLESSYS技术-下终板直接法)脊柱内镜椎间盘髓核摘除术共治疗165例腰椎间盘突出症患者,其中L$_{4/5}$ 20例,L$_5$/S$_1$ 145例;男79例,女86例,年龄23~58岁,平均38岁。所有患者均有不同程度腰痛和(或)单侧下肢痛。

1. 病例入选标准 症状、体征及影像学检查相统一,均为单节段单侧椎间盘突出症;突出椎间盘均位于椎管内;无脊柱不稳,无凝血功能障碍,红细胞沉降率正常等。

2. 疗效判定 定期门诊复诊及电话随访。采用目测视觉类比评分法(VAS)、Oswestey功能障碍指数(ODI)、Macnab标准及红外热成像评定疗效。

3. 结果

(1)手术时间:35~45min,平均40min。

(2)卧床时间:3~8h,平均6h。

(3)术后住院:1~5d,平均3d。

(4)随访:165例均获得随访,随访时间12~24个月,平均18个月。

(5)VAS:术前腿痛VAS为7.1±1.2,术后3个月1.8±0.2,术后6个月2.1±0.3,末次2.0±1.5,与术前比较有显著性差异(P<0.05);术前ODI为80.5±25,术后3个月23.2±11.5,术后6个月19.5±6.5,末次16.4±3.7,与术前比较有显著性差异(P<0.05),见图8-4-7。

(6)根据Macnab标准:优138例,良22例,一般5例,差0例,优良率96.9%。5例疗效一般的患者,其中1例为38岁男性患者,体重指数15,出院后未佩戴腰围,并连续乘坐20h火车回老家,出现腰部剧烈疼痛并活动受限,复查腰椎MRI未见明显突出物及椎间隙炎症表现,考虑腰椎关节突关节紊乱,予以腰部银质针骨骼肌松解,症状明显缓解;1例为42岁女性患者,术后第3天出现腰部剧烈疼痛并腰部乏力感,复查腰椎MRI见椎间隙炎症表现,血常规及血培养未见异常,考虑椎间隙炎症(无菌性),嘱绝对卧床,口服消炎镇痛药并积极预防骨质疏松治疗,3周后,腰部疼痛症状明显缓解,腰部乏力感逐

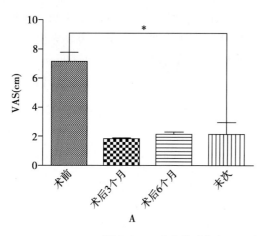 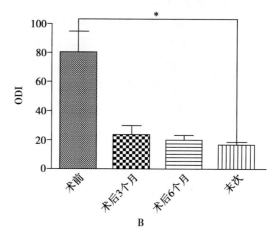

图 8-4-7　手术前后患者 VAS 评分及 ODI 评分比较(x±s; * $P<0.05$)

渐消失,日常生活能自理,3 个月后,腰部疼痛及乏力感消失,偶有腰部疼痛感,VAS:1 ~ 2 分。

(7) 红外热像:采集双下肢皮肤的温差术前为($1.7±0.3$)℃,术后 1 周为($0.5±0.3$)℃,与术前比较有显著的统计学差异($P<0.05$),见图 8-4-8。

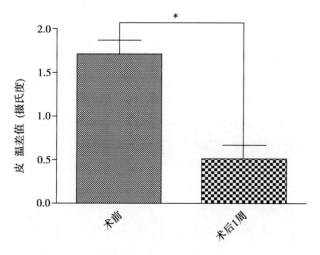

图 8-4-8　手术前后患者双下肢皮温差值(x±s; * $P<0.05$)

4. 讨论　椎板间隙入路脊柱内镜技术(iL-ESSYS),是在内镜及低压液体持续灌注下,采用经椎板间入路完成腰椎间盘髓核摘除。因腰椎天然的解剖基础特点,即越往下,椎间孔上下径越小,椎板间隙面积越大[14,15],使在下腰椎采取椎板间隙入路行脊柱内镜椎间盘髓核摘除术成为可能。Ruetten 等[16]在 2004 年首先采取椎板间隙入路完成腰椎间盘髓核摘除,并取得满意疗效,且手术时间明显缩短及术中出血可忽略不计。张西峰等[17]采用完全内镜技术治疗腰椎间盘突出症 35 例,优良率达到 89%。随着内镜技巧不断提高及镜下操作器械不断

完善,目前椎板间隙入路摘除腰椎间盘主要采取两种方法:

(1) Ruetten[18]采用直视下在黄韧带上咬开一个通道,辨认神经根,旋转工作套管将神经根内侧,从肩部摘除突出的椎间盘;该方法需要娴熟的镜下操作技术及对器械要求高。

(2) Choi[19]采用非直视下将穿刺针直接通过椎板孔刺入椎间盘,在穿刺针内置入导丝,引导置入扩张管和工作套管挤开黄韧带、硬膜囊和神经根;该方法对穿刺技术要求高。本组所有患者均采用下终板直接法椎板间隙入路脊柱内镜腰椎间盘髓核摘除术,根据 Macnab 标准优良率达到 96.9%,无神经根及硬膜囊损伤,表明下终板直接法椎板间隙入路腰椎间盘髓核摘除术具有安全性和有效性。

椎板间隙入路脊柱内镜椎间盘切除术常见的并发症是椎间隙炎症、神经根损伤、硬膜囊撕裂等,椎间隙炎症发生率约 1%,神经根损伤发生率为 8%,硬膜囊撕裂发生率为 3% ~ 4%[20,21]。椎板间隙入路解剖目标是椎管内与随行神经根和硬膜囊相关性的椎间盘突出物;李振宙等[22]根据突出物与随行神经根的关系,将腰椎间盘突出分为腋下型突出、腹侧型和肩上型突出,工作通道路径直奔突出物。下终板直接法椎板间隙入路脊柱内镜,根据随行神经根及硬膜囊在椎管内移行的特点,其靶点均选在患侧椎体后下缘与椎弓根内侧缘连线的交点;如 S_1 神经根从硬膜囊发出的部位大部分在 L_5/S_1 椎间盘处和 S_1 椎体上部:左侧 9.1% 起始于 L_5 椎体下部,90.9% 起始于 L_5/S_1 椎间盘处和 S_1 椎体上部;右侧 5.9% 起始于 L_5 椎体下部,94.1% 起始于 L_5/S_1 椎间盘处和 S_1 椎体上部[23];笔者穿刺过程中穿刺针紧

贴上关节突内侧缘骨面滑入椎管,且进入椎管内的 22G 蛛网膜下腔穿刺针针尖为钝性,整个工作通道建立过程中均采取同轴扩张,最大限度地减少对神经根的损伤及黄韧带的破坏,最大限度地减少对椎管内组织的骚扰;且穿刺靶点明确,有骨性结构参考,降低了穿刺技术难度,学习曲线平滑。本组 165 例腰椎间盘突出患者:腋下型突出 125 例,肩上型 8 例,腹侧型 32 例;均采取下终板直接法椎板间隙入路脊柱内镜髓核摘除术,无神经根和硬膜囊损伤,手术时间平均 40min。其中 1 例术后第 3 天出现腰部剧烈疼痛并腰部乏力感,复查腰椎 MRI 见椎间隙炎症表现,血常规及血培养未见异常,嘱绝对卧床,口服消炎镇痛药并积极预防骨质疏松治疗,3 周后随访,腰部疼痛症状明显缓解,腰部乏力感逐渐消失,日常生活能自理,该病例支持无菌性椎间隙炎症学说。

我们不按椎间盘突出类型来选择穿刺路线,所有病例均采用下终板直接法椎板间隙入路治疗腰椎椎间盘突出症,该方法是在影像学引导下直接向固定靶点进行穿刺,不在黄韧带背侧建立工作通道,较易掌握,且可减少术中并发症的发生,神经根均达到全面松解。该术式是在原非直视下穿刺基础上加以改进,目前只是初步尝试,且主要在 $L_{4/5}$ 和 L_5/S_1 两节段椎间盘突出,是否适合所有腰椎的椎间盘突出,需大量样本病例加以论证。

（康健　程亮）

五、经椎板间隙入路技术治疗向下远程游离型椎间盘突出症

向下远程游离的椎间盘突出是椎间盘突出的特殊类型之一,针对向下远程游离的椎间盘突出一般采用经椎间孔入路脊柱内镜下髓核摘除,该术式需行椎间孔成形及椎弓根部分打磨,操作难度大,学习曲线陡峭[24,25]。我们针对向下远程游离的椎间盘突出,采用椎板间隙入路行脊柱内镜髓核摘除术,疗效确切,易操作,现将经验分享如下。

通常在 L_5/S_1 椎板间隙较大,且越往上越小（图 8-4-9）。因此除了 L_5/S_1,其他节段针对远端游离椎间盘需要作椎板间隙扩大术。另外手术中要从腋下或肩上着手减少对神经根骚扰,及减少纤维环破坏,术中高频消融使纤维环破孔缩小也是减少术后复发的办法之一。

（一）手术方法要点

1. 入点　椎板间隙与椎间盘由下往上越不在同一直线,因此越往上皮肤切口会越靠脚端

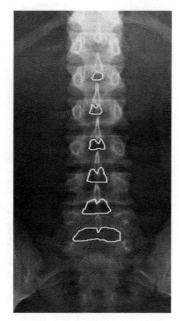

图 8-4-9　椎板间隙由下往上变小

（图 8-4-10）。

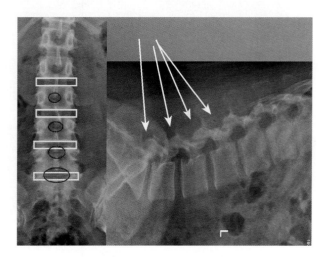

图 8-4-10　椎板间隙与椎间盘相关位置:由下往上越不在同一直线

2. 椎板间隙扩大方法

（1）体位:尽量成屈曲状（图 8-4-11）。

（2）撑开椎板间隙:利用套管来撑开椎板间隙,使椎板隙变大（图 8-4-12）。

（3）磨开椎板间隙:使用电动高速磨钻来磨开椎板间隙,在接近神经根或硬膜时使用钻石型头磨钻,减少意外（图 8-4-13）。

（4）咬骨钳直接咬开:如图 8-4-14 或使用电动高速磨钻来磨薄后使用咬骨钳咬开。

3. 骨创面出血　使用骨蜡在内镜下完成止血（图 8-4-15）。

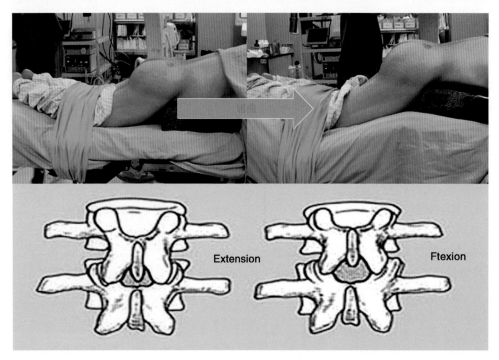

图 8-4-11　患者呈屈曲状

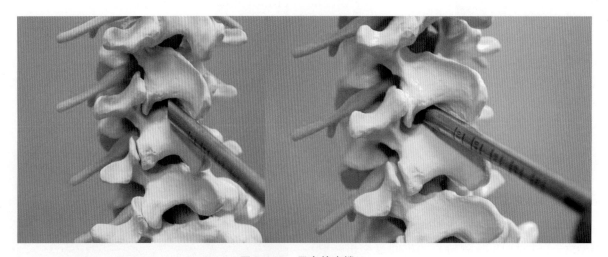

图 8-4-12　用套管来撑开

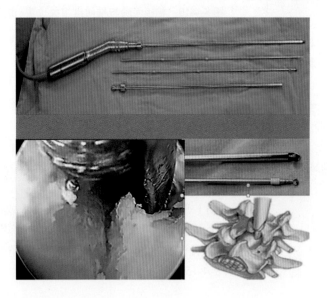

图 8-4-13　使用电动高速磨钻

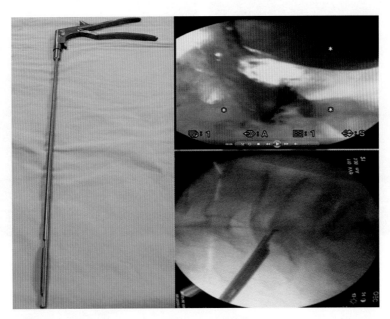

图 8-4-14 使用咬骨钳

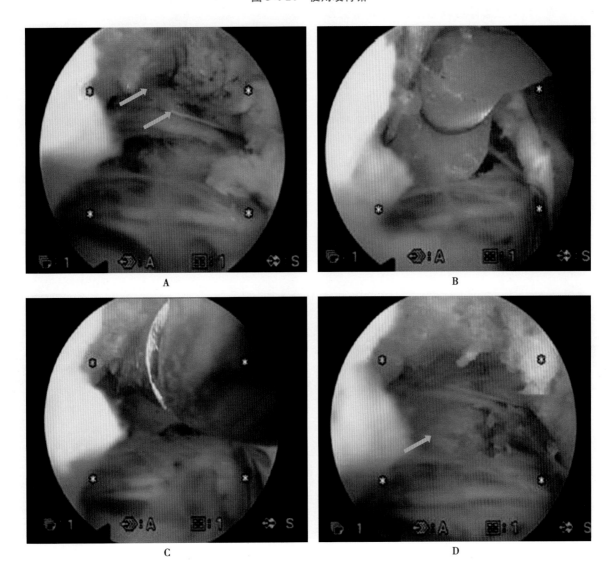

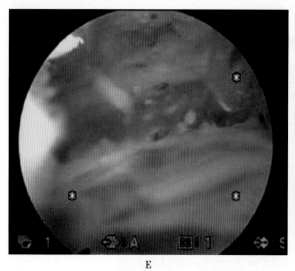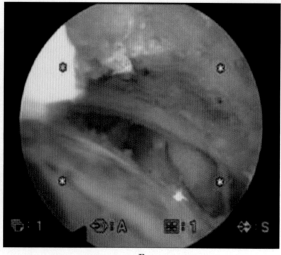

E　　　　　　　　　　　　F

图 8-4-15　使用骨蜡在内镜下完成止血

4. 注意事项

（1）神经根位置：要从腋下或肩上入路必须注意神经根位置，磁共振影像可以当作参考，如果突出大部分在腋下就从腋下，如果大部分在肩上就从肩上。如果游离突出椎间盘肩上腋下皆有，先从腋下拿一些再从肩上进入（图 8-4-16）。

（2）工作套管入椎管内：不要把套管整个放入椎管内，可以只停留在椎板间隙入口，减少手术过程中过度压迫神经，而造成患者术后麻木感。

（3）盘内减压：如果远端游离椎间盘，在纤维环破孔不太且没有椎间盘膨出或凸起情况下，通常不用进行盘内减压，只需要把游离突出椎间盘移除即可[26]。但如果破孔超过 6mm 应积极行盘内减压[27]，如果有破孔通常会使用消融技术使破孔缩小[28]（图 8-4-17）。

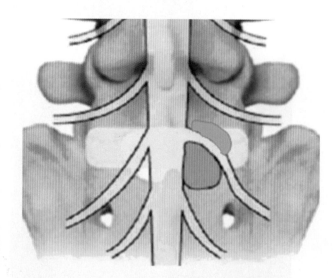

图 8-4-16　肩上腋下皆有游离突出椎间盘

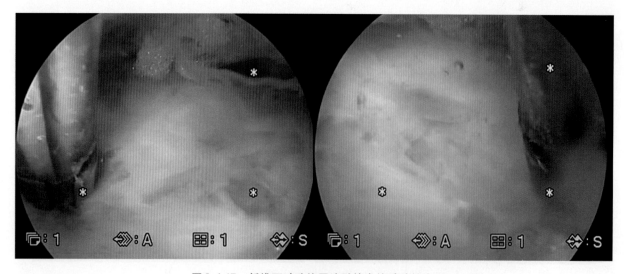

图 8-4-17　纤维环破孔使用消融技术使破孔缩小

（二）病例介绍

$L_{2/3}$向下远程游离椎间盘突出（图 8-4-18）

经椎板入路作椎板间隙扩大,完全移除游离椎间盘并看到整个侧隐窝（图 8-4-19）。

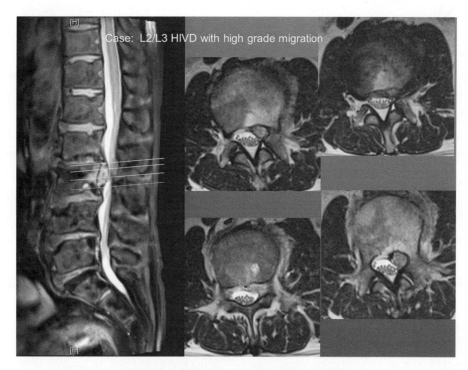

图 8-4-18　腰 2/3 向下远程游离椎间盘突出

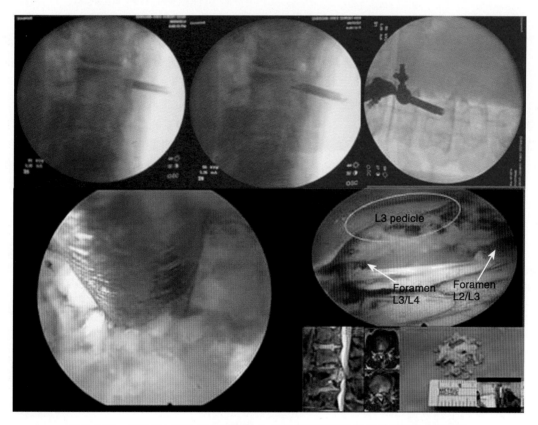

图 8-4-19　经椎板入路作椎板间隙扩大,完全移除游离椎间盘并看到整个侧隐窝

（陈建民）

六、脊柱内镜在腰椎退变性疾病中的应用

（一）椎管狭窄

椎管狭窄可以是单节段或多节段,也可以是单侧或双侧,$L_{4/5}$间隙最常见。椎间盘高度的丢失及矢状位畸形,椎管容积减少[29]。根据解剖学分类:中央型、侧隐窝型和椎间孔狭窄型。脊柱内镜经椎间孔比后路对神经根管的减压范围广,不影响腰椎的活动范围,由手术导致的腰椎不稳的风险降至最低[30]。

1. 椎间盘突出椎体后缘骨形成的中央型椎管狭窄　脊柱内镜技术可以治疗单纯型椎间盘突出和椎管狭窄引起的神经根炎、神经根病[31]。对于$L_{4/5}$及以上的运动节段,工作套管的位置必须与椎间盘平行,可以处理椎管中央和对侧(图 8-4-20)。取侧卧位,提高冲水压力,对术野的显露比俯卧位好,椎体后缘骨的处理会渗血,干扰手术的进行。对于部分$L_{4/5}$、L_5/S_1运动节段,因为髂嵴的影响,到达中央椎管很困难,可以采用双侧通道。取俯卧位可缩短手术时间和免除术中患者体位的改变。

退变性椎管狭窄会导致一系列问题,需逐一解决:

（1）关节突关节:术后脊柱不稳和严重腰痛,采用关节突关节的去神经术和(或)融合术。

（2）肌肉筋膜的疼痛:可选择银质针进行经皮骨骼肌松解。

（3）神经病理性疼痛:可选择性神经根阻滞和脉冲射频调理,加细胞膜稳定剂。

2. 黄韧带皱褶引起的中央型椎管狭窄

（1）黄韧带皱褶可导致椎管后方受压。

（2）脊柱内镜间接的腹侧减压可能会增大椎管的容积而缓解疼痛。

（3）脊柱内镜椎板间隙入路,清除部分肥厚的黄韧带。

3. 侧隐窝狭窄

（1）导致单侧肢体的神经根性疼痛。

（2）脊柱内镜经椎间孔入路,以靠近 2 区外下方为目标。神经根往往被推向腹侧,必须小心地将神经根和黄韧带分离。

（3）工作通道建立后,显露椎弓根和椎间关节后,镜下环锯、电动磨钻去除椎间孔内的黄韧带,由脚端到头端分离出行走神经根。

4. 椎间孔狭窄型

（1）神经根在椎间孔内受压远比椎管内少,诊断也困难[32]。

（2）在脊柱内镜手术之前需要评估椎间孔的宽度。

（3）由上关节突尖的背侧,用 1 级环锯削除再渐进序贯扩大椎间孔。

5. 多节段狭窄

（1）脊柱内镜用于超过 2 个运动节段狭窄时,选择单侧建立工作通道,即便损伤了神经根,患者仍然可以活动。

（2）$L_{3/4}$、$L_{4/5}$、L_5/S_1运动节段可通过相同的侧方入路,旁开距离要足够。

（二）脊柱不稳

Frymorer 根据影像学发现和脊柱手术后并发症,将脊柱退变引发的脊柱不稳进行分类[33]。

1. 轴向旋转不稳　腰椎 DR 前后位片,表现为棘突和椎弓根排列错乱。由患者弯腰运动造成,常有椎间盘突出,引起腰痛和神经根刺激症状。多数椎间孔狭窄导致出行神经根性疼痛,可以采用椎间孔成形和髓核摘除术。

2. 退变性脊柱滑移、骶椎滑移　指运动节段,下位椎体的向前移位,Meyerding 分类,影像学的改变:椎体边缘骨赘形成和真空椎间盘。多发生在$L_{4/5}$运动节段,与关节突关节面平均成 60°角有关[34];可通过脊柱内镜技术,尤其是单侧腿痛,行椎间孔成形术,关键是椎间孔的充分减压,对椎间盘不需要去除太多的组织,术后腰痛常见,可将关节突关节去神经。

3. 退变性椎间盘疾病　Fujiwara 等发现异常滑移与椎间盘退变间的关系[35]。脊柱内镜 TESSYS 技术在后纵韧带的腹侧去神经支配。

4. 退变性腰椎侧凸　侧隐窝狭窄、凹侧的椎间孔狭窄,选择性神经根阻滞明确受累神经根后,选择脊柱内镜行椎间孔成形。可同侧多个间隙。

5. 后路椎间盘切除术后复发性椎间盘突出发生率 5%~11%[36]。瘢痕组织、节段不稳,使再次后路开放手术困难。适合脊柱内镜技术,TESSYS 术或 iLESSYS 术。摘除髓核,松解神经根。

6. 脊柱后路融合术　导致相邻节段的退行性改变[37],早期退变,椎间盘突出的单侧腿痛,使用开放手术困难,脊柱内镜不受影响。

（康　健）

七、CT 引导下脊柱内镜治疗椎间盘突出症

（一）CT 引导较 C 形臂引导优势

1. 准确定位　提供合理手术方案,扩大手术适

应证及椎板间隙入路可能。

2. 选择最佳入路 根据突出物形态、类型及与硬膜囊、神经根关系、间隙选择最佳入路(图 8-4-20)。

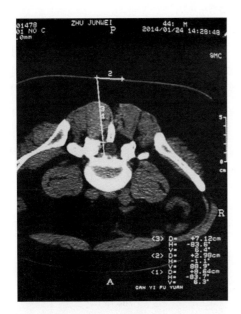

图 8-4-20 选择最佳入路

3. 明确显示工作套管与突出物间位置关系镜下手术目标性强(图 8-4-21)。

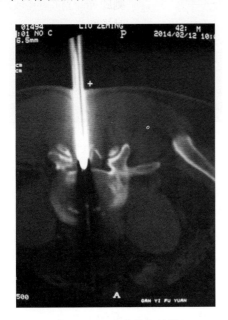

图 8-4-21 手术目标性强

4. 靶点准确 必要时可准确到达突出物靶点位置。

5. 手术结束前 CT 扫描 突出物是否摘除完整,是否有残留,必要时可马上再次清除(图 8-4-22、图 8-4-23)。

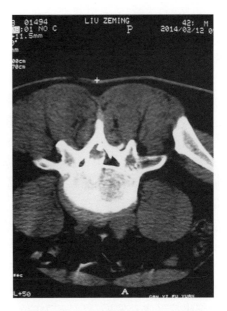

图 8-4-22 术中造影示巨大突出物

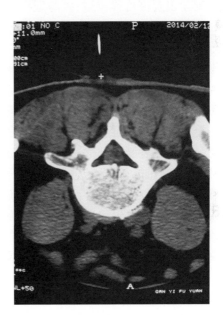

图 8-4-23 术后结束前 CT 示突出物摘除完整

6. 直观 术后患者及家属可马上与术前直观对比 CT 影像突出物改善情况,增加手术说服力,减少术后再复发误诊及减少医患纠纷。

(二) CT 引导不足、需克服问题

1. 感染预防 脊柱内镜技术无菌要求极高,且一旦椎间盘感染治疗极其困难,常造成患者腰痛等后遗症。如何避免术中感染是 CT 引导下优先考虑问题,由于 CT 介入室消毒常达不到层流标准,且 CT 引导手术需操作床频繁进出机架,较 C 形臂 X 线机引导可能感染机会大。建议机房按介入手术配备消毒设备,通风需良好,配动态空气消毒机,空间≥30m² ,另术中操作床进出机架术区用无菌单保护。

2. 手术设计定位　CT 引导优势在于精确、安全，如何让 CT 引导优势与手术要求完美结合，设计出合理技术路径，另如何充分发挥 CT 引导精确作用。

3. 如何提高术中操作准确性　CT 下手术非适时引导，手术者在操作时只能依据 CT 引导给出的穿刺点、深度、角度等条件盲穿，需较高手术技巧。

4. 金属伪影　CT 成像中金属会产生伪影，影响金属器械周围重要结构组织观察，建议扫描时扫描角度尽量避免与金属器械平行，另调节窗宽、窗位可减少金属伪影影响（图 8-4-21）。

5. CT 设备昂贵　需特定介入室环境配合。

（三）CT 引导椎板间隙入路脊柱内镜手术

经椎间孔入路脊柱内镜下腰椎间盘摘除术治疗腰椎间盘突出症经多年发展，已经较为成熟，但该入路对巨大型脱出及高度移位型、游离型椎间盘突出处理存在困难，该类型突出可能经椎板间隙入路会提供较好解决方案[38,39]。

经椎板间隙入路脊柱内镜下腰椎间盘摘除术在 C 形臂 X 线机引导下常规手术方案有两种。一种根据术前影像学资料确定穿刺路径，在保留黄韧带基础上工作套管直接进入椎管内，进入过程完全依赖 X 线透视引导及患者腰腿部症状的反馈，对椎管内硬膜、神经组织的保护不确定，Choi 等报道早期病例术中转开放手术、硬膜撕裂、神经根损伤、脱出物残留等并发症等并发症发生率高达 20.9%，临床大多只在条件较好的 L_5/S_1 运用[38]。另一种工作套管先到黄韧带表面，在内镜监视下逐层切开、咬除局部黄韧带，再进入椎管内摘除突出椎间盘组织，虽然提高了手术的安全性，但需切除黄韧带组织，使术后局部韧带功能丧失，且增加椎管内粘连机会[39-41]。CT 引导下经皮椎板间隙入路脊柱内镜手术可取长补短。

1. 患者体位　患者应俯卧位，主要由于术中 CT 扫描时操作床需进出机架，且操作床宽度有限，考虑患者体位固定、安全性及 CT 扫描体位，不合适行侧卧位手术。

2. 麻醉与镇静、镇痛　常规局麻下手术。术区可用 1% 利多卡因 5ml 局部分层浸润麻醉，引导穿刺针过黄韧带进入椎管后，注射 0.5% 利多卡因 10ml，减少扩张管、工作套管置入椎管时疼痛刺激，且低浓度麻醉药可保留神经敏感性。

术前、术中可酌情注射咪达唑仑、芬太尼等镇静、镇痛药物。

3. 适应证

（1）椎间盘节段：L_5/S_1、大多数 $L_{4/5}$、少数 $L_{3/4}$，具体依椎板间隙宽度、高度决定。

（2）椎间盘突出类型：除极外侧突出的各类椎间盘脱出型、游离型[42]。

4. 手术方法

（1）体位：患者取俯卧位，胸髂部垫枕约 10cm，腹部悬空。暴露腰部手术野，监测心电图、血压、脉搏、血氧饱和度。

（2）定位：患者术区体表中线放置金属定位标，依据 CT 示患者突出物与硬膜囊、神经根相对位置关系确定腋下或肩上入路，规划手术路线，测量最佳穿刺点、穿刺角度及深度（图 8-4-24）。

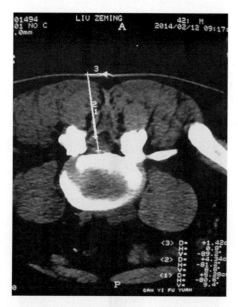

图 8-4-24　测量最佳穿刺点、穿刺角度及深度

（3）穿刺：常规碘伏消毒铺巾，1% 利多卡因 2ml 穿刺点局部麻醉。取 18G 150mm 穿刺针经设计入路进针至黄韧带表面，CT 扫描确认位置无误，再突破黄韧带进入椎管，回抽无脑脊液、无血，注入 0.5% 利多卡因 10ml，边回抽边进针达靶点位置，CT 扫描确认穿刺针位置无误（图 8-4-25）。

（4）造影：如穿刺针可直接进入突出物或盘内，可突出物或盘内注射亚甲蓝、碘海醇混合液（亚甲蓝 1ml+碘海醇 9ml）1~2ml，使突出物及盘内显影（图 8-4-26），如不能，可取 9# 150mm 穿刺针经椎间孔入路穿刺行盘内造影（图 8-4-27）。

（5）建立工作通道：顺穿刺针置入导丝，尖刀片切开穿刺点皮肤约 7mm，顺导丝旋入 1~5 级逐级

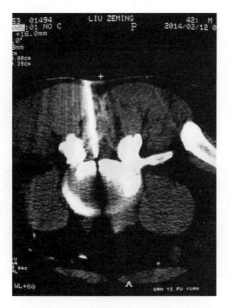

图 8-4-25　确认穿刺针位置无误

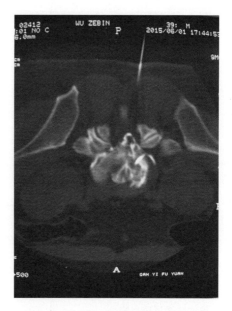

图 8-4-27　取 9#×150mm 穿刺针经椎间孔入路穿刺行盘内造影

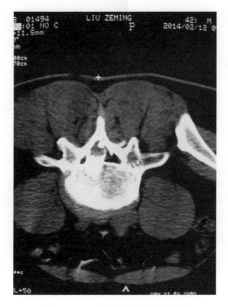

图 8-4-26　突出物及盘内显影

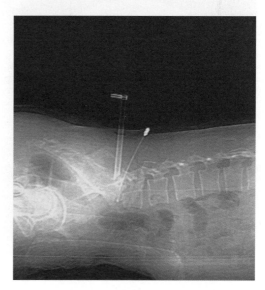

图 8-4-28　侧位像：工作套管位置

扩张管，置入工作套管，CT 扫描定位像示侧位工作套管位置（图 8-4-28），轴位示工作通道前端正位于椎体后缘近突出物处（图 8-4-29），注意观察工作套管与突出物、硬膜囊、神经根间位置关系。

（6）镜下操作：台下调试影像系统至图像清晰，经工作套管置入脊柱内镜，一般镜下可直接观察到突出物（图 8-4-30），如未见可根据 CT 显示工作套管与突出物、硬膜囊、神经根位置，小心查找，注意神经、重要血管保护，镜下摘除突出物，见硬膜囊、神经根松弛、搏动好（图 8-4-31），进一步处理椎间盘破口及盘内残余游离髓核组织（图 8-4-32）。镜下观察突出椎间盘清除干净，无活动性出血，神经根松弛，

硬膜囊搏动好，镜下置入导丝，退出内镜及工作通道（图 8-4-33），再次 CT 扫描观察突出物是否清除干净，硬膜囊、神经根是否回纳（图 8-4-34），如有可能影响手术效果残留物，可经导丝再次置入工作套管摘除。（具体方法参考本书第六章第八节）

（7）术毕：退出导丝，切口缝合一针，无菌敷料外贴，术后查双下肢肌力、浅感觉与术前比较并记录。一般术后 2h 可带腰围保护起床。

5. CT 引导经椎板间入路优势、不足

（1）优势[43,44]

1）保留黄韧带功能，保证椎管完整性，减少术后粘连。

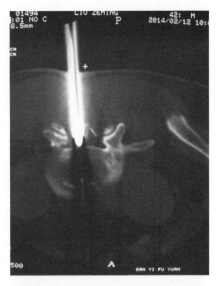

图 8-4-29 轴位示工作通道前端正位于椎体后缘近突出物处

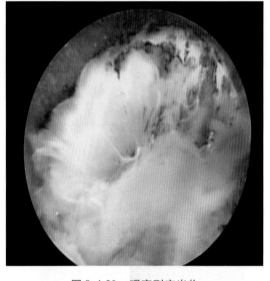

图 8-4-30 观察到突出物

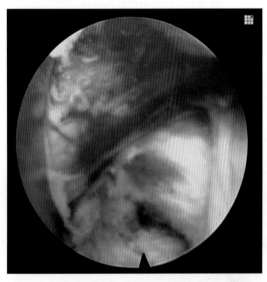

图 8-4-31 摘除突出物,见硬膜囊、神经根松弛、搏动好

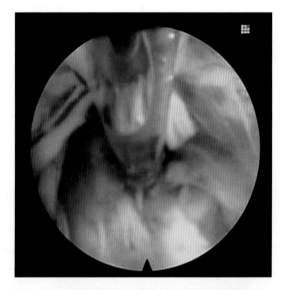

图 8-4-32 处理椎间盘破口及盘内残余游离髓核组织

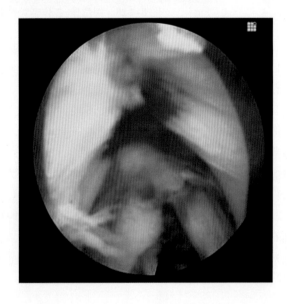

图 8-4-33 镜下置入导丝,退出内镜及工作通道

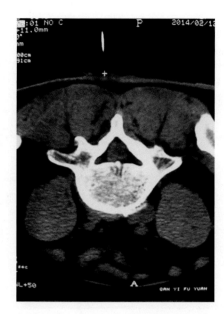

图 8-4-34 再次 CT 扫描观察突出物是否清除干净,硬膜囊、神经根是否回纳

2）不破坏小关节或外缘纤维环,能更好保护腰椎稳定性。

3）大多可直达突出物,突出物去除干净,尤其适合巨大脱垂、游离型患者。

4）镜下突出物、硬膜囊、神经根暴露清楚,减少损伤机会。

5）基本无操作死角,可直接进行盘内、纤维环破口处理,更彻底。

（2）不足:穿刺及镜下技术要求高,否则硬膜囊、神经根损伤可能性大,并发症多。另本方法对工作套管、内镜大小有一定限制,建议用不超过 7mm工作套管,6.3mm 以下内镜。

6. 工作套管直接进入椎管内安全性保障

（1）准确解读患者影像学资料。

（2）合理设计手术入路,优先考虑安全性。

（3）关键步骤 CT 引导确认正确到位,确认安全性。

（4）操作不粗暴,及时了解患者腰腿部反馈。

（5）椎管内 0.5% 利多卡因及药物镇痛,减少置管过程中患者疼痛反应。

7. 肩部入路及腋下入路选择 经肩部入路还是腋下入路手术依突出物情况及与周围硬膜囊、神经根相关解剖关系决定。选择腋下入路风险是的相对的,由于神经根从硬膜囊发出后向外下方走行,腋下有足够安全三角进行手术操作,尤其 $L_{4/5}$、L_5/S_1 节段对应神经根大多已从硬膜囊发出。

8. 椎间盘造影、亚甲蓝染色的必要性:

（1）精确反映突出物大小及与硬膜囊、神经根间位置关系。

（2）清晰对比手术结束前突出物是否摘除干净,减少伪影影响。

（3）镜下亚甲蓝染色的突出物与其他组织区分明确。

（4）盘内造影可准确反映椎间盘破损状况,指导盘内游离退变髓核组织、纤维环破口处理。

（四）CT 引导椎间孔入路脊柱内镜手术

一般情况与椎板间隙入路手术相同。

1. 适应证 除游离型外各类椎间盘突出,与椎板间隙入路适应证可互补,技术成熟情况下如二者均适合建议优先选择椎板间隙入路[45]。

2. 手术方法

（1）患者取俯卧位,胸髂部垫枕约 10cm,腹部悬空。暴露腰部手术野,监测心电图、血压、脉搏、血氧饱和度。

（2）患者术区体表中线放置金属定位标,CT 扫描时参数 FOV（扫描野）根据患者腰部粗细程度调节,规划椎间孔入路手术路线,在不损伤后腹膜情况下尽量减少水平角度,测量最佳穿刺点、穿刺角度及深度（图 8-4-35）。

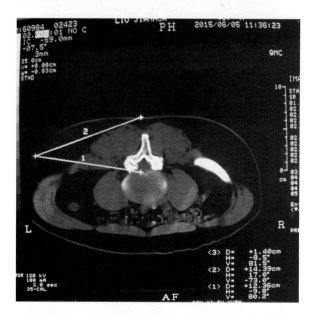

图 8-4-35 在不损伤后腹膜情况下尽量减少水平角度

（3）常规碘伏消毒铺巾,1% 利多卡因 5ml 穿刺点局部麻醉。取 18G 150mm 穿刺针经设计入路进针至椎间孔下缘安全三角处,CT 扫描确认位置无误（图 8-4-36）,回抽无脑脊液、无血,注入 0.5% 利多卡因 10ml。

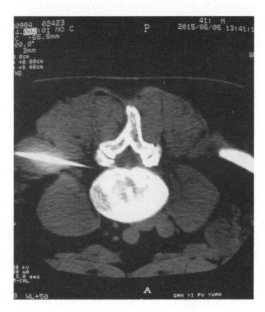

图8-4-36 确认位置无误

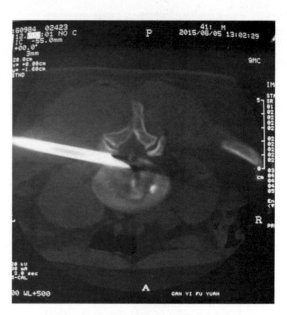

图8-4-38 工作通道前端位于椎体后缘中线处

（4）穿刺针继续进针进入椎间盘内,注射亚甲蓝、碘海醇混合液（亚甲蓝1ml+碘海醇9ml）1~2ml,使突出物及盘内显影（图8-4-37）。

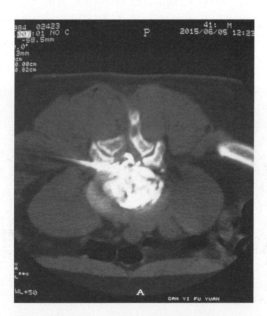

图8-4-37 使突出物及盘内显影

（5）顺穿刺针置入导丝,尖刀片切开穿刺点皮肤约7mm,顺导丝旋入1~5级逐级扩张套管（少数情况可部分磨除小关节）,置入工作通道,过程中注意神经出口根保护,CT扫描示工作通道前端位于椎体后缘中线处（图8-4-38）,注意观察工作套管与突出物、硬膜囊、神经根间位置关系。

（6）台下调试影像系统至图像清晰,经工作套管置入脊柱内镜,根据CT显示工作套管与突

出物、硬膜囊、神经根位置,镜下摘除突出物（图8-4-39）,见硬膜囊、神经根松弛、搏动好（图8-4-40）,进一步处理椎间盘破口及盘内残余游离髓核组织。镜下置入导丝,退出内镜及工作通道,再次CT扫描观察突出物是否清除干净,硬膜囊、神经根是否回纳（图8-4-41、图8-4-42）,如有可能影响手术效果残留物,可经导丝再次置入工作套管摘除。具体方法参考本书第六章第八节。

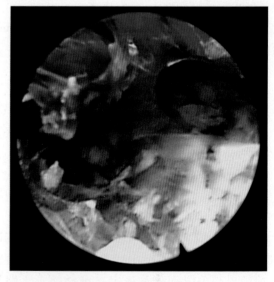

图8-4-39 镜下摘除突出物

（7）退出导丝,切口缝合一针,无菌敷料外贴,术后查双下肢肌力、浅感觉与术前比较并记录。一般术后2小时可戴腰围保护起床。

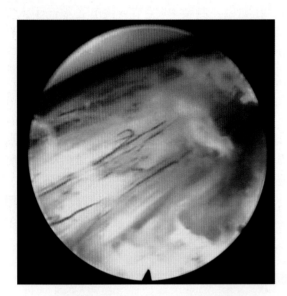

图 8-4-40 硬膜囊、神经根松弛、搏动好

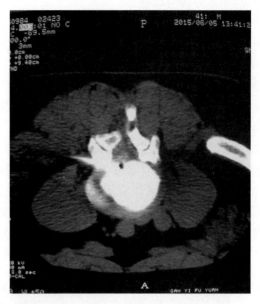

图 8-4-41 CT 扫描观察突出物是否清除干净，
硬膜囊、神经根是否回纳

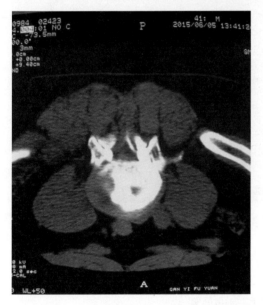

图 8-4-42 CT 扫描观察突出物是否清除干净，
硬膜囊、神经根是否回纳

（魏　俊）

八、脊神经后支内侧支切断术

腰椎退行病变容易使得相应节段关节长期受到异常压力，产生骨质增生、关节磨损变形、断裂、关节囊肿胀及囊内积液积气等一系列病理变化，引发慢性腰痛，这类疼痛通常称为腰椎关节源性综合征（facet joint syndrome）或中轴性下背痛（axial low back pain）。疼痛通常位于患侧腰及臀部，并可放射至腹股沟和大腿，腰椎屈曲、后伸、旋转等运动均可

引发，以后伸时疼痛明显。疼痛常常反复发作，降低患者的运动功能，对患者的生活质量产生巨大影响。疼痛多发生于 45 岁以上中老年人，年轻人少见。

许多研究[46]均表明相应节段的脊神经后支是传递腰椎关节源性疼痛的主要结构。国内外对于该病的治疗方法多样：口服非甾体类镇痛消炎药物、物理治疗等保守治疗、脊神经后支射频热凝术、脊神经后内侧支切断术[47-51]、腰椎融合手术治疗。脊柱内镜下脊神经后内侧支切断术具备微创、可视化等优点，既避免了腰椎融合手术的巨大创伤，也避免了射频热凝手术范围不足，对变异的脊神经后支无法识别的缺点[52,53]。本节就手术适应证、禁忌证、手术方法与流程、手术并发症进行介绍。

（一）手术适应证

1. 症状与体征　单侧或双侧下腰痛，疼痛性质为刺痛或牵涉性胀痛，运动后加重，休息时减轻，疼痛可放射至臀部及腹股沟，无下肢放射痛，体格检查在相应的棘突间隙有深压痛，腰椎后伸时疼痛加重。

2. 病史　大于 3 个月，门诊治疗效果不佳。

3. 诊断性阻滞　结果为阳性。阻滞选用药物为 2% 利多卡因与 0.5% 布比卡因（0.2～0.5ml/点），在 X 线影像引导下进行，相应腰椎脊神经后支 2 次阻滞（隔天进行）均有效，且后者有效时间长于前者。

（二）手术禁忌证

腰椎结核、肿瘤、妊娠、哺乳期妇女、长期卧床、胃肠道疾病史、躯体化障碍等。

（三）手术方法与流程

1. 术前准备　术前控制收缩压不高于160mmHg，空腹血糖不高于8mmol/L。术前半小时静脉滴注抗生素。

2. 手术方法

（1）体位：患者取俯卧位，双上肢置于头侧，保证可以清楚进行标准腰椎正侧位透视。

（2）定位：正位透视做到棘突位于椎体正中，相应椎间隙上终板显示最清楚。侧位透视做到椎间隙显示最清楚，目标椎体双侧关节柱完全重叠。在标准腰椎正位透视下确定目标点：腰3、4后支分别为腰4、5上关节突与横突交点，腰5后支为骶1上关节突与骶骨翼交点。通常一个关节突单

侧去神经手术需要处理相邻的两根脊神经后内侧支，比如做左侧腰45关节突关节去神经手术，需要处理左侧腰3、4后内侧支。下面以其为例，介绍手术方法。

（3）常规消毒铺巾

（4）局麻

（5）穿刺：选用18G穿刺针，采用后侧入路，向目标点（腰4上关节突与横突交点）进行点对点穿刺，直至接触到关节突关节坚硬骨质。标准正侧位透视，确认穿刺针进针深度与位置后。

（6）建立工作通道：切开皮肤，置入导丝，用初级导杆与各级导管逐级扩张软组织，最后置入工作通道（图8-4-43）。

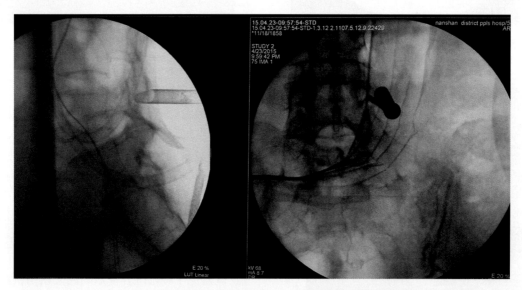

图 8-4-43　工作管道位于相应椎体上关节突与横突交界的位置

（7）置入脊柱内镜：取出各级导杆与导管，置入脊柱内镜。

（8）探查：寻找腰3脊神经后内侧支，镜下通过髓核钳清理肌肉纤维与脂肪组织，双极射频刀头止血。在上关节突与横突交界位置探查寻找腰3脊神经后内侧支，通过双极射频的电刺激可以成功复制患者原有的疼痛后。

（9）神经切断：用射频头将神经切断，并做残端修整（图8-4-44）。由于后内侧支变异甚多，可能分出2支甚至多支，故术中需要仔细寻找可能的变异分支，必要时探查范围可扩大至关节囊与椎间孔尾端。最后仔细止血，退出工作套管。

（10）腰4脊神经后内侧支切断：在X线影像正位监视下，从原切口向腰5上关节突与横突交点穿刺，接触到坚硬骨质后，用套管逐级扩张软组织，

置入工作管道，按照前述方法寻找腰4脊神经后内侧支并切断。最终通过单切口，完成双节段脊神经后内侧支的处理。

（11）术后处理：术后患者可立即下地行走，对日常活动无影响。记录手术并发症。

（四）手术并发症

1. 出口神经根损伤　由于工作套管滑过横突上缘，过于向腹侧软组织侵入，有可能损伤相应椎间孔的出口神经根。需要及时通过术中腰椎侧位X线影像监视来避免套管的滑移，一旦内镜视野下看到横突皮质，则说明工作套管处在相对安全位置。

2. 血管损伤　腰脊神经后支的伴随血管较为粗大，一旦破裂出血，将导致镜下视野模糊，无法做任何操作。故沿后内侧支向后支探查时，应尽量使

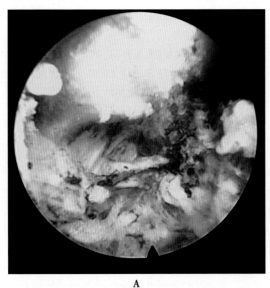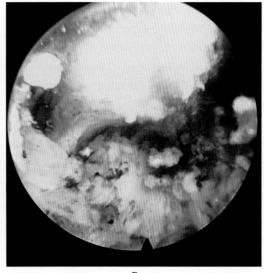

图 8-4-44
A. 内镜下可见脊神经后内侧支位于上关节突与横突交界的位置；B. 内镜下将后
内侧支切断后的图像

用双极射频刀头将镜下视野探查清晰,减少髓核钳的使用,避免突发不可控出血。如果不可控出血发生,应退出脊柱内镜,用脑棉片填塞止血,5 分钟后取出脑棉片,置入脊柱内镜探查出血位置,彻底止血。

3. 臀上皮神经痛　臀上皮神经由腰 1～3 后外侧支组成,后外侧支属混合神经,任何一支的损伤都有可能引发臀上皮神经区域疼痛。笔者曾遇到一例腰 3 后外侧支切断后出现臀上皮神经区域疼痛,呈火烧样痛,三月后消失。腰椎关节的支配神经是后内侧支,故在一般情况下,处理后内侧支即可,后外侧支不需要处理。

（五）小结

腰脊神经后内侧支是腰椎关节源性疼痛的主要传递神经,它通常但不总是位于上关节突与横突交界位置,存在较多的变异。传统的神经支射频热凝手术具有烧灼不完全、不可视及易复发等缺点,内镜下后内侧支切断手术虽然创伤大于射频热凝手术,但可以最大限度地避免上述不足,并且手术安全度高,并发症少,操作简单,值得在有条件的医院推广。

对于有些腰椎术后疼痛综合征（Failed Back Surgical Symdrome,FBSS）的患者,如果疼痛集中在腰臀部,也可利用此技术探查螺钉周围软组织,可能发现被卡压的脊神经后内侧支,一旦将被卡压的神经支切断,患者的疼痛往往立即改善[53]。

（廖　翔）

参 考 文 献

［1］ Ruetten S,Komp M,Merk H,et al. Full-endoscopie inter-laminar and transforaminal lumbar diacectomy versus conventional microsursurgical technique：a prospective, randomized,controlled study. Spine,2008, 33（9）：931-939.

［2］ Michael S,Thomas H. Endoscopic transforaminal nucleotomy with foraminoplasty for lumbar disk herniation. Oper Ortop Traumatol, 2005, 17（6）：641-661.

［3］ Hoogland T, Scheckenbach C. Low-dose chemonucleolysis combined with percutaneous nucleotomy in herniated cervical disks. J Spinal Disord,1995,8：228-232.

［4］ Ruetten S, Komp M, Godolias G. An extreme lateral access for the surgery of lumbar disc heriations inside the spinal canal using the full-endoscopic uniportal transforaminal approach-technique and prospective results of 463 patienta. Spine, 2005,30：2570.

［5］ Fritsch EW, Heisel J, Rupp S. The failed back surgery syndrome：Reasons, intraoperative findings and long term results：A report of 182 operative treatments. Spine, 1996, 21：626-633.

［6］ Epidural adhesions in chronic back pain syndrome of patients with previous surgical treatment：First results of 31 interventions. Z Orthop, 2002,140：171-175.

［7］ Ruetten S, Meyer O, Godolias G. Endoscopic surgery of the lumbar epidural space（epiduroscopy）：Results of therapeutic intervention in 93 patients. Minim Invasive Neurosurg, 2003,46：1-4.

[8] Choi G,Lee SH,Lokhande P,et al. Percutaneous endoscopic approach for highly migrated intracanal disc herniations by foraminoplastic technique using rigid working channel endoscope. Spine,2008, 33(15): E508-E515.

[9] Ruetten S,Komp M,Merk H,et al. Full-endoscopic interlaminar and transforaminal lumbar diacectomy versus conventional microsurgical technique：a prospective, randomized,controlled study. Spine,2008, 33(9): 931-939.

[10] Ruetten S,Komp M,Merk H,et al. Use of newly developed instruments and endoscopes: full-endoscopic resection of lumbar disc herniation via the interlaminar and lateral transforaminal approach. J Neurosurg Spine,2007, 6(6): 521-530.

[11] Choi G,Lee SH,Bhanot A,et al. Percutaneous endoscopic discectomy for extraforaminal lunbar disc herniations：extmforaminay targeted fragmentectomy technique using working channel endoscope. Spine,2007, 32(2): E93-E99.

[12] 李自立,赵敏,高安危,等.用远红外热线图诊断腰椎间盘突出症的探讨.中国骨伤,2001,14(9):539-540.

[13] So YT,Olney RK,Aminoff MJ. Evaluation of thermography in the diagnosis of selected entrapment neuropathies. Neurology,1989,39(1):1-5.

[14] Epstein BS,Epstein JA,Lavine L. The effect of anatomic variations in the lumbar vertebrae and spinal canal on cauda equine and nerve root syndromes. Am J Roentgenol Radium Ther Nucl Med,1964,91:1055-1063.

[15] 李义凯,朱定军,钟世镇,等.腰椎椎板间隙的放射解剖学测量.颈腰痛杂志,1998,19(2):135-136.

[16] Ruetten S,Komp M,Godolias G,et al. Use of newly developed instruments and endoscopes:full-endoscopic resection of lumbar disc herniations via the interlaminar and lateral Transforaminal approach. J Neurosurg Spine,2007, 6(6):521-530.

[17] 张西峰,王岩,肖嵩华,等.内镜下不同入路治疗 L5S1 椎间盘突出症.中华骨科杂志,2010,30(4):341-345.

[18] Ruetten S,Komp M,Merk H,et al. Full-endoscopic interlaminar and Transforaminal lumbar discectomy versus conventional microsurgical technique：a prospective randomized controlled study. Spine,2008,33(9):931-939.

[19] Choi G,Lee SH,Raiturker PP,et al. Percutaneous endoscopic interlaminar discectomy intracanalicular disc herniations L5S1 using a rigid working channel endoscope. Neurosurgery,2006,58(1 Suppl):59-68.

[20] Choi G,Lee SH,Bhanot A,et al. Percutaneous endoscopic discectomy for extraforaminal lumbar disc herniations：extmforaminay targeted fragmentectomy technique using working channel endoscope. Spine,2007,32(2):E93-99.

[21] Tafazal SI,Sell PJ. Incidental durotomy in lumbar spine surgery：incidence and management. Eur Spine J,2005, 14;287-290.

[22] 李振宙,侯树勋,宋科冉,等.经椎板间隙入路完全内镜下椎间盘摘除术治疗 L5/S1 非包含型椎间盘突出症.中国脊柱脊髓杂志,2013,9:771-777.

[23] 丁自海,杜心如.脊柱外科临床解剖学.济南:山东科学技术出版社,2008.

[24] Lee SI,Kim SK,Lee SH,Kim WJ Percutaneous endoscopic lumbar discectomy for migrated disc herniation：classification of disc migration and surgical approaches. Eur Spine J. 2007 Mar;16(3):431-7.

[25] Gun Choi,MD,PhD,Sang-Ho Lee,MD,PhD Percutaneous Endoscopic Approach for Highly Migrated Intracanal Disc Herniations by Foraminoplastic Technique Using Rigid Working Channel Endoscope Spine 33(15):E508-E515.

[26] Kim HS1,Park JY. Comparative assessment of different percutaneous endoscopic interlaminar lumbar discectomy (PEID) techniques. Pain Physician. 2013,16(4):359-67.

[27] Carragee EJ,Spinnickie AO,AlaminTF A prospective controlled study of limited versus subtotal posterior discectomy：short-term outcomes in patients with herniated lumbar intervertebral discs and large posterior anular defect. Spine (Phila Pa 1976). 2006,31(6):653-7.

[28] Hyeun Sung Kim. Comparative Assessment of Different Percutaneous Endoscopic Interlaminar Lumbar Discectomy (PEID)Techniques. Pain Physician. 2013;16;359-367.

[29] Garfin SR,Rydevik B,Lind B,Masie J. Spine nerve root compression. Spine. 1995;20:1810-1820.

[30] Osman SG,Nibu KM,Panjabi MM,Marsolais EB,Chaudhary R. Transforaminal and posterior decompression of the lumbar spine. Acomparative study of stability and intervertebral foramen area. Spine,1997;22:1690-1695.

[31] Savitz MH. Soft disc herniation in patients with lumbar stenosis. Neurosurg Focus,1997;3(2):e7.

[32] Kunogi J,Hasue M. Diagnosis and operative treatment of intraforaminal and extraforaminal nerve root compression. Spine,1991;16:1312-1320.

[33] Frymorere JW. Segmental instability. Rationale for treatment . Spine 1985;10;325-327.

[34] Boden SD,Riew KD,Yamaguchi K,Branch TP,Schellinger D,Wiesel SW. Orientation of the lumbar facet joints：association with degenerative disc disease. J Bone Joint Surg Am,1996;78:403-411.

[35] Fujiwara A,Tamai K,An HS,et al. The relationship between disc degeneration,facet joint osteoarthritis,and stability of the degenerative lumbar spine. J Spinal Disord,

2000；13：444-450.

[36] Suk KS, Lee HM, Moon SW, KimNH. Recurrent lumbar disc herniation：results of operative management. Spine, 2001；26：672-676.

[37] Schlegel JD, Smith JA, Schleusener RL. Lumbar motion segment pathology adjacent to thoracolumbar, lumbar and lumbosacral fusions. Spine, 1996；21：970-981.

[38] Choi G, Lee SH, Raiturker PP, et al. Percutaneous endoscopic interlaminar discectomy for intracanalicular disc herniations at L5-S1 using a rigid working channel endoscope. Neurosurgery, 2006；58(1 Suppl)：ONS59-68.

[39] Ruetten S, Komp M, Godolias G. A new full-endoscopic technique for the interlaminar operation of lumbar disc herniations using 6-mm endoscopes：prospective 2-year results of 331 patients. Minim Invasive Neurosurg, 2006；49 (2)：80-87.

[40] Kim CH, Chung CK, Jahng TA, et al. Surgical outcome of percutaneous endoscopic interlaminar lumbar diskectomy for recurrent disk herniation after open diskectomy. J Spinal Disord Tech, 2012；25(5)：E125-33.

[41] 李振宙, 侯树勋, 宋科冉, 等. 经椎板间完全内镜下 L2-5 椎间盘摘除术的手术策略. 中国矫形外科杂志, 2014, 22(3)：201-207. 5.

[42] 曾建成, 陈果, 宋跃明, 等. 经皮内镜椎板间入路微创治疗游离脱垂型 L5-S1 椎间盘突出症. 中国骨与关节杂志, 2014, 3(8)：590-596.

[43] Ruetten S, Komp M, Hahn P, et al. Decompression of lumbar lateral spinal stenosis：full-endoscopic, interlaminar technique. Oper OrthopTraumatol, 2013, 25(1)：31-46.

[44] 曾建成. 经皮内镜椎板间入路腰椎间盘切除术. 中国骨与关节杂志. 2014, 3(10)：795-800.

[45] Choi KC, Kim JS, Ryu KS, et al. Percutaneous endoscopic lumbar discectomy for L5/S1 disc herniation：transforaminal versus interlaminar approach. Pain Physician, 2013, 16：547-556.

[46] 陈仲, 邵振海, 靳安民, 等. 非特异性腰痛的重要原因：脊神经后支综合征. 中华骨科杂志, 1999：19：139-141.

[47] Gallagher J, Vadi PLP, Wesley JR. Radiofrequency facet joint denervation in the treatment of low back pain-a prospective controlled double-blind study in assess to efficacy. Pain Clinic, 1994, 7：193-198.

[48] Van Kleef M, Barendse GA, Kessels F, et al. Randomized trial of radiofrequency lumbar facet denervation for chronic low back pain. Spine, 1999, 24：1937-1942.

[49] Gallagher J, Vadi PLP, Wesley JR. Radiofrequency facet joint denervation in the treatment of low back pain-a prospective controlled double-blind study in assess to efficacy. Pain Clinic, 1994, 7：193-198.

[50] Van Wijk RM, Geurts JW, Wynne HJ, et al. Radiofrequency denervation of lumbar facet joints in the treatment of chronic low back pain：a randomized, double-blind, sham lesion-controlled trial. Clin J Pain, 2005, 21：335-344.

[51] Kroll HR, Kim D, Danic MJ, et al. A randomized, double-blind, prospective study comparing the efficacy of continuous versus pulsed radiofrequency in the treatment of lumbar facet syndrome. J Clin Anesth, 2008, 20：534-537.

[52] Anthony Yeung, Satishchandra Gore. Endoscopically Guided Foraminal and Dorsal Rhizotomy for Chronic Axial Back Pain Based on Cadaver and Endoscopically Visualized Anatomic Study. Int J Spine Surg, 2014, 8.

[53] Anthony Yeung, Satishchandra Gore. Endoscopic Foraminal Decompression for Failed Back Surgery Syndrome under local Anesthesia. Int J Spine Surg. 2014, 1；8.

第九章　脊柱内镜技术操作流程与质控

流程错,结果对,还是错! 流程对,结果对,才是对! 脊柱内镜技术更是如此。

第一节　患者入室后到穿刺点定位前

一、操作流程

患者入室后到穿刺点定位,包括:接患者入室,摆体位,手术部位标线、消毒、铺巾、脊柱内镜和双极射频仪器的安装调校,C 形臂 X 线机的准备等。笔者以患者手术部位为中心,设计操作流程(图 9-1-1)。

相关人员职责分明、互相配合,有条不紊地工作。在操作规范内,尽可能缩短患者在手术台上从摆体位到脊柱内镜安装过程,杜绝空置等待。

脊柱内镜技术绝大多数是在局部麻醉下完成,需采用侧卧或俯卧位,术中体位的耐受是有限度的,无谓的等待会增加患者的不适甚至躁动,影响手术操作、加大镇静药物的使用,带来安全隐患。

二、质控

对患者入室后到穿刺点定位的操作流程进行质控(表 9-1-1)。

目的是:在操作规范内,尽可能缩短患者入室后到穿刺点定位操作的时间。

表 9-1-1　患者入室后到穿刺点定位的操作流程质控

时间:　　　操作者:　　　　指导者:　　　　质控员:

项目	细则	标准	实际	改进
操作流程	1. 摆体位	俯卧位 左侧卧位		
	2. 监测			
	3. 管道线路安放与管理			
	4. 静脉给药			
	5. 皮肤标线			
	6. 消毒			
	7. 穿手术衣			
	8. 戴手套			
	9. 铺巾			
	10. 贴切口膜			
	11. 戴 C 臂套			
	12. 脊柱内镜安装调试			
	13. 可弯曲射频头调试			
	14. 电动磨钻安装调试			
	15. 钛激光的安装调试			
小结(min)	20			

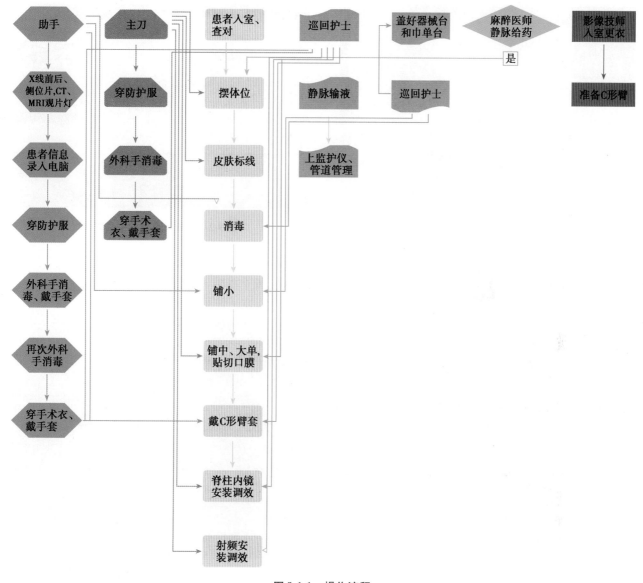

图 9-1-1 操作流程

（康健 刘孜）

第二节 后外侧入路"由内向外"技术

后外侧入路"由内向外"技术（inside out 技术），以 $L_{4/5}$ 椎间盘突出症（左侧），俯卧位为例，介绍笔者改良术式。

一、操作流程

（一）穿刺点定位

1. 斜位透视（同轴）法

（1）前后位透视：向头端或脚端旋转影像增强器，使目标椎间盘下位椎体前后缘重叠。

（2）斜位透视：向术侧旋转影像增强器，使上关节突外侧缘位于目标椎间盘的中点到背侧 1/3

处。

（3）穿刺点：用抓钳放置皮肤上（图 9-2-1）；透视下抓钳头端位于上关节突外缘即为穿刺点（图 9-2-2）。

2. 侧位透视法

（1）用抓钳：侧位透视下，拟定椎间盘的平分线。

（2）穿刺点：椎间盘的平分线与后正中线旁开的距离（8～10cm）线相交点。

注意：L_5/S_1 受髂嵴影响，不能平分椎间盘穿刺，穿刺点应向头端移。

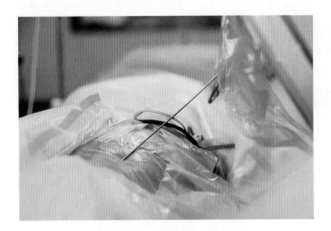

图 9-2-1 用抓钳放置皮肤上

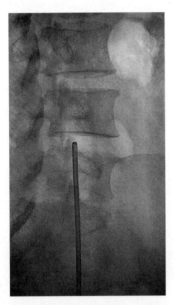

图 9-2-2 斜位透视下抓钳头端位于
上关节突外缘即为穿刺点

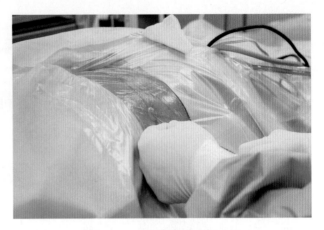

图 9-2-3 穿刺点皮肤呈橘皮样

障局部浸润麻醉效果的基础。

2. 皮下组织、深筋膜、上关节突

（1）皮下注射 3ml。

（2）换勺状针（图 9-2-4）。

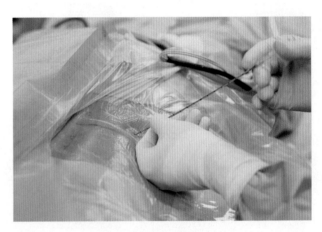

图 9-2-4 换勺状针穿刺

（二）麻醉穿刺同步实施操作流程

由于脊柱内镜技术的工作通道较长，仅仅皮肤和皮下组织的浸润麻醉是不够的。笔者采用边穿刺、边麻醉的方法，二者合一。

手术过程中导致疼痛的主要部位是：皮肤、深筋膜、髂嵴、横突、关节突、纤维环，在这些部位进行确切、充分、有效的局部浸润麻醉是关键。

笔者在整个手术过程中，均选用 0.5% 盐酸利多卡因注射液（简称局麻药）。初学者可选用罗哌卡因，延长麻醉时间。

1. 穿刺点皮肤

（1）5ml 注射器：含局麻药 5ml，7# 针头。

（2）皮内注射：局麻药 2ml。

（3）皮丘：直径 15mm，似橘皮样（图 9-2-3）。

小结：确切的皮内注射（皮肤似橘皮样），是保

（3）穿刺到皮下。

（4）拔除针芯。

（5）10ml 注射器：含局麻药 10ml。

（6）穿刺到深筋膜层：与射线平行，边缓慢进针边注射局麻药，达深筋膜层，针头有明显阻力（图 9-2-5）。

（7）深筋膜层：注射局麻药 5ml。

（8）穿刺到关节突外侧：检查和调整进针方向、角度，继续边进针边注射局麻药达上关节突外侧，有抵骨感（图 9-2-6）。

（9）斜位透视：勺状针抵达上关节突外侧（图 9-2-7）。

（10）前后位透视：与斜位透视对应的前后位透视（图 9-2-8）。

（11）侧位透视：与斜位透视对应的侧位透视

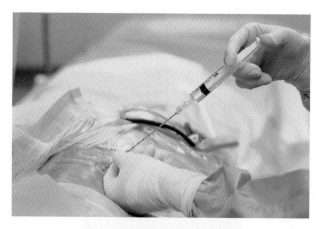

图 9-2-5　边缓慢进针边注射局麻药

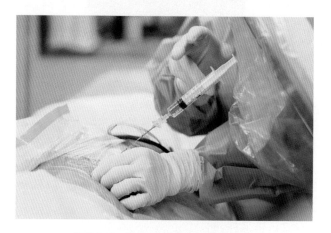

图 9-2-6　达上关节突外侧有抵骨感

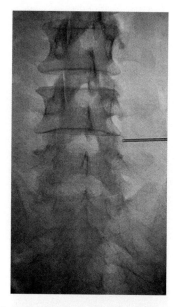

图 9-2-8　与斜位透视对应的前后位透视

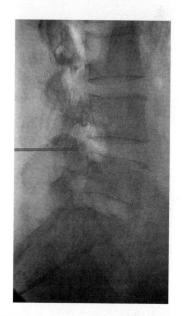

图 9-2-9　与斜位透视对应的侧位透视

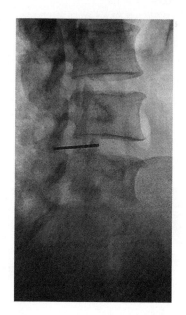

图 9-2-7　斜位透视勺状针抵达上关节突外侧

（图 9-2-9）。

（12）关节突外侧：注射局麻药 10ml。

注意事项：当穿刺针接近椎间孔时，出现放射痛，提示针尖太靠头端（超过Ⅰ层面），刺激了出孔根。需退针至深筋膜层，针尖略向下调整穿刺方向重新穿刺。前后位、侧位透视可明确。

操作要领：穿刺时，有意使针尖的方向更靠背侧，抵达椎间孔外，触及上关节突的几率大，对关节突的麻醉更充分。减少误入腹腔和直接穿刺入椎间孔损伤神经的机会。

3. 纤维环外

（1）勺状针：退针 3～5mm。

（2）勺状针：调整勺状面（凹口）向腹侧。

（3）针尖抵达纤维环外：稍加大穿刺角度，使针尖略向腹侧进针，滑过上关节突外侧抵达纤维环外。

（4）斜位透视：勺状针滑过上关节突外侧（图 9-2-10）。

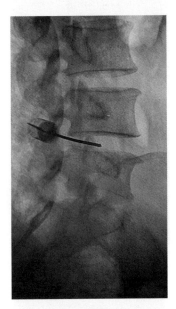

图 9-2-10　斜位透视勺状针滑过上关节突外侧

（5）前后位透视：针尖位于椎弓根外侧缘连线（图 9-2-11）。

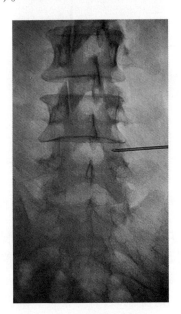

图 9-2-11　前后位透视针尖位于椎弓根外侧缘连线

（6）侧位透视：针尖抵达纤维环外（图 9-2-12）。

操作要领：勺状针针尖滑过上关节突的外侧，是穿刺到位的关键。

4. 纤维环入盘点

（1）注射局麻药 3ml。

（2）入盘点调整：若穿刺针尖位置偏头端或脚

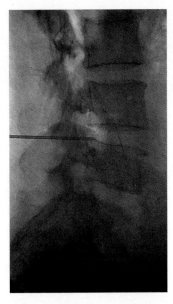

图 9-2-12　侧位透视针尖抵达纤维环外

端可通过双针技术或铅笔头调整。

1）双针技术：①调节勺状针针芯座上的凹口朝向需要调整的方向，向头端或脚端；②笔尖针前端弯曲（图 9-2-13）；③笔尖针置入勺状针外套管内（图 9-2-14）；④前后位透视（图 9-2-15）；⑤侧位透视（图 9-2-16）。

2）锥形杆：略。

5. 髓核造影与染色

（1）笔尖针：碘海醇和亚甲蓝混合液（4∶1）2ml，注入椎间盘内，进行造影与染色。

（2）前后位透视：椎间盘显影（图 9-2-17）。

（3）侧位透视：椎间盘显影（图 9-2-18）。

体会：造影有时可以诱发腰痛和（或）放射痛，但不是必然，不能仅仅依此来判断预期疗效；用小些的注射器来推注。在注射时用纱块包裹住注射器与穿刺针连接处，因注射时阻力大易溅出（图 9-2-19）。

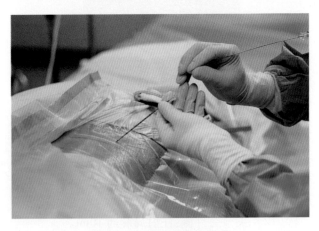

图 9-2-13　笔尖针前端弯曲

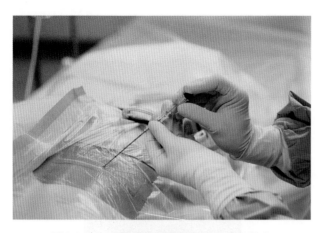

图 9-2-14　弯曲笔尖针置入勺状针外套管内

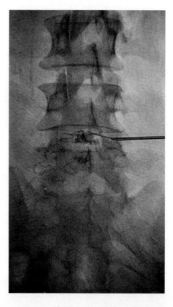

图 9-2-17　前后位透视盘内髓核造影

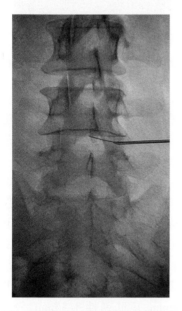

图 9-2-15　前后位透视笔尖针弯向椎间盘中心点

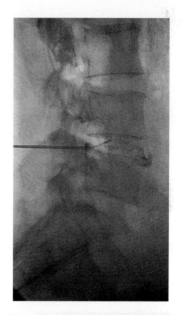

图 9-2-18　侧位透视盘内髓核造影

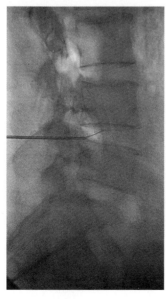

图 9-2-16　侧位透视笔尖针弯向椎间盘中心点

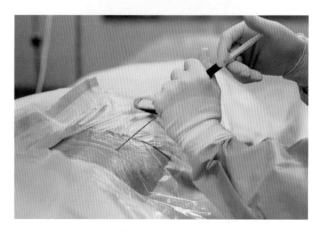

图 9-2-19　用纱块包裹住注射器与穿刺针连接处

6. 纤维环注射芬太尼

（1）笔尖针:退出。

（2）勺状针:注射芬太尼 50μg（用 0.9% 氯化钠 3ml 稀释）。可以减少术后感觉异常[2]。

提示:盐酸芬太尼是局部作用,还是全身作用?笔者正在进行对比观察。

（三）建立工作通道

1. 置入导丝

（1）勺状针:调整针头,勺状面向靶点（目标椎间盘解剖中心）。

（2）置入导丝:沿勺状针,置入导丝（图 9-2-20）,并超过穿刺针 10mm。

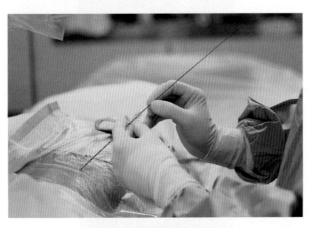

图 9-2-20　沿勺状针置入导丝

（3）侧位透视:导丝过穿刺针 10mm（图 9-2-21）。

（4）前后位透视:导丝过穿刺针 10mm（图 9-2-22）。

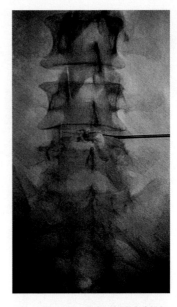

图 9-2-22　前后位:透视丝过穿刺针 10mm

体会:置入导丝到达勺状针针头时会有明显阻力感,距勺状针针头 10mm 处捏住导丝送入即可减少透视次数,避免置入过度或不足。

2. 切皮　沿勺状针横行切开皮肤 10mm。

注意事项:皮肤切口的大小,不仅仅是美学问题。太大,易渗血。太小,工作套管置入困难。强行置入,皮肤切口过度挤压,表面坏死,难以愈合。根据圆周径计算公式:$2R \cdot \pi$,工作套管的半径是 3.75mm,计算出周径是 23.55mm。切开皮肤 10mm,获得周径 20mm,皮肤弹性 3.55mm,较为恰当。切开皮肤,要注意与穿刺针同轴,可通过穿刺针能在切口内左右摆动来检查（图 9-2-23,图 9-2-24）。

3. 扩张软组织

（1）置入 1 级导杆

1）固定导丝,退出勺状针。

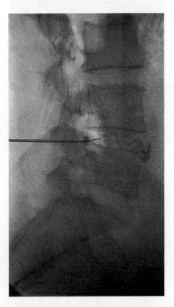

图 9-2-21　侧位透视:导丝过穿刺针 10mm

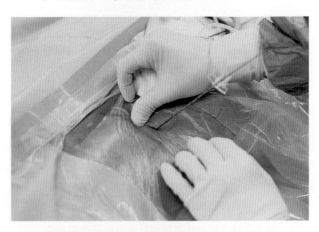

图 9-2-23　皮肤拉向中线穿刺针在切口外侧

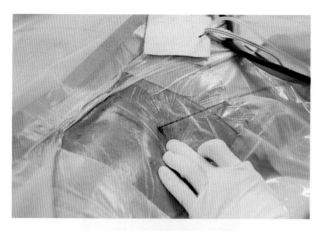

图 9-2-24 皮肤拉向中线,穿刺针在切口内侧

2）沿导丝置入 1 级导杆,1 级导杆头端抵达靶点,持杆技法(图 9-2-25),导杆置入技法(图 9-2-26)。

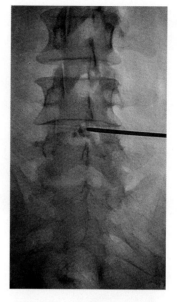

图 9-2-27 前后位透视导杆头端抵达椎间盘解剖中心

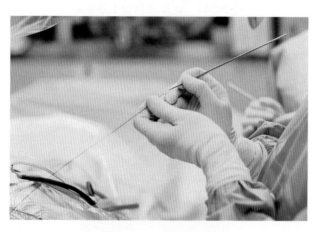

图 9-2-25 持导杆技法

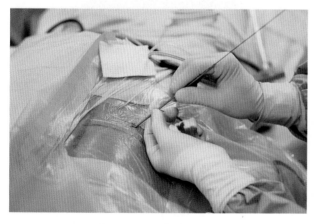

图 9-2-26 导杆置入技法

3）前后位透视:导杆头端抵达目标椎间盘解剖中心(图 9-2-27)。

4）侧位透视:导杆头端抵达目标椎间盘解剖中心(图 9-2-28)。

操作要点:导丝要固定,不可深入,更不可退出,

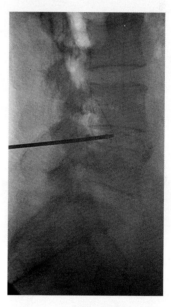

图 9-2-28 侧位透视导杆头端抵达椎间盘解剖中心

否则要重新穿刺定位。其手法类似于麻醉医师做硬脊膜外麻醉置管;旋转式渐进,不可直插。抵达纤维环时有阻力感,可参照勺状针置入的深度。

（2）置入 1~3 级扩张管

1）持扩张管技法(图 9-2-29),扩张管置入技法(图 9-2-30)。

2）在 1 级导杆外,依次置入 1~3 级扩张管,抵达纤维环外(图 9-2-31)。

3）前后位透视:1~3 级扩张管抵达纤维环外(图 9-2-32)。

4）侧位透视:1~3 级扩张管抵达纤维环后缘

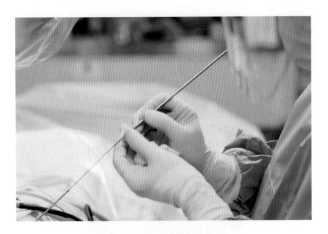

图 9-2-29　持扩张管技法

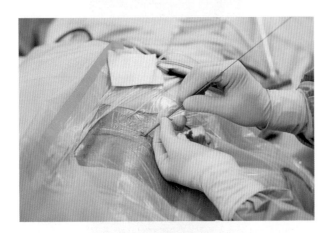

图 9-2-30　扩张管置入技法

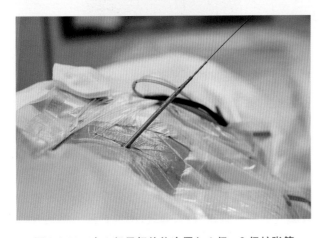

图 9-2-31　在 1 级导杆外依次置入 1 级 ~ 3 级扩张管

（图 9-2-33）。

操作要点：扩张管的逐级置入，一手固定导杆，一手旋转扩张管，直至有明显阻力为止同时要注意置入的深度，可参照 1 级导杆，不要置入椎间盘内；扩张管置入时，要用手指撑开皮肤切口，尤其是第 3 级套管，以免将切口膜带入（图 9-2-34）。

为了避免切口膜被带入切口，将切口周边的切

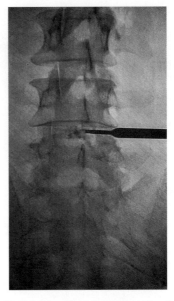

图 9-2-32　前后位透视 1 级 ~ 3 级扩张管抵达纤维环外

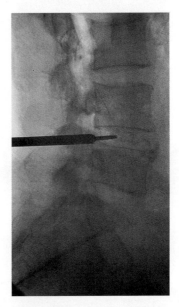

图 9-2-33　侧位透视 1 级 ~ 3 级扩张管抵达纤维环后缘

口膜挑开的做法，是不规范的，失去了切口膜的保护作用。

还可用锥形杆扩张软组织。

沿导丝置入锥形杆，杆头抵达纤维环外。

可利用其偏心孔沿导丝置入而改变抵达纤维环外的位置。

因较粗，置入时需顺导丝旋转置入。

4. 置入工作套管

（1）持工作套管技法（图 9-2-35），工作套管置入技法（图 9-2-36）。

（2）工作套管置入：3 级扩张管外置入工作套管。

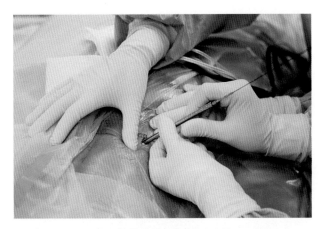

图 9-2-34　扩张管置入助手用手指撑开皮肤切口以免将切口膜带入

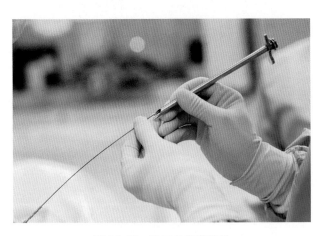

图 9-2-35　持工作套管技法

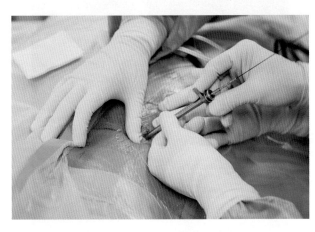

图 9-2-36　工作套管置入技法

（3）前后位透视：工作套管的头端位于纤维环外（图 9-2-37）。

（4）侧位透视：工作套管的头端位于纤维环后缘（图 9-2-38）。

提示：工作套管有多种开口，可根据需要选择；常用的有 2 种，一种是舌状，一种是平口。舌状用于Ⅰ层面、Ⅲ层面椎间盘突出，平口用于Ⅱ层面椎间盘

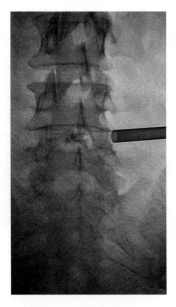

图 9-2-37　前后位透视工作套管的头端位于纤维环外

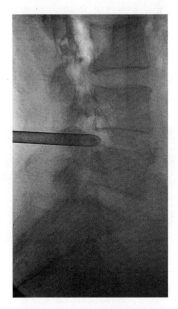

图 9-2-38　侧位透视工作套管的头端位于纤维环后缘

突出。

（四）脊柱内镜镜下操作流程

1. 脊柱内镜置入前

（1）脊柱内镜的握持：持枪式。

（2）调焦：调焦至显示屏上三角形定位标志清晰。

（3）镜像方向：三角形标记在 6 点钟方向。

注意：侧卧位时应采用执笔式持镜。三角形标记在 12 点钟方向。

2. 脊柱内镜置入

（1）双手持镜：一手持枪式握镜柄、另一手捏镜头，与工作套管平行缓慢置入（图 9-2-39）。

161

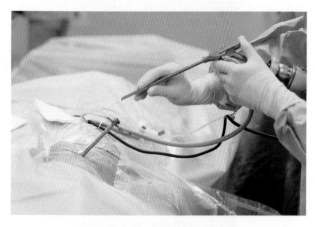

图 9-2-39　一手持枪式握镜柄另一手捏镜头与工作套管平行缓慢置入

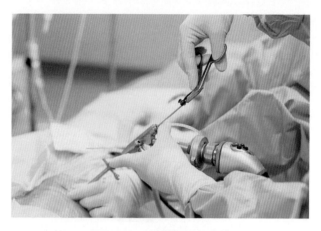

图 9-2-41　抓钳抓取凝血块

（2）冲水水流压力调节：根据视野清晰度，调节冲洗液悬挂的高度，以 1200~1500mm 为佳；采用输注泵控制，效果更佳。

冲水可以快速清洗小出血点的渗血、保持视野清晰；使射频头降温，避免热损伤，可加肾上腺素和抗生素，助止血和预防感染。

3. 清理工作区

（1）首先见到凝血块（图 9-2-40）。

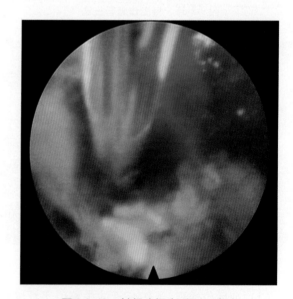

图 9-2-42　置入射频头

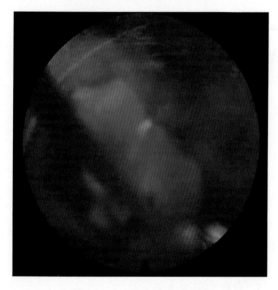

图 9-2-40　首先见到凝血块

（2）抓钳：抓取（图 9-2-41）。

（3）置入射频头（图 9-2-42）。

（4）止血、进行射频消融操作，同时注意患者有无神经根性症状（图 9-2-43）。

（5）用小抓钳抓取组织碎块（图 9-2-44）。

4. 组织辨识（图 9-2-45）

（1）上关节突外缘（椎间孔外口）：呈淡红色，

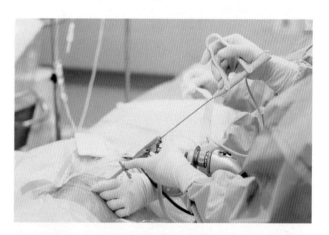

图 9-2-43　射频头探查、凝血、消融

位于外缘，可见经过其表面的关节囊韧带。

（2）纤维环外脂肪。

5. 纤维环开窗

（1）镜下环锯：脊柱内镜下置入镜下环锯（图 9-2-46）。

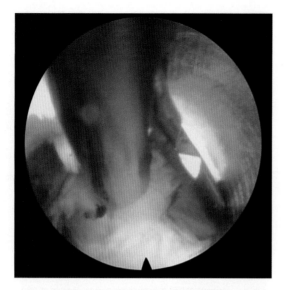

图 9-2-44 用小抓钳抓取组织碎块

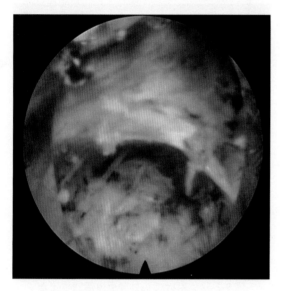

图 9-2-45 镜下组织辨识

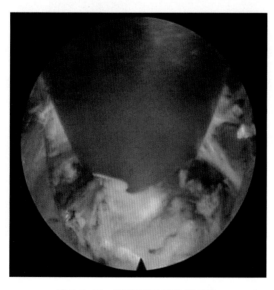

图 9-2-46 镜下环锯纤维环开窗

（2）纤维环开窗：见蓝染髓核（图 9-2-47）。

注意事项：开窗应选择上下终板中心的纤维环处，避免损伤终板。

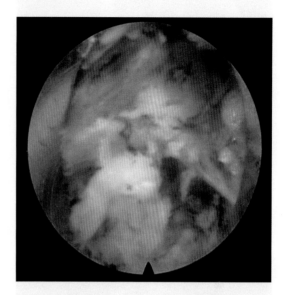

图 9-2-47 开窗后见蓝染髓核

6. 摘除髓核

（1）小抓钳抓取：椎间盘内蓝染髓核（图 9-2-48）。

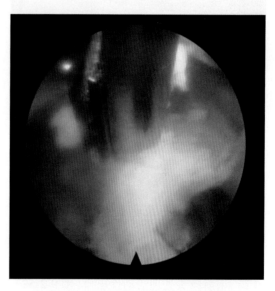

图 9-2-48 小抓钳抓取椎间盘内蓝染髓核

（2）射频头：进行射频消融盘内髓核（图 9-2-49）。

7. 纤维环成形 射频头进行消融平整纤维环裂口（图 9-2-50）。

8. 脊柱内镜镜下操作完成的标志

（1）纤维环裂口：较平整、没有髓核碎片嵌在其中。

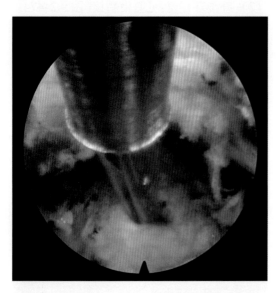

图 9-2-49　射频头消融盘内髓核

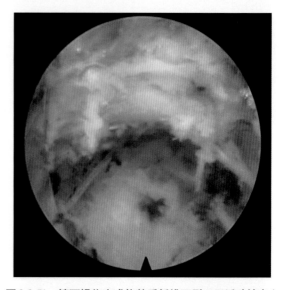

图 9-2-51　镜下操作完成修整后纤维环裂口无活动性出血

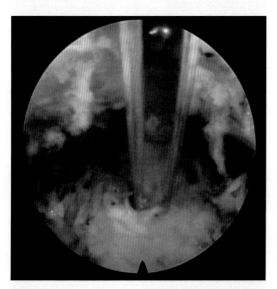

图 9-2-50　修整纤维环裂口

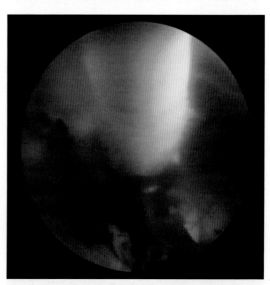

图 9-2-52　用射频头处理通道活动性出血

（2）无明显活动性出血（图 9-2-51）。

9. 脊柱内镜与工作套管退出

（1）检查有无活动性出血。

（2）用射频头处理活动性出血（图 9-2-52）。

10. 注入甲泼尼龙　用勺状针经工作套管注入甲泼尼龙 40mg（图 9-2-53）。

二、质控

要求对每一台手术操作流程进行质控（表 9-2-1）。利于总结提高。

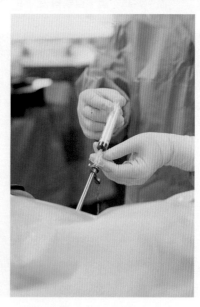

图 9-2-53　注入甲泼尼龙 40mg

表 9-2-1　inside out 技术操作质控

时间：　　　　操作者：　　　　指导者：　　　　质控员：

项目		细则		标准	实际	改进
（一）穿刺点定位	1. 斜位透视法	（1）目标椎间盘：下位椎体前后缘重叠		前后位透视 2 次		
		（2）上关节突外侧缘位于目标椎间盘的中点～背侧 1/3 处		斜位透视 2 次		
		（3）穿刺点：抓钳头端位于上关节突外缘		斜位透视 2 次		
	2. 侧位透视法	（1）目标椎间盘用抓钳平分线		侧位透视 2 次		
		（2）穿刺点平分线与后正中线旁开的距离		8～10cm		
（二）麻醉穿刺同步		1. 穿刺点皮肤似橘皮样 1.5ml		直径 15mm		
		2. 皮下注射		3～5ml		
		3. 深筋膜层		10ml		
		4. 上关节突外侧		前后位透视 2 次		
				侧位透视 2 次		
		5. 注射局麻药		10ml		
		6. 意外穿刺	（1）超过 1 层面	0		
			（2）超过椎体后缘	0		
		7. 纤维环外滑过上关节突外侧抵达		斜位透视 1 次		
		8. 穿刺针尖位于椎弓根外侧缘连线		前后位透视 1 次		
				侧位透视 1 次		
		9. 纤维环入盘点		局麻药 5ml		
		10. 入盘点调整	（1）双针技术	前后位透视 2 次		
				侧位透视 1 次		
			（2）锥形杆	前后位透视 2 次		
				侧位透视 1 次		
（三）髓核造影与染色	碘海醇和亚甲蓝	1. 混合液		4∶1　2ml		
				前后位透视 1 次		
				侧位透视 1 次		
		2. 溅出		0		
（四）纤维环注射芬太尼		50μg 用 0.9% 氯化钠 3ml 稀释至 4ml		4ml		

项目			细则	标准	实际	改进
（五）建立工作通道	1. 置入导丝超过穿刺针10mm			侧位透视1次		
				前后位透视1次		
	2. 切皮横行切开			10mm		
	3. 扩张软组织	（1）逐级法	a. 1级导杆头端抵达靶点	前后位透视1次		
				侧位透视1次		
			b. 置入1级~3级扩张管			
			c. 抵达纤维环外	前后位透视1次		
				侧位透视1次		
			d. 入椎间盘内	无		
			e. 切口膜带入	无		
		（2）铅笔头	杆头抵达纤维环外	前后位透视1次		
				侧位透视1次		
	4. 置入工作套管	（1）头端位于纤维环外		前后位透视1次		
				侧位透视1次		
		（2）头端入椎间盘内		无		
（六）镜下操作	1. 置入前	（1）握持		a. 持枪式		
				b. 执笔式		
		（2）调焦三角形		清晰		
		（3）镜像方向三角形		6点钟		
				12点钟		
	2. 置入	水压调节 冲洗液悬挂的高度		1200~1500mm		
	3. 清理工作区	（1）若首先见到凝血块		小抓钳		
		（2）止血、消融　探查神经根		射频头		
		（3）组织碎块		小抓钳		
	4. 组织辨识	（1）上关节突外缘关节囊韧带淡红色		可见		
		（2）纤维环外脂肪		可见		
	5. 纤维环开窗	（1）纤维环开窗上下终板中心的纤维环处		镜下环锯		
		（2）损伤终板		无		
	6. 摘除髓核	（1）盘内　蓝染		小抓钳		
		（2）损伤终板		无		
	7. 纤维环成形	纤维环裂口		射频头		
	8. 完成的标志	A. 纤维环裂口		平整		
		B. 活动性出血		无		
	9. 工作通道	脊柱内镜与工作套管退出　活动性出血止血、碎块清除		射频头　小抓钳		
	10. 注入甲强龙			40mg		

续表

项目	细则	标准	实际	改进
小结				
		标准	实际	改进
（1）透视次数		33 次		
（2）局麻药量（ml）		30ml		
（3）手术时间		60min		
（4）术中疼痛 VAS 评分		0～2 分		
（5）出血量		<50ml		
（6）危险操作　意外穿刺　超过Ⅰ层面		0 次		
意外穿刺超过椎体后缘		0 次		

（康　健）

第三节　后外侧入路"由外向内"技术-3 靶点法

后外侧入路"由外向内"技术-3 靶点法（TESSYS 技术-3 靶点法），以 $L_{4/5}$ 椎间盘Ⅲ层面 1～2 区突出（左侧），俯卧位为例，介绍操作流程。

一、操作流程

（一）穿刺点定位

1. 穿刺方向线

（1）用抓钳：置于拟定的穿刺方向线上（图 9-3-1）。

（2）前后位透视：确定穿刺方向线（图 9-3-2）。

注意事项：在前后位透视下，腰椎运动节段与射

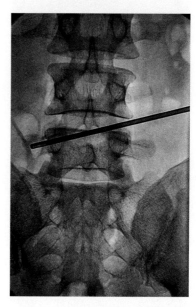

图 9-3-2　前后位透视下穿刺方向线

线会有一定角度，椎体前后缘不在一条线上，在 $L_{4/5}$、L_5/S_1 更明显，要区分出目标运动节段椎体的上、下缘，椎间盘的高度，才能够明确靶点。可参考侧位片。

2. 穿刺角度线

（1）用抓钳：置于拟定的穿刺角度线上（图 9-3-3）。

（2）侧位透视：确定穿刺角度线（图 9-3-4）。

注意事项：穿刺角度线决定了穿刺点旁开中线的距离。只根据穿刺方向线，估计旁开中线的距离（120～140mm）来定穿刺点，是不规范的做法，可能

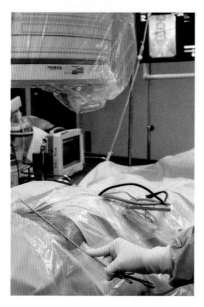

图 9-3-1　用抓钳前后位透视穿刺方向线

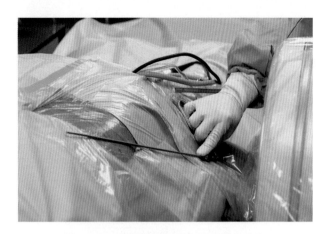

图9-3-3 用抓钳侧位透视下穿刺角度线

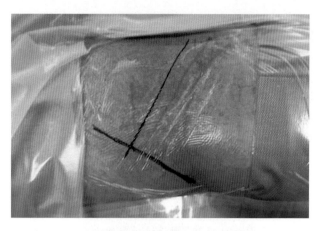

图9-3-5 穿刺点穿刺方向线与穿刺角度线两线的交点

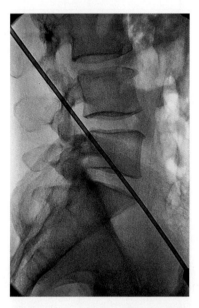

图9-3-4 侧位透视下穿刺角度线

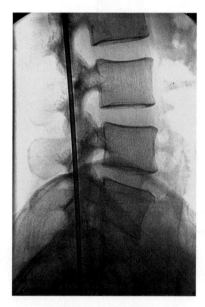

图9-3-6 安全线

导致手术困难甚至失败。笔者曾遇过,身高175cm、体重75kg的患者,经侧位透视,需要旁开中线的距离是180mm。

3. 穿刺点定位 穿刺方向线与穿刺角度线两线的交点即为穿刺点(图9-3-5)。

提示:穿刺方向线越近水平面,穿刺点旁开中线的距离越远,反之越来越近。

4. 安全线 侧位透视下,做关节突的连线,穿刺点不超过该线的腹侧(图9-3-6)。

注意:忽略安全线,可能导致腹内脏器损伤,尤其是$L_{3/4}$位置以上椎间盘突出。

(二)麻醉穿刺同步实施操作流程

笔者采用边穿刺、边麻醉,二者合一。

手术过程中导致疼痛的主要部位是:皮肤、深筋膜、髂嵴、横突、关节突、椎间孔、纤维环、后纵韧带、腹侧硬脊膜、神经根,在这些部位进行确切、充分、有

效的局部浸润麻醉是关键。

笔者在整个手术过程中,均选用0.5%盐酸利多卡因注射液(简称局麻药)。初学者可选用罗哌卡因,延长麻醉时间。

1. 穿刺点皮肤

(1)5ml注射器:含局麻药5ml,7#针头。

(2)皮内注射2ml。

(3)皮丘:直径15mm,似橘皮样。

2. 皮下组织、深筋膜 上关节突尖背侧

(1)皮下组织:沿进针方向线,注射3ml。

(2)换勺状针。

(3)穿刺到皮下。

(4)拔除针芯。

(5)10ml注射器:含局麻药10ml。

(6)深筋膜层:沿进针方向线与额面成10°~

30°角,边缓慢进针边注射局麻药,达深筋膜层(针头有明显阻力)。

(7) 注射局麻药 5ml。

(8) 上关节突尖背侧:检查和调整进针方向、角度,继续边进针边注射局麻药达上关节突尖背侧,有抵骨感。

(9) 前后位透视:勺状针针尖抵达上关节突尖背侧(图 9-3-7)。

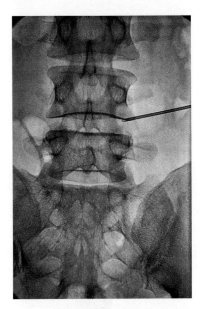

图 9-3-7　前后位侧位透视勺状针抵达上关节突尖背侧

(10) 侧位透视:勺状针针尖抵达上关节突尖背侧(图 9-3-8)。

(11) 注射局麻药 10ml。

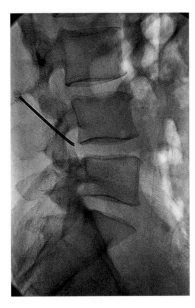

图 9-3-8　侧位透视勺状针抵达上关节突尖背侧

操作要领:当穿刺针接近椎间孔时,出现放射痛,提示针尖太靠头端(超过 I 层面),刺激了出孔根。需退针至深筋膜层,针尖略向下调整穿刺方向重新穿刺。前后位、侧位透视可明确;穿刺时,有意使针尖的方向更靠背侧,抵达椎间孔外,触及上关节突的几率大,对关节突的麻醉更充分。减少误入腹腔和直接穿刺入椎间孔损伤神经的机会。

3. 上关节突尖部腹侧(椎间孔外口)

(1) 勺状针:退针 3 ~ 5mm。

(2) 勺状针针尖:调整勺状面(凹口)向腹侧。

(3) 关节突尖部(腹侧):稍加大穿刺角度,使针尖略向腹侧进针,滑过上关节突尖部(腹侧)进入椎间孔外口。

(4) 前后位透视:勺状面滑过上关节突尖部(腹侧)进入椎间孔外口(图 9-3-9)。

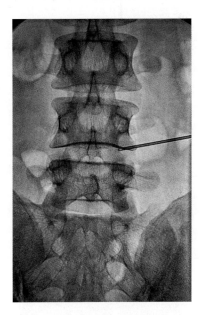

图 9-3-9　前后位透视勺状针滑过上关节突尖部(腹侧)进入椎间孔

(5) 侧位透视下确定:勺状面滑过上关节突尖部(腹侧)进入椎间孔外口(图 9-3-10)。

操作要领:勺状针针尖滑过上关节突的腹侧进入椎间孔外口,是穿刺到位的关键。

注意事项:有时,上关节突由于增生,太靠近头端,会干扰向靶点穿刺的方向和角度。此时,只要勺状针抵达上关节突的背侧即可。随着对关节突的逐步切削,应用导杆,可以向背侧、腹侧、向头端、向脚端调整,从而到达靶点;若上关节突尖部比较靠背侧,勺状针针头指向椎间孔的中心,继续进针势必误入硬脊膜。此时应退针 30 ~ 50mm,增加穿刺角度(向腹侧)进针,但需缓慢,以控制深度。并通过前

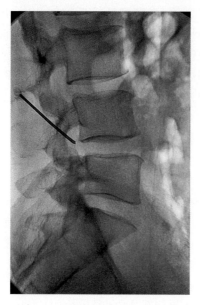

图9-3-10　侧位透视勺状针滑过上
关节突尖（腹侧）

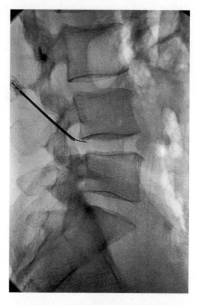

图9-3-12　侧位透视笔尖针通过椎
间孔到达椎间盘内

后位、侧位透视来判断。因为缺乏骨性结构的参照，很容易进针过深。

4. 椎间孔

（1）勺状针：调整勺状面方向，向脚端向背侧入突出髓核、向腹侧向头端入椎间盘。

（2）双针技术：在勺状针内，置入笔尖针。

1）笔尖针：可弯曲头端，缓慢向目标穿刺，通过椎间孔到达脱出到椎管的髓核或椎间盘内。

2）前后位透视：笔尖针通过椎间孔（图9-3-11）。

3）侧位透视：笔尖针通过椎间孔到达椎间盘内（图9-3-12）。

操作要点：穿刺针由椎间孔外口、椎间孔中间区、椎间孔内口进入到椎管内，途经出孔神经根和随行神经根所在区域。稍有不慎，易致神经根的损伤。笔尖针，针头圆钝，近神经时可滑开，减少了直接刺入神经的机会；若穿刺时有神经根性症状出现，可退出笔尖针，调节勺状针的开口方向，重新置入笔尖针。

5. 髓核造影与染色

（1）椎间盘内：注入碘海醇和亚甲蓝混合液（4:1）2ml，进行造影与染色。

（2）前后位透视：椎间盘内髓核造影（图9-3-13）。

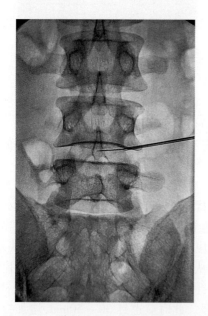

图9-3-11　前后位透视笔尖针通过椎间孔

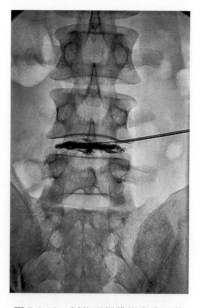

图9-3-13　侧位透视椎间盘内髓核

（3）侧位透视：椎间盘内髓核造影（图 9-3-14）。

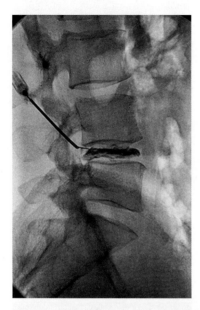

图 9-3-14 侧位透视：椎间盘内髓核造影

体会：注入突出髓核的造影剂，多数情景是不但使突出的髓核显影，还能延伸至椎间盘内，使盘内髓核也显影，提示突出到椎管内的髓核与盘内相连；若仅仅是突出的髓核显影，提示游离或纤维化明显；部分造影剂会沿后纵韧带腹侧或背侧（硬脊膜外间隙）上下扩散，不影响随后的操作；造影有时可以诱发腰痛和（或）放射痛，但不是必然。不能仅仅依此来判断预期疗效；用小些的注射器来推注。在注射时用纱块包裹住注射器与穿刺针连接处，因注射时阻力大易溅出。

6. 勺状针抵达第一靶点

（1）勺状针：沿笔尖针推进 3～5mm，抵达纤维环外。

（2）记录：勺状针置入的深度，便于下步操作的参考。

（3）前后位透视：勺状针针尖位于第一靶点（图 9-3-15）。

（4）侧位透视：勺状针针尖位于纤维环后缘（图 9-3-16）。

提醒：勺状针抵达第一靶点，意味着到达了椎间孔内口。多数术者，会继续穿刺，使针尖抵达后正中线，此时针尖常会进入椎间盘内，而不是拟定的靶点（椎管内）。并且，随后的软组织扩张与椎间孔成形，均在椎间盘内，去不到靶点，致手术困难甚至失败；笔者到达第一靶点，通过向腹侧压导杆、使导杆

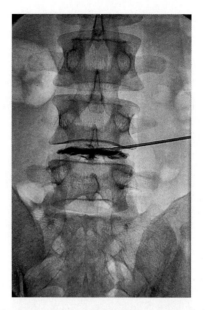

图 9-3-15 前后位透视勺状针位于第一靶点

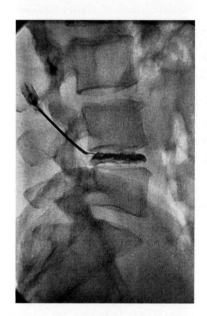

图 9-3-16 侧位透视勺状针位于纤维环后缘

头端向背侧，并沿着纤维环外的弧线向椎管内潜行，容易到达椎管内的靶点，也是 3 靶点法的意义所在。

7. 纤维环注射芬太尼

（1）退出笔尖针。

（2）勺状针：注射芬太尼 50μg（用 0.9% 氯化钠 3ml 稀释）。

（三）建立工作通道 3 靶点法操作流程

1. 第一靶点软组织扩张

（1）勺状针：勺状面向背侧。

（2）置入导丝：沿勺状针，置入导丝，并超过穿刺针 10mm。

（3）前后位透视：导丝超过勺状针 10mm（图 9-

3-17）。

（4）侧位透视：导丝位于纤维环后缘（图9-3-18）。

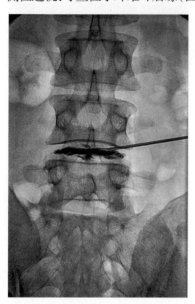

图 9-3-17　前后位透视导丝超过穿刺针 10mm

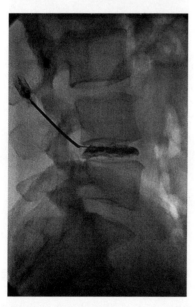

图 9-3-18　侧位透视导丝位于纤维环后缘

体会：置入导丝到达勺状针针头时会有明显阻力感，距勺状针针头 10mm 处捏住导丝送入即可。可减少透视次数，避免置入过度或不足。

（5）切皮：沿勺状针横行切开皮肤 10mm。

（6）固定导丝，退出勺状针。

（7）1 级导杆：沿导丝置入 1 级导杆，头端抵达第一靶点。

（8）前后位透视：1 级导杆头端抵达第一靶点（图9-3-19）。

（9）侧位透视：1 级导杆头端抵达纤维环后缘

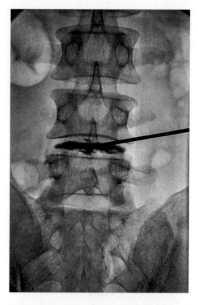

图 9-3-19　前后位透视 1 级导杆头端抵达第一靶点

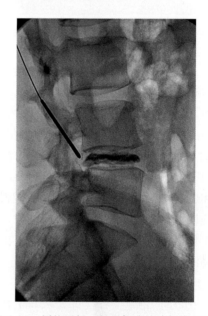

图 9-3-20　侧位透视 1 级导杆头端达纤维环后缘

（图 9-3-20）。

（10）扩张软组织：在 1 级导杆外，依次置入1～3 级扩张管，扩张软组织，抵达第一靶点。

（11）前后位透视：1～3 级扩张管抵达第一靶点（图9-3-21）。

操作要点：导丝要固定，不可深入，更不可退出，否则要重新穿刺定位。其手法类似于麻醉医师做硬脊膜外麻醉置管；导杆旋转式渐进，不可直插。抵达纤维环时有阻力感，可参照勺状针置入的深度，不要入盘；扩张管的逐级置入，直至有明显阻力为止，同时要注意置入的深度，可参照 1 级导杆，不要超过 1级导杆的头端；扩张管置入时，要用手指撑开皮肤切

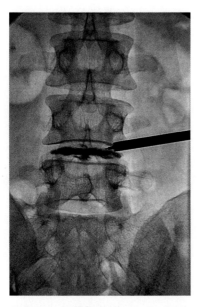

图 9-3-21 前后位透视 1 级~3 级扩张管抵达第一靶点

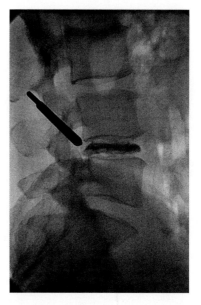

图 9-3-23 侧位透视 2 级导杆头端抵达纤维环后缘

口,尤其是第 3 级套管,以免将切口膜带入。

2. 第二靶点软组织扩张

(1) 置入 2 级导杆

1) 固定导丝,退出 1~2 级扩张管和 1 级导杆。

2) 沿导丝和 3 级扩张管间,旋转置入 2 级导杆,其头端抵达第一靶点。

3) 前后位透视:2 级导杆头端抵达第一靶点(图 9-3-22)。

4) 侧位透视:2 级导杆头端抵达抵达纤维环后缘(图 9-3-23)。

(2) 拔除导丝。

(3) 侧位透视下

1) 将 2 级导杆尾端压向腹侧,用手锤敲打导杆尾端(图 9-3-24)。

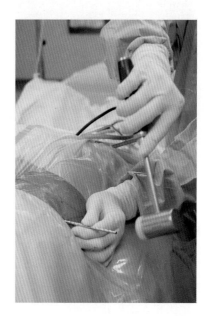

图 9-3-24 将 2 级导杆尾端压向腹侧用锤子敲打导杆尾端

2) 2 级导杆头端:在椎体后缘连线上潜行 5~6mm(图 9-3-25)。

(4) 前后位透视:2 级导杆头端抵达第二靶点(图 9-3-26)。

(5) 扩张管:沿 2 级导杆旋进 2 级扩张管。

(6) 2~3 级扩张管抵达第二靶点。

3. 第三靶点软组织扩张

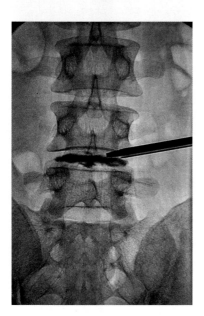

图 9-3-22 前后位透视 2 级导杆头端抵达第一靶点

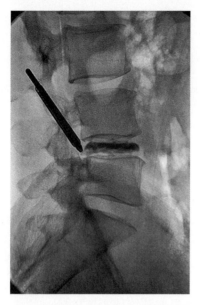

图 9-3-25　导杆头端在椎体后缘连线上潜行

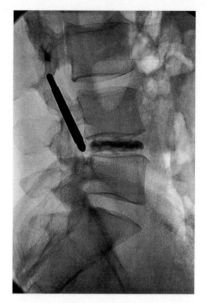

图 9-3-27　侧位透视导杆头端在椎体后缘连线上潜行

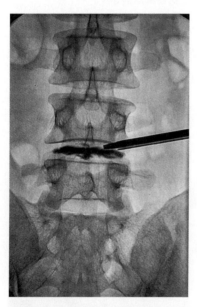

图 9-3-26　前后位透视 2 级导杆头端抵达第二靶点

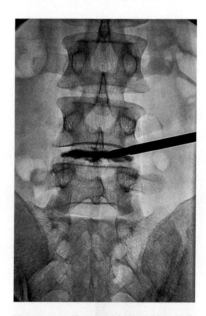

图 9-3-28　前后位透视抵达第三靶点

（1）置入 3 级导杆

1）固定导丝，退出 2 级扩张管和 2 级导杆。

2）沿导丝和 3 级扩张管间旋转置入 3 级导杆，其头端抵达第二靶点。

3）前后位透视：3 级导杆头端抵达第二靶点。

4）侧位透视：3 级导杆头端抵达纤维环后缘。

（2）拔除导丝。

（3）在侧位透视下

1）将 3 级导杆尾端压向腹侧，用手锤敲打导杆尾端，使导杆头端在椎体后缘连线上潜行 5 ~ 6mm（图 9-3-27）。

2）前后位透视：3 级导杆头端抵达第三靶点

（图 9-3-28）。

（4）在 3 级导杆内重置导丝，超过导杆头端 10mm。

（5）沿 3 级导杆旋进 3 级扩张管。

（6）前后位透视：3 级扩张管在第一靶点受阻（图 9-3-29）；需行第三靶点成形。

4. 第三靶点成形

（1）在导丝、3 级导杆、3 级扩张管外，逆时针旋入 3 级环锯，抵达关节突。

（2）顺时针旋转切削上关节突（图 9-3-30），必要时用手柄辅助。

（3）前后位透视：环锯头端抵达第三靶点（图

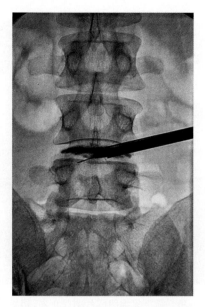

图 9-3-29　前后位透视 3 级扩张管在第一靶点受阻

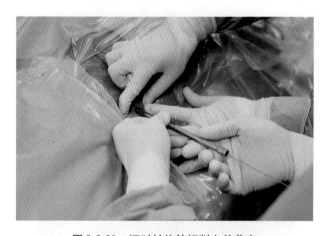

图 9-3-30　顺时针旋转切削上关节突

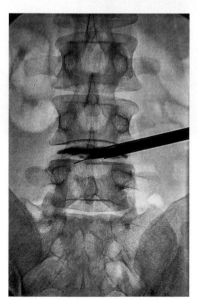

图 9-3-31　前后位透视抵达第三靶点

9-3-31）。

5. 置入工作套管

（1）固定导丝，退出 3 级环锯；往往 3 级扩张管和 3 级导杆会随环锯一并带出：

1）沿导丝重新置入 3 级导杆 3 级扩张管。

2）沿 3 级导杆、3 级扩张管置入工作套管（斜口）。

（2）前后位透视：工作套管斜口的短边位于椎弓根内侧缘，斜口朝向背侧（图 9-3-32）。

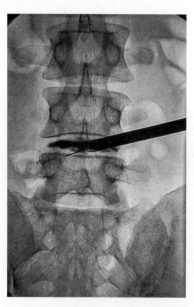

图 9-3-32　前后位透视工作套管斜口的短边位于椎弓根内侧缘

（3）侧位透视：工作套管斜口的长边抵达纤维环后缘（图 9-3-33）。

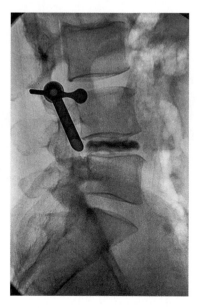

图 9-3-33　侧位透视套管斜口抵达纤维环后缘

175

提示:工作套管有多种开口,可根据需要选择;常用有2种,一种是斜口,一种是平口。斜口用于Ⅰ层面、Ⅲ层面椎间盘突出,平口用于Ⅱ层面椎间盘突出。

(四)脊柱内镜镜下操作流程

1. 持镜　持枪式。

2. 调焦　调焦至显示屏上定位标志清晰。

3. 置入　左手持镜柄、右手捏镜头,与工作套管平行缓慢置入。

4. 冲水水流压力调节　根据视野清晰度,调节冲洗液悬挂的高度,以1200~1500mm为佳;采用输注泵控制,效果更好。

5. 清理工作区

(1)若首先见到凝血块(图9-3-34):用抓钳抓取(图9-3-35)。

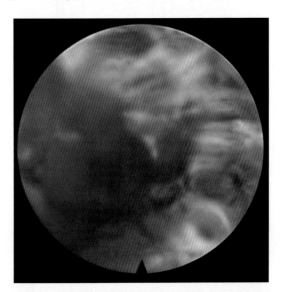

图9-3-34　镜下见血凝块

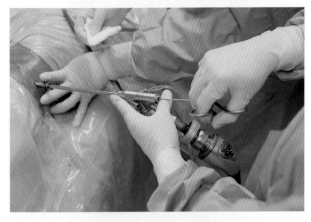

图9-3-35　抓钳抓取血凝块

(2)若显示组织碎片

1)置入射频头(图9-3-36):止血、进行射频消融操作,同时注意患者有无神经根性症状。

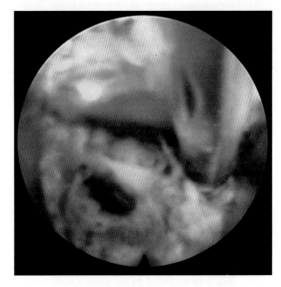

图9-3-36　镜下见组织碎片射频止血、组织消融

2)用小抓钳:抓取组织碎片,清理工作区。

3)旋转工作套管:可发现呈柱状的组织块,随工作套管转动而动,松动被工作套管斜口边压住的组织碎片,用抓钳,抓取组织碎片。

(3)若显示被蓝染的髓核占据工作区(图9-3-37)

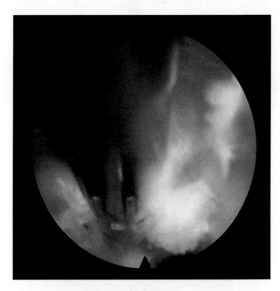

图9-3-37　蓝染的髓核占据工作区

1)工作套管:稍旋转、略退出2~5mm。

2)射频头:探查工作区周边,表面进行射频消融操作,同时注意患者有无神经根性症状。

3)小(大)抓钳:抓取髓核,反复提拉、内送,感受髓核的大小与组织结合的程度,若较松动,直接连同镜头一并带出工作套管,否则分次抓取。

操作要点:脊柱内镜镜下操作的关键是镜下

组织的辨识,其前提是要清理工作区,暴露组织;除凝血块的阻碍,需用抓钳清除外,任何情况下不要首先使用抓钳超出工作通道范围去操作,否则可能损伤神经;抓取组织,只要感觉钳口合不拢,必须与孔镜一并带出,否则可能损坏镜头。抓取仍相连的小骨碎片及黄韧带、后纵韧带、纤维环碎片时,突然的离断,致抓钳叩击镜头,此时应固定住抓钳和镜头同时用力;摘除大块髓核时,一拉一松或旋转,让其与组织分离,取出时缓慢,以减少负压导致的出血增加;过程中,部分患者会有神经根性症状,不需处理;偶有大块组织通过工作通道困难,可在透视下,用大抓钳直接抓取;摘除大块突出髓核后,常渗血,经冲洗 1 ~ 3 分钟即可。不要急于用射频头止血,因为看不清,容易损伤神经根。

6. 组织辨识(图 9-3-38)

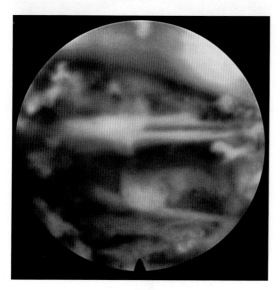

图 9-3-38　组织辨识

(1)上关节突:呈淡红色,位于外缘,可见经过其表面的关节囊韧带,若经过椎间孔成形术可见渗血的骨创面。

(2)黄韧带:呈淡黄色,位于上关节突的腹侧,可见边缘或部分断口。

(3)神经根:呈粉红色,上有 1 ~ 2 条血管。

(4)后纵韧带:呈银白色,位于神经根腹侧;若被蓝染,说明髓核组织有嵌入。

(5)突出的髓核:大多数位于后纵韧带腹侧,被蓝染;部分纤维化、钙化者不被染色。

(6)纤维环:经过 3 靶点法椎间孔成形后,纤维环上成苔藓样,裂口若有髓核嵌入而被蓝染。

7. 摘除髓核

(1)蓝钳:咬除韧带(图 9-3-39)。

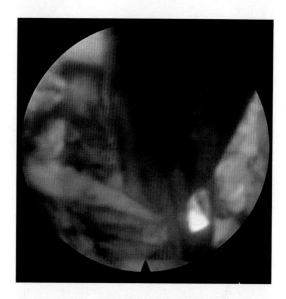

图 9-3-39　蓝钳咬除韧带

(2)小抓钳(图 9-3-40):张口方向与神经根平行,突出到椎管内的髓核,尽可能摘除干净,包括陷入纤维环、后纵韧带的髓核;椎间盘内髓核,只抓取与盘外相连、松动、蓝染髓核。

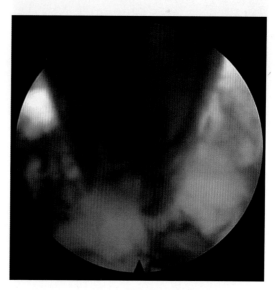

图 9-3-40　小抓钳摘除髓核

(3)45°钳:清理边缘髓核小碎屑。

8. 探查神经根(图 9-3-41)

(1)射频头。

(2)神经探钩:作用有限(钩太短)。

(3)可调式神经探钩。

9. 纤维环成形(图 9-3-42)

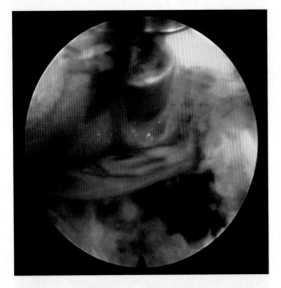

图 9-3-41　探查神经根

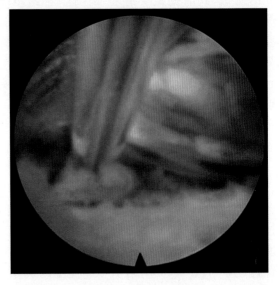

图 9-3-43　后纵韧带成形

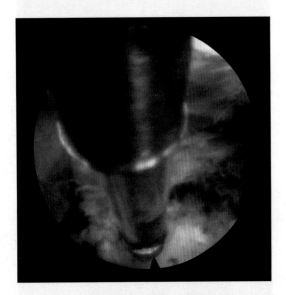

图 9-3-42　纤维环成形

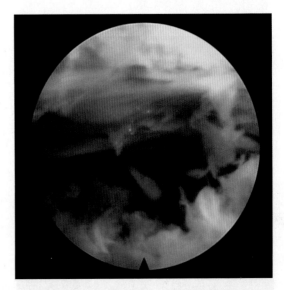

图 9-3-44　脊柱内镜镜下操作完成的标志

（1）射频头：进行射频消融操作平整纤维环裂口。

（2）蓝钳：咬除部分蓝染的纤维环。

10. 后纵韧带成形（图 9-3-43）

（1）蓝钳：被蓝染部分切除。

（2）射频头：进行射频消融操作、平整毛絮状漂浮物。

11. 镜下操作完成的标志（图 9-3-44）

（1）纤维环裂口：较平整，没有髓核碎片嵌在其中。

（2）后纵韧带：被蓝染部分切除，其余较平整，没有毛絮状漂浮物。

（3）神经根、硬脊膜搏动，随水流冲击而动。

（4）无明显活动性出血。

12. 注入甲强龙

13. 脊柱内镜与工作套管退出

（1）检查椎管内：有无活动性出血和组织碎块。

（2）检查椎管外：关节突成形术后创面（图 9-3-45）；肌肉组织（图 9-3-46）。

（3）用射频头处理活动性出血，小抓钳清理残留组织碎片。

二、质控

要求对每一台 TESSYS 技术-3 靶点法操作流程，进行质控，利于改进提高（表 9-3-1）。

视频 1　TESSYS 技术-3 靶点法操作流程视频

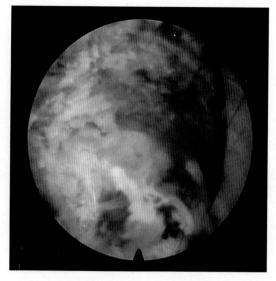

图 9-3-45 关节突成形术后创面

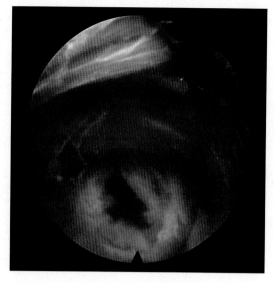

图 9-3-46 肌肉组织

表 9-3-1 TESSYS 技术-3 靶点法质控

时间： 操作者： 指导者： 质控员：

项目		细则	标准			实际	改进
一、穿刺点定位	1. 穿刺方向线	复制拟定的穿刺方向线	前后位透视 2 次				
	2. 穿刺角度线	复制拟定的穿刺角度线	侧位透视 2 次				
	3. 穿刺点定位	穿刺方向线与穿刺角度线两线的交点	12～14cm				
	4. 安全线	关节突的连线	侧位透视 2 次				
二、麻醉双针穿刺同步		1. 穿刺点皮肤似橘皮样 1.5ml	直径 15mm				
		2. 皮下注射	3.5ml				
		3. 深筋膜层	10ml				
		4. 上关节突尖背侧	前后位透视 2 次				
			侧位透视 2 次				
		5. 上关节突尖部（椎间孔外口）	前后位透视 2 次				
			侧位透视 2 次				
		6. 椎间孔	前后位透视 2 次				
			侧位透视 2 次				
		7. 髓核造影与染色	碘海醇和亚甲蓝	1. 混合液	4:1 2ml		
				2. 溅出	0		
		8. 勺状针抵达第一靶点	前后位透视 1 次				
			侧位透视 1 次				
		9. 纤维环注射芬太尼	50μg 用 0.9% 氯化钠 3ml 稀释至 4ml	4ml			

项目	细则			标准	实际	改进
三、3 靶点法建立工作通道	1. 置入导丝超过穿刺针 10mm			侧位透视 1 次		
				前后位透视 1 次		
	2. 切皮横行切开			10mm		
	3. 扩张软组织	(1)第一靶点	a. 置入 1 级导杆	前后位透视 1 次		
				侧位透视 1 次		
			b. 置入 1 级~3 级扩张管			
			c. 抵达第一靶点	前后位透视 1 次		
				侧位透视 1 次		
			d. 入椎间盘内	无		
			e. 切口膜带入	无		
		(2)第二靶点	置入 2 级导杆	前后位透视 1 次侧位透视 1 次		
			拔除导丝			
			将 2 级导杆尾端压向腹侧			
			用手锤敲打导杆尾端	侧位透视 2 次		
			抵达第二靶点	前后位透视 1 次		
			置入 2 级扩张管	前后位透视 1 次		
		(3)第三靶点	置入 3 级导杆	前后位透视 1 次		
			拔除导丝			
			将 3 级导杆尾端压向腹侧			
			用手锤敲打导杆尾端	侧位透视 2 次		
			抵达第三靶点	前后位透视 1 次		
			置入 3 级扩张管	前后位透视 1 次		
	5. 置入工作套管	(1)短边位于椎弓根内侧缘		前后位透视 2 次		
		(2)斜口抵达纤维环后缘		侧位透视 1 次		
四、镜下操作	1. 置入前	(1)握持		a. 持枪式		
				b. 执笔式		
		(2)调焦三角形		清晰		
		(3)镜像方向三角形		6 点钟		
				12 点钟		
	2. 置入	水压调节冲洗液悬挂的高度		1200 ~ 1500mm		
	3. 清理工作区	(1)若首先见到凝血块		小抓钳		
		(2)止血、消融探查神经根		射频头		
		(3)组织碎块		小抓钳		

项目	细则	标准	实际	改进
4. 组织辨识	(1)上关节突 (2)黄韧带 (3)神经根 (4)后纵韧带 (5)突出的髓核 (6)纤维环	可见		
5. 摘除髓核	(1)蓝染	蓝钳 小抓钳 上翘钳		
	(2)损伤终板	无		
6. 探查神经根		1. 射频头 2. 神经探钩		
7. 纤维环成形	纤维环裂口	射频头		
8. 后纵韧带成形	被蓝染部分切除			
9. 完成的标志	A. 纤维环裂口	平整		
	B. 后纵韧带	平整、没有飘浮物		
	C. 神经根.硬脊膜	搏动		
	D. 活动性出血	无		
10. 工作通道	脊柱内镜与工作套管退出　活动性出血止血、碎块清除	射频头 小抓钳		
11. 注入甲强龙		40mg		

小结			
	标准	实际	改进
(1)透视次数	40 次		
(2)局麻药量(ml)	30ml		
(3)手术时间	90min		
(4)术中疼痛 VAS 评分	0~2 分		
(5)出血量	<100ml		
(6)危险操作意外穿刺超过 Ⅰ 层面	0 次		
意外穿刺超过椎体后缘	0 次		

（康　健）

第四节　椎间孔成形术-3 靶点法

当建立工作通道-3 靶点法,从 1 级导杆外置入 1~3 级扩张管,到 3 级导杆、3 级扩张管的置入过程中,任一环节受阻,则需要进行椎间孔成形术。

以 L_5/S_1 椎间盘突出 Ⅰ 层面 2 区(左侧)为例。

一、操作流程

（一）第一靶点成形

1. 前后位透视　1级导杆外置入1~3级扩张管,3级扩张管不能进入到第一靶点(图9-4-1)。

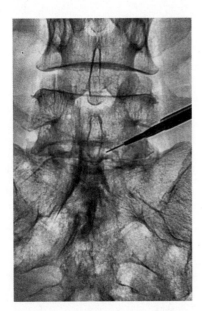

图9-4-1　3级扩张管不能进入到第一靶点

2. 退出2级扩张管。

3. 置入1级环锯　在导丝、1级导杆、1级扩张管与3级扩张管间,逆时针旋入1级环锯,抵达上关节突。

4. 1级环锯切削　顺时针旋转切削上关节突,必要时用手柄辅助。

5. 前后位透视　1级环锯头端抵达第一靶点(图9-4-2)。

小结:在第3级扩张管内实施第一靶点成形,并不是出于对组织的保护,因为环锯的逆时针旋转不切削组织。保留第3级扩张管的意图是:通过挤压软组织,减少渗血;患者出现疼痛时,方便追加局麻药(用笔尖针)。

（二）第二靶点成形

1. 退出1级环锯、1级扩张管和1级导杆,导丝固定不动。

2. 置入2级导杆　沿导丝置入2级导杆。

3. 前后位透视　2级导杆头端抵达第一靶点(图9-4-3)。

4. 侧位透视　2级导杆头端抵达抵达纤维环后缘(图9-4-4)。

5. 拔除导丝。

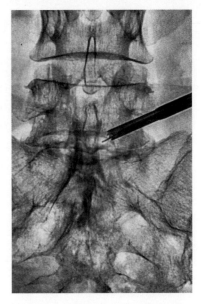

图9-4-2　1级环锯头端位于第一靶点

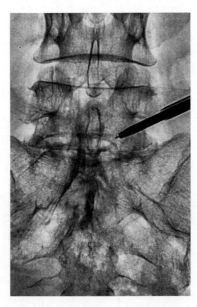

图9-4-3　前后位透视:2级导杆抵达第一靶点

6. 在侧位透视下

（1）2级导杆头端在椎体后缘连线上潜行:将导杆尾端压向腹侧用手锤敲打导杆尾端,使导杆头端在椎体后缘连线上潜行5~6mm(图9-4-5)。

（2）前后位透视:2级导杆头端抵达第二靶点(图9-4-6)。

7. 置入导丝　过导杆头端10mm。

8. 沿导杆置入2级扩张管。

9. 退出3级扩张管。

10. 置入2级环锯　在导丝、2级导杆、2级扩张管外,逆时针旋入2级环锯,抵达关节突。

11. 2级环锯切削　顺时针旋转切削上关节突,

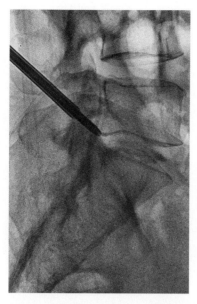

图 9-4-4　侧位透视:2 级导杆抵达纤维环后缘

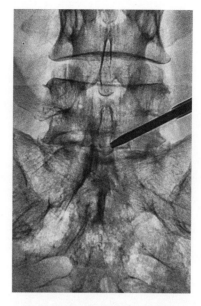

图 9-4-6　前后位透视:2 级导杆抵达第二靶点

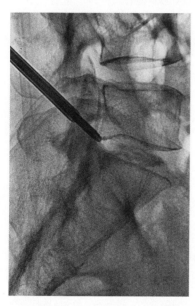

图 9-4-5　侧位透视:2 级导杆沿纤维环后缘潜行

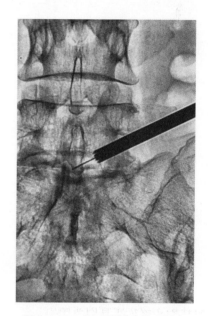

图 9-4-7　2 级环锯抵达第二靶点

必要时用手柄辅助。

12. 前后位透视　环锯头端抵达第二靶点(图 9-4-7)。

(三)第三靶点成形

1. 退出 2 级环锯、2 级扩张管和 2 级导杆,导丝固定不动。

2. 置入 3 级导杆　沿导丝置入 3 级导杆。

3. 前后位透视　3 级导杆头端抵达第二靶点(图 9-4-8)。

4. 侧位透视　3 级导杆头端抵达纤维环后缘(图 9-4-9)。

5. 拔除导丝。

6. 在侧位透视下

(1) 3 级导杆头端在椎体后缘连线上潜行:将导杆尾端压向腹侧,用手锤子敲打导杆尾端,使导杆头端在椎体后缘连线上潜行 5～6mm(图 9-4-10)。

(2) 前后位透视　3 级导杆头端抵达第三靶点(图 9-4-11)。

7. 置入导丝　过导杆头端 10mm。

8. 沿导杆置入 3 级扩张管。

9. 置入 3 级环锯　在导丝、3 级导杆、3 级扩张管外,逆时针旋入 3 级环锯,抵达关节突。

10. 3 级环锯切削　顺时针旋转切削上关节突,必要时用手柄辅助。

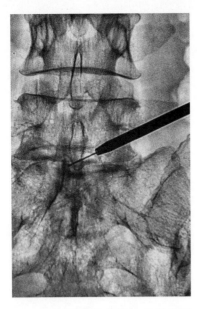

图 9-4-8　前后位透视:3 级导杆抵达第一靶点

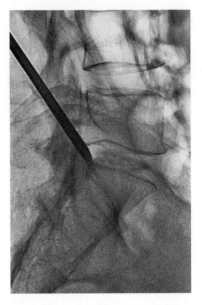

图 9-4-10　侧位透视:3 级导杆沿纤维环后缘潜行

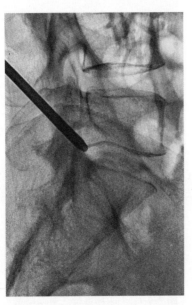

图 9-4-9　侧位透视:3 级导杆抵达纤维环后缘

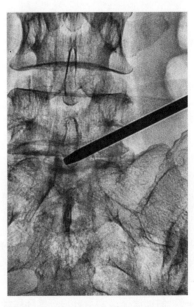

图 9-4-11　前后位透视:3 级导杆抵达第三靶点

　　11. 前后位透视　3 级环锯头端抵达第二靶点(图 9-4-12)。

　　12. 必要时可重复一次第三靶点成形。

　　13. 成形时向腹侧压,扩孔将更完善。

　　小结:在退出环锯过程中,骨碎片夹在环锯与扩张管间,连同一并带出,甚至带出导杆,需注意保持导丝不动;用锤子敲打导杆尾端前,必须拔除导丝,才能进行,否则有可能折断导丝;在成形过程中,患者出现对侧放射痛,是导丝移位,过深刺激了对侧神经根,前后位透视下可确定,退出到超过导杆头端 10mm。

　　多数术者为了保护神经根和硬脊膜,强调环锯头端不要超过椎弓根内侧缘。意味着工作套管的置入是强行挤压椎管内软组织而实现的,会影响到随后的镜下操作的通道、组织的辨识;椎间孔成形术-3靶点法,环锯头端可根据需要抵达第一靶点、第二靶点、第三靶点;这是因为:导杆头端始终在椎体后缘的连线上逐步渐进,也就是说紧贴纤维环、终板和(或)椎体后缘,在后纵韧带的前方(腹侧)潜行;绝大多数的突出髓核位于此间,随着病程的迁延与纤维环、后纵韧带相互掺杂,形成病变的椎管内软组织(被亚甲蓝蓝染),具有一定的韧性,部分钙化似骨组织。应用环锯在此层面对突出到椎管内的纤维

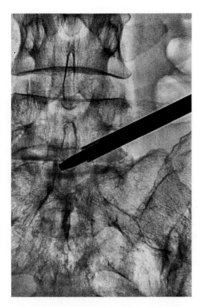

图 9-4-12　3 级环锯抵达第二靶点

环、髓核、部分后纵韧带等软组织成形,不仅安全,工作通道的建立更完善;突出物位于 1 区、2 区的 b 域时,环锯可进入到第三靶点;成形过程中出血,主要是关节的骨创面渗血,尤其是第一靶点成形时渗血较多,不需处理。随着成形的渐进,出血会减少,尤其是工作套管置入后;2 级、3 级导杆在椎体后缘潜行时,注意对椎体骨皮质的保护,否则椎体渗血会影响镜下操作。向腹侧压低导杆尾端,使导杆头端向背侧抬起,在侧位透视下,导杆头端贴在椎体后缘而不是陷进去;2 级、3 级导杆在纤维环后缘,成形时,导杆易退出,需注意固定;椎间孔成形术还可以采用脊柱内镜下磨钻法、钬激光法[3]。

二、质控

要求对每一台椎间孔成形术-3 靶点法操作流程,进行质控,利于改进提高(表9-4-1)。

表 9-4-1　椎间孔成形术-3 靶点法质控

时间:　　　操作者:　　　指导者:　　　质控员:

项目	细则	标准	实际	改进
一、第一靶点成形	1. 级导杆外置入 1～3 级扩张管	3. 级扩张管不能进入到第一靶点		
	2. 退出 2 级扩张管			
	3. 旋入 1 级环锯	抵达上关节突		
	4. 旋转切削上关节突	顺时针		
	5. 抵达第一靶点	前后位透视 2 次		
二、第二靶点成形	1. 退出 1 级环锯、1 级扩张管和 1 级导杆	导丝固定不动		
	2. 沿导丝置入 2 级导杆			
	3. 抵达第一靶点	前后位透视 1 次 侧位透视 1 次		
	4. 拔除导丝			
	5. 将导杆尾端压向腹侧			
	6. 导杆头端在椎体后缘连线上潜行	5～6mm 侧位透视 2 次		
	7. 抵达第二靶点	前后位透视 2 次		
	8. 置入导丝	过导杆头端 10mm		
	9. 置入 2 级扩张管	抵达第二靶点		
	10. 退出 3 级扩张管			
	11. 旋入 2 级环锯	逆时针 在导丝、2 级导杆、2 级扩张管外		
	12. 旋转切削上关节突	顺时针		
	13. 环锯头端抵达第二靶点	前后位透视 2 次		

续表

项目	细则	标准	实际	改进
三、第三靶点成形	1. 退出 2 级环锯、扩张管和导杆			
	2. 置入 3 级导杆			
	3. 抵达第二靶点	前后位透视 1 次 侧位透视 1 次		
	4. 拔除导丝			
	5. 导杆尾端压向腹侧			
	6. 导杆头端在椎体后缘连线上潜行	5～6mm 侧位透视 2 次		
	7. 抵达第三靶点	前后位透视 2 次		
	8. 置入导丝	过导杆头端 10mm		
	9. 置入三级扩张管			
	10. 旋入 3 级环锯	抵达关节突		
	11. 旋转切削上关节突			
	12. 环锯头端抵达第二、三靶点	前后位透视 2 次		
	13. 重复一次第三靶点成形	必要时		

小结

	标准	实际	改进
(1)透视次数	18 次		
(2)局麻药量(ml)	10ml		
(3)手术时间	20min		
(4)术中疼痛 VAS 评分	0～2分		
(5)出血量	<50ml		
(6)危险操作 意外 超过中线	0 次		

(康　健)

第五节　经椎板间隙入路-下终板直接法

经椎板间隙入路-下终板直接法(iLESSYS-下终板直接法),以 L_5/S_1 突出(左侧)为例。

一、操作流程

(一)穿刺点定位

1. 前后位透视　L_5 椎体后下缘与椎弓根内侧缘连线的交点(图 9-5-1)。

2. 穿刺点　后正中线与椎板间隙下缘的交点。

3. 穿刺方向线　穿刺点与 L_5 椎板下缘向下关节突移行处连线。

(二)麻醉穿刺同步实施操作流程

1. 穿刺点皮肤　皮内注射局麻药 2ml,形成 15mm 直径橘皮样皮丘。

2. 皮下组织　注射局麻药 3ml。

3. 勺状针　由穿刺点向外上进针,针尖抵达 L_5 椎板下缘向下关节突移行处的稍头端,前后位透视(图 9-5-2)。

4. 拔除针芯　注射局麻药 5ml。

5. 椎板下缘向下关节突移行处　调整勺状针,勺状面向脚端,稍提起勺状针并使针尖略向脚端滑过

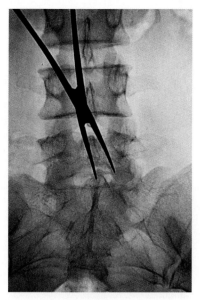

图 9-5-1　前后位透视 L$_5$椎体后下缘与椎弓根内侧缘连线的交点

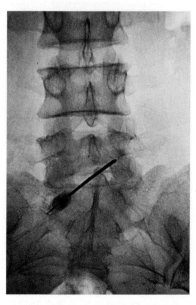

图 9-5-2　前后位透视勺状针针尖抵达 L$_5$椎板下缘关节突移行处的稍头端

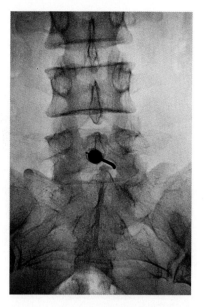

图 9-5-3　前后位透视勺状针针尖滑过椎板下缘向下关节突移行处抵达黄韧带

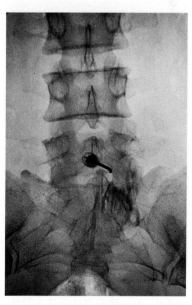

图 9-5-4　前后位透视硬膜外造影
注射碘海醇：氯化钠1∶1液 2ml

椎板下缘向下关节突移行处,抵达黄韧带(图 9-5-3)。

6. 黄韧带　用硬膜外麻醉穿刺技术:即勺状针接上5ml盛有 0.9% 氯化钠内一小气泡注射器,推动注射器芯,有回弹感觉,同时气泡缩小,液体不能注入,表明针尖已抵达黄韧带,继续缓慢进针,反复推动注射器芯作试探,一旦突破黄韧带,即有阻力顿时消失的"落空感"同时注射压力显著减小,小气泡也不再缩小,表示已入硬脊膜外间隙。

7. 硬膜外造影　注射碘海醇与氯化钠1∶1混合液 2ml;判断有无误入蛛网膜下腔、明确行走神经根的走行,前后位透视(图 9-5-4)。

8. 硬膜外注射局麻药5ml。

9. 双针技术　调整勺状针,勺状面向外向头端,导向靶点,勺状面向中线向脚端,导向椎间盘。笔尖针置入勺状针内(同轴技术),接上含局麻药注射器,边推局麻药边缓慢进针,抵达上关节突内侧缘,侧位透视(图 9-5-5)。

10. 上关节突增生　会有阻挠,可调整勺状面开口方向(通常是向中线),笔尖针紧贴并通过上关节突内侧缘,侧位透视(图 9-5-6)。

11. 笔尖针抵达靶点或入椎间盘　侧位透视

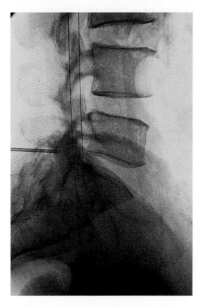

图 9-5-5 侧位透视笔尖针置入勺状
针内抵达上关节突内侧缘

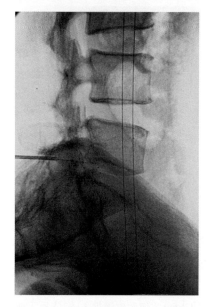

图 9-5-7 侧位透视笔尖针入椎间盘

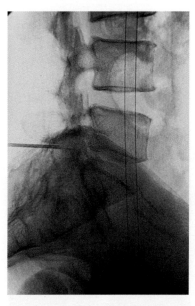

图 9-5-6 侧位透视笔尖针置入勺状针
内紧贴并通过上关节突内侧缘

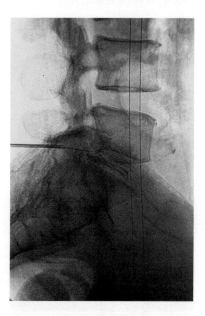

图 9-5-8 侧位透视图经笔尖针注射
碘海醇亚甲蓝 4:1 液 2ml

（图 9-5-7）。

12. 造影与染色 经笔尖针注射碘海醇亚甲蓝 4:1 液 2ml。椎间盘显影,侧位透视（图 9-5-8）。

13. 勺状针 沿笔尖针进针抵达后纵韧带或纤维环后缘,侧位透视（图 9-5-9）。

14. 注射枸橼酸芬太尼 退出笔尖针,经勺状针注射枸橼酸芬太尼 50μg（用 0.9% 氯化钠 3ml 稀释）。

（三）建立工作通道操作流程

1. 导丝 在勺状针内置入导丝,超过针尖 10mm。

2. 切口 以勺状针为中心,横行切开皮肤 10mm。

3. 1 级导杆 固定导丝,退出勺状针,沿导丝置入 1 级导杆,头端抵达纤维环后缘,侧位透视（图 9-5-10）。

4. 扩张管 在导杆外,依次置入 1 级、2 级和 3 级扩张管扩张软组织。

（1）置入时受阻:侧位透视（图 9-5-11）。

（2）可借助持杆钳,用手锤由 1 级、2 级、3 级依次敲打扩张管,使其头端与导杆头端平,侧位透视（图 9-5-12）。

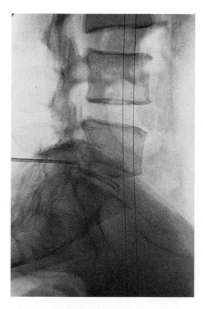

图 9-5-9　侧位透视勺状针沿笔尖针进针抵达纤维环后缘

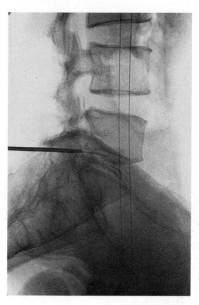

图 9-5-10　侧位透视:沿导丝置入 1 级导杆抵达纤维环后缘

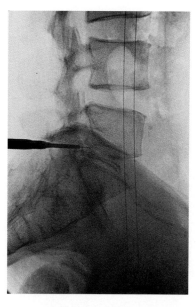

图 9-5-11　侧位透视:在导杆外依次置入 1 级、2 级和 3 级扩张管扩张软组织置入时受阻

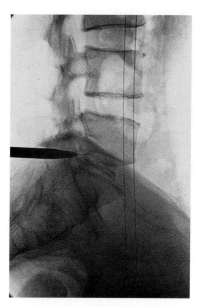

图 9-5-12　侧位透视:借助持棒钳用手锤由 1 级、2 级、3 级,依次敲打扩张管使其头端与导杆头端平

5. 工作套管　斜口工作套管沿 3 级扩张管外置入,斜口向中线,可借助锤子敲入抵达纤维环后缘.侧位透视(图 9-5-13)。

6. 依次退出导丝、1 级导杆、1~3 级扩张管。

7. 侧位透视　工作套管头端抵达纤维环后缘(图 9-5-14)。

8. 前后位透视　工作套管头端位于椎弓根内侧缘(图 9-5-15)。

注意事项:由于上关节增生,工作套管置入后碎骨片卡在与 3 级扩张管之间的缝隙内,致 3 级扩张管退出困难。此时,需重新置入导杆与 1、2 级扩张管,再退出工作套管,用持杆钳挟持扩张管旋转,感觉松动后,重新置入工作套管;现已有加长扩张管供应,其尾端均露在工作套管外,可避免。

（四）脊柱内镜镜下操作流程（视频 9-5-1）

1. 脊柱内镜置入前

（1）持镜手法:持枪式。

（2）调焦。

（3）冲水水流压力调节。

2. 脊柱内镜置入　左手持镜柄、右手捏镜头,

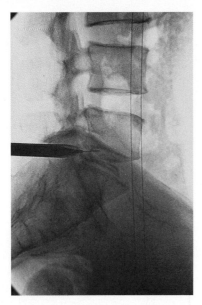

图 9-5-13 侧位透视：斜口工作套管沿 3 级扩张管置入斜口向中线

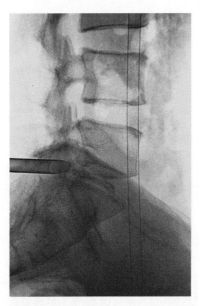

图 9-5-14 侧位透视：工作套管抵达纤维环后缘

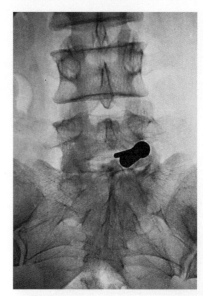

图 9-5-15 前后位透视：工作套管位于椎弓根内侧缘

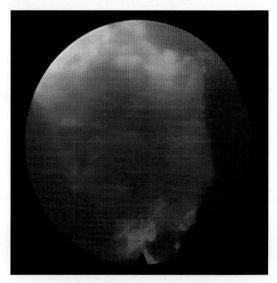

图 9-5-16 显示组织碎片

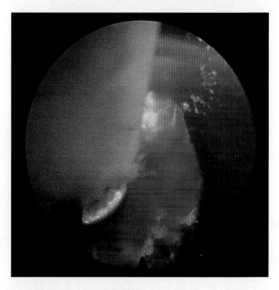

图 9-5-17 置入射频头止血、消融，同时注意患者有无神经根性症状

让冲水灌满工作套管，与工作套管平行缓慢置入。

3. 清理工作区

（1）若首先见到凝血块：用抓钳抓取。

（2）若显示组织碎片（图 9-5-16）。

1）置入射频头（图 9-5-17）：止血、进行射频消融操作，同时注意患者有无神经根性症状。

2）用小抓钳（图 9-5-18）：抓取组织碎片，清理工作区。

4. 寻找突出髓核

（1）旋转工作套管（图 9-5-19）。

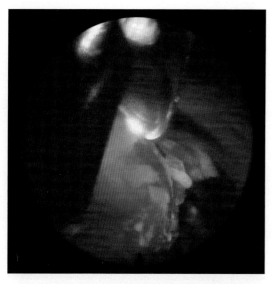

图9-5-18 用小抓钳抓取组织碎片清理工作区

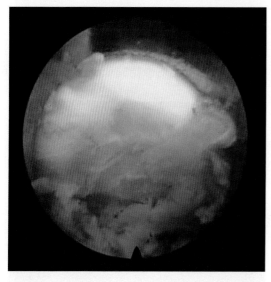

图9-5-19 旋转工作套管

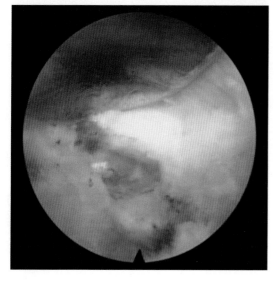

图9-5-20 工作套管斜口尖紧贴后纵韧带或纤维环向脚端滑动,撕开黄韧带,并向中线

（2）摆动工作套管:若突出髓核位于Ⅲ层面,工作套管斜口尖紧贴后纵韧带或纤维环向脚端滑动,撕开黄韧带,并向中线可发现（图9-5-20）。

5. 组织辨识（图9-5-21）

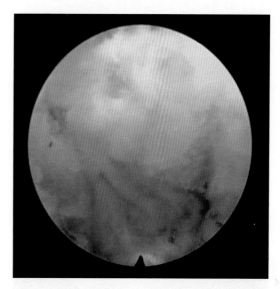

图9-5-21 组织辨识

（1）黄韧带:呈淡黄色,位于上关节突的腹侧,可见边缘或部分断口。

（2）神经根:呈粉红色,上有1~2条纵行血管,由内上向外下斜行。

（3）后纵韧带:呈银白色。

（4）突出的髓核:蓝染,未染色时呈棉花样稍发黄。

（5）纤维环:似橡皮擦。

6. 摘除髓核（图9-5-22）

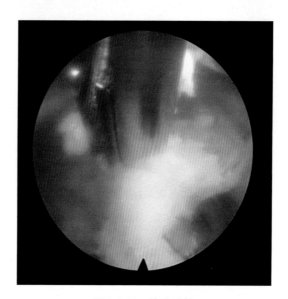

图9-5-22 摘除髓核

（1）小（大）抓钳：突出到椎管内的髓核，尽可能摘除干净，包括陷入纤维环、后纵韧带的髓核；椎间盘内髓核，只抓取与盘外相连、松动、蓝染髓核。

（2）45°钳：清理边缘髓核小碎屑。

7. 探查神经根（图 9-5-23）

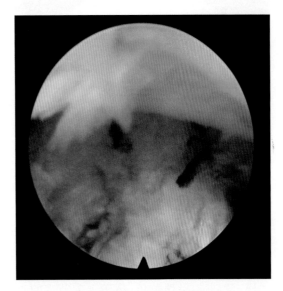

图 9-5-23　探查神经根

（1）射频头：不要进行射频消融操作。

（2）神经探钩：作用有限（钩太短）。

8. 纤维环成形（图 9-5-24）

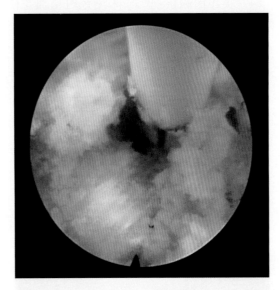

图 9-5-24　纤维环成形

（1）射频头：消融平整纤维环裂口。

（2）蓝钳：咬除部位蓝染纤维环。

9. 后纵韧带成形（图 9-5-25）

（1）射频头：消融平整后纵韧带。

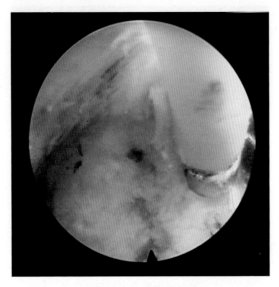

图 9-5-25　后纵韧带成形

（2）蓝钳：咬除部位蓝染后纵韧带。

（3）镜下环锯：清除钙化后纵韧带。

10. 脊柱内镜镜下操作完成的标志（图 9-5-26）

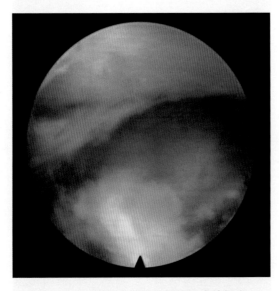

图 9-5-26　脊柱内镜镜下操作完成的标志

（1）纤维环裂口：较平整、没有髓核碎片嵌在其中。

（2）后纵韧带：被蓝染部分切除，其余较平整、没有毛絮状漂浮物。

（3）神经根：搏动，随水流冲击而动。

11. 注入甲强龙。

12. 脊柱内镜与工作套管退出

（1）与工作通道一起缓慢

视频 2　内镜下操作流程

退出:用射频头处理活动性出血(图9-5-27),小抓钳清理残留组织碎片。

（2）检查椎管内。

（3）检查椎管外。

二、质控

对每一台 iLESSYS-下终板直接法的操作流程进行质控(表9-5-1),有利于总结、提高。

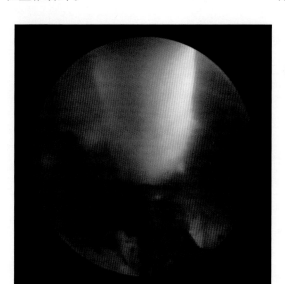

图9-5-27　脊柱内镜与工作套管退出用射频头处理活动性出血

表 9-5-1　iLESSYS 技术操作质控

时间:　　操作者:　　　指导者:　　　质控员:

项目		细则	标准			实际	改进
一、穿刺点定位	1. 穿刺点	后正中线与椎板间隙下缘的交点	前后位透视2次				
	2. 穿刺方向线	穿刺点与L₅椎板下缘向下关节突移形处连线	侧位透视2次				
二、麻醉双针穿刺同步		1. 穿刺点皮肤似橘皮样1.5ml	直径15mm				
		2. 皮下组织	3~5ml				
		3. 椎板下缘向下关节突移行处	前后位透视2次				
		4. 黄韧带	侧位透视1次				
		5. 硬膜外造影	前后位透视2次				
		6. 硬膜外	局麻药5ml				
		7. 上关节突	侧位透视2次				
		8. 造影与染色	碘海醇和亚甲蓝	1. 混合液	4:1　2ml		
				2. 溅出	0		
		9. 后纵韧带或纤维环外	侧位透视2次				
		10. 纤维环注射芬太尼	50µg 用0.9%氯化钠3ml稀释至4ml	4ml			

项目	细则		标准	实际	改进
三、建立工作通道	1. 置入导丝超过穿刺针 10mm				
	2. 切皮横行切开		10mm		
	3. 1 级导杆		侧位透视 1 次		
	4. 三级扩张管		侧位透视 2 次		
	5. 置入工作套管	(1)椎弓根内侧缘	侧位透视 2 次		
		(2)纤维环后缘	前后位透视 1 次		
四、镜下操作	1. 置入前	(1)握持	a. 持枪式		
			b. 执笔式		
		(2)调焦三角形	清晰		
		(3)镜像方向三角形	6 点钟		
			12 点钟		
	2. 置入	水压调节 冲洗液悬挂的高度	1200～1500mm		
	3. 清理工作区	(1)若首先见到凝血块	小抓钳		
		(2)止血、消融 探查神经根	射频头		
		(3)组织碎块	小抓钳		
	4. 组织辨识	(1)黄韧带 (2)神经根 (3)后纵韧带 (4)突出的髓核 (5)纤维环	可见		
	5. 摘除髓核	(1)蓝染	小抓钳 45°钳		
		(2)损伤终板	无		
	6. 探查神经根		1. 射频头 2. 神经探钩		
	7. 纤维环成形	纤维环裂口	射频头		
	8. 后纵韧带成形	被蓝染部分切除			
	9. 完成的标志	A. 纤维环裂口	平整		
		B. 后纵韧带	平整、没有漂浮物		
		C. 神经根、硬脊膜	搏动		
		D. 活动性出血	无		

项目		细则	标准	实际	改进
	10. 工作通道	脊柱内镜与工作套管退出 活动性出血止血、碎块清除	射频头 小抓钳		
	11. 注入甲强龙		40mg		
小结					
			标准	实际	改进
(1)透视次数			18 次		
(2)局麻药量(ml)			30ml		
(3)手术时间			60min		
(4)术中疼痛 VAS 评分			0 ~ 2 分		
(5)出血量			<20ml		
(6)危险操作 意外穿刺 超过 1 层面			0 次		
意外穿刺超过椎体后缘			0 次		

（康 健）

第六节 术毕到送患者出手术室

一、操作流程

（一）主刀

1. 向患者告知手术结束,过程顺利。

2. 向患者家属告知手术过程顺利、患者平安,并展示标本。

3. 签字 手术安全核查表、麻醉记录单、手术收费通知单、手术器械敷料登记表。

（二）助手

1. 处理手术创口 酒精纱块、无菌敷料覆盖创口,腹带加压包扎。

2. 打印手术记录。

3. 拷贝 透视下操作片(图9-6-1)。

4. 镜下操作截图(图9-6-2)。

5. 标本(图9-6-3) 处理后送病检。

6. 带回 CT、MRI、DR 片,病历,芬太尼安瓿。

（三）麻醉医师

1. 拆除监测。

2. 完成麻醉记录单。

（四）巡回

1. 协助过床。

2. 护送患者回病房。

（五）器械

1. 清点器械。

2. 清洗器械。

3. 打包送消毒供应室进一步处理。

（六）技师

1. 清洁 C 形臂 X 线机。

2. 归位。

二、质控

术毕到送患者出手术室操作流程的质控(表9-6-1)。各岗位分工合作,职责分明。

患者×××,男,45岁,住院号: ×××××
L$_{2/3}$椎间盘突出症　术中穿刺路径图

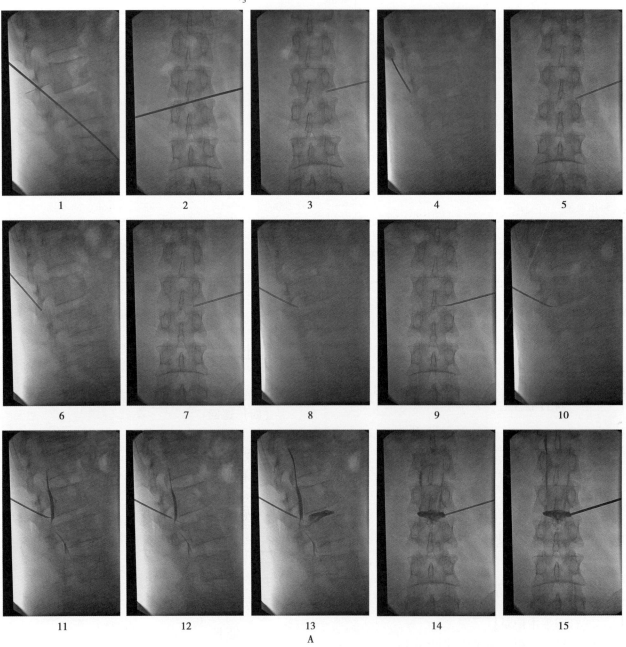

1　　　　　2　　　　　3　　　　　4　　　　　5

6　　　　　7　　　　　8　　　　　9　　　　　10

11　　　　　12　　　　　13　　　　　14　　　　　15

A

患者×××,男,45岁,住院号:×××××
L$_{2/3}$椎间盘突出症　术中穿刺路径图

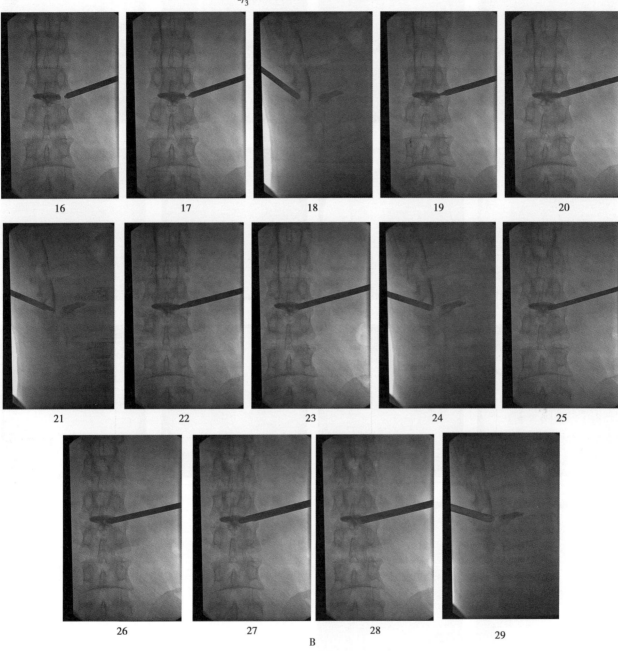

B

图 9-6-1　透视下操作

患者×××，男，45岁，住院号：×××××
L$_{2/3}$椎间盘突出症

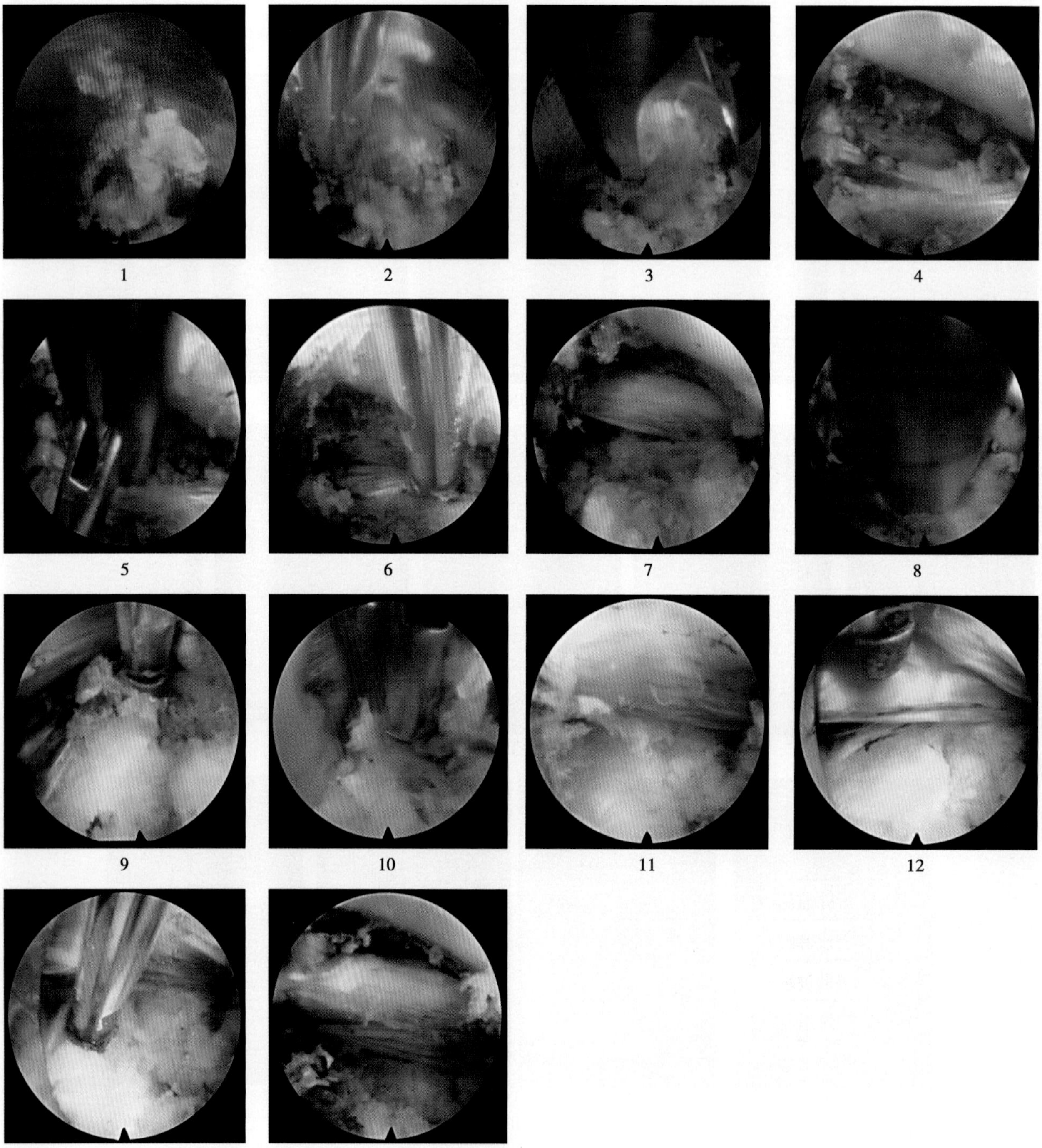

图 9-6-2　镜下操作截图

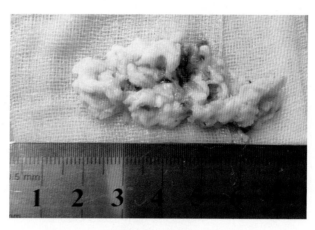

图 9-6-3 标本

表 9-6-1 术毕到送患者出手术室操作流程的质控

时间： 操作者： 指导者： 质控员：

项目	细则	标准	实际	改进
一、主刀	1. 告知	家属		
	2. 展示标本	家属		
	3. 签字	手术安全核查表、麻醉记录单、手术收费通知单、手术器械敷料登记		
二、助手	1. 处理创口			
	2. 打印手术记录			
	3. 拷贝	透视下操作片 镜下操作截图		
	4. 标本处理	拍照(有比例尺)		
		送病检		
	5. 带回资料	CT、MRI、DR 病历 芬太尼安瓿		
三、麻醉医师	1. 拆除监测			
	2. 完成麻醉记录单			
四、巡回	1. 协助过床			
	2. 护送患者回病房			
五、器械	清点			
	清洗			
	打包	送消毒供应室		
六、技师	清洁归位 C 形臂			

（康 健）

第十章 脊柱内镜手术病例个体化方案的设计与应用分析

第一节 高位腰椎间盘突出症

一、临床表现

1. 患者,中年女性。腰骶部酸痛 1 年,左下肢沿 L_2 神经支配区域的放射痛及麻木 4 个月。

2. 左下肢疼痛 VAS 评分:5 ~ 6 分,腰骶部疼痛 VAS 评分:3 ~ 4 分。

3. 术前影像学检查

(1) MRI:示 $L_{1/2}$ 节段的椎间盘突出到 I 层面(图 10-1-1)。

(2) 红外热成像:左大腿前侧的皮温明显低于右侧(图 10-1-2)。

二、术前计划

患者俯卧位,TESSYS 技术-3 靶点法左侧入路。

1. 靶点 MRI 轴位片(图 10-1-3)。

2. 注意避开肾和肋骨,从 MRI 轴位片测得皮肤进针点自中线旁开 10cm(图 10-1-4)。

3. 腰椎 DR 前后位片 标出穿刺方向线(图 10-1-5)。

4. 腰椎 DR 侧位片 标出穿刺角度线(图 10-1-6)。

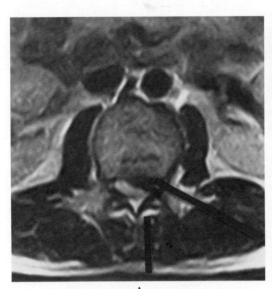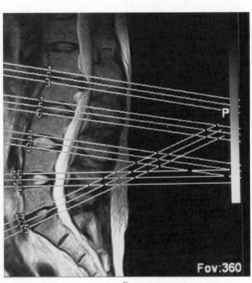

A   B

图 10-1-1 MRI 示 $L_{1/2}$ 节段的椎间盘突出
A. 轴位;B. 矢状位

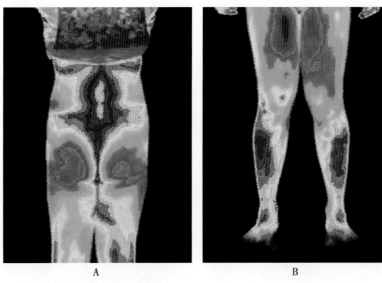

A　　　　　　　　　　　　　B

图 10-1-2　红外热成像显示左大腿前侧皮温明显低于右侧

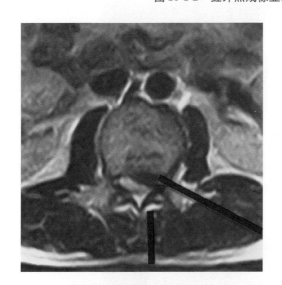

图 10-1-3　靶点 MRI 轴位片

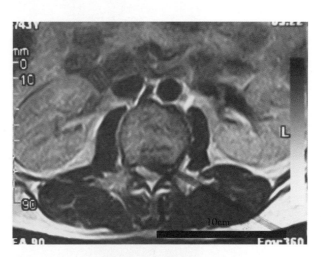

图 10-1-4　MRI 轴位片测得皮肤进针点自中线旁开 10cm

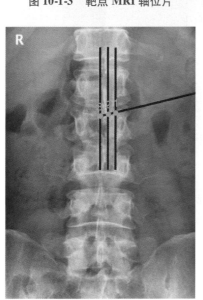

图 10-1-5　腰椎 DR 前后位片　标出穿刺方向线
1. 第一靶点；2. 第二靶点；3. 第三靶点

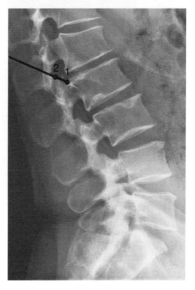

图 10-1-6　在腰椎 DR 侧位片　标出穿刺角度线
1. L_2 椎体后上缘；2. 上关节突

三、手术操作流程

（一）穿刺点定位（图 10-1-7）

1. 穿刺方向线　前后位透视下确定。

2. 穿刺角度线　侧位透视下确定。

3. 穿刺点　穿刺方向线与穿刺角度线的交点即为

穿刺点,因为受肋骨干扰,调整至中线旁开 10cm。

（二）麻醉穿刺同步实施

1. 上关节突尖背侧（图 10-1-8）　0.5% 利多卡因局麻后用 16G 勺状针由穿刺点与额状面呈 35°缓缓进针,边进针边注入局麻药,达上关节突尖背侧,抵骨,注入局麻药 10ml。

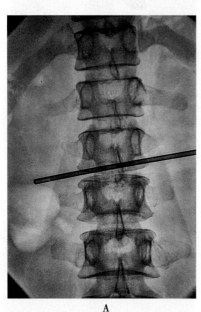
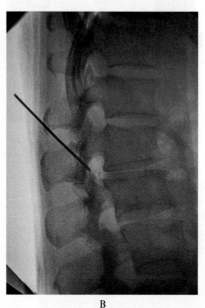

A

B

图 10-1-7　穿刺点定位

A. 前后位透视穿刺方向线;B. 侧位透视穿刺角度线

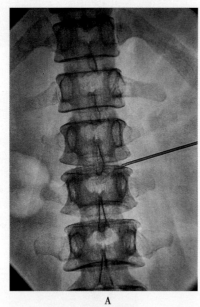
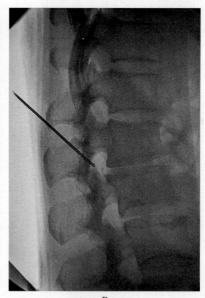

A

B

图 10-1-8　勺状针针头抵达上关节突尖的稍背侧

A. 前后位透视;B. 侧位透视

2. 上关节突尖部　进入椎间孔,调整勺状针的勺状面向腹侧,稍加大穿刺角度,使针尖略向腹侧进

针,滑过上关节突尖部进入椎间孔,注入局麻药 3ml。

3. 双针技术　调整勺状针的勺状面方向,向脚端、向背侧;在勺状针内,置入笔尖针达突出髓核内(图10-1-9)。

4. 造影与染色　突出物内注入 2ml 碘海醇和亚甲蓝的混合液(4∶1)进行造影与染色(图10-1-10)。

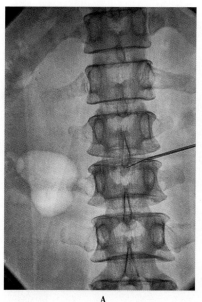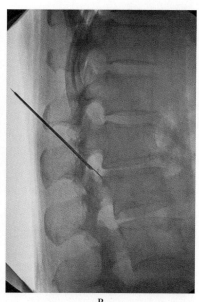

图 10-1-9　双针技术　在勺状针内置入笔尖针
A. 前后位透视,针尖到达第一靶点;B. 侧位透视,针尖抵达 L₂椎体后上缘

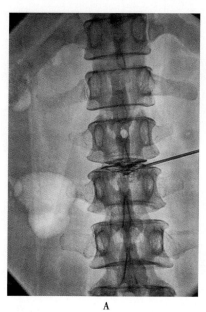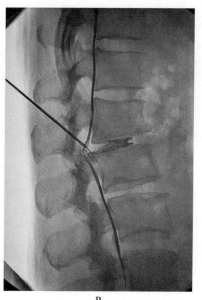

图 10-1-10　造影与染色
A. 前后位透视;B. 侧位透视

5. 达第一靶点　勺状针沿笔尖针推进 5～10mm 抵达纤维环外(达第一靶点),退出笔尖针在勺状针里注射盐酸芬太尼 50μg(用 0.9% 氯化钠 3ml 稀释),注入毕,置入导丝,并超出勺状针 10mm。

(三) 建立工作通道-3 靶点法,椎间孔成形-3 靶点法

1. 第一靶点

(1) 置入 1 级导杆:使头端到达第一靶点(图

10-1-11）。

（2）依次置入 1～3 级扩张管：扩张软组织通道，3 级扩张管在椎间孔外受阻（图 10-1-12）。

（3）第一靶点成形：在导丝、1 级导杆、1 级扩张管与 3 级扩张管间，逆时针旋入 1 级环锯，进行 1 级扩孔，环锯头端抵达第一靶点，前后位透视（图 10-1-13）。

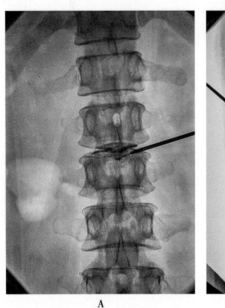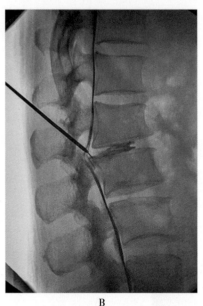

A　　　　　　　　　　　B

图 10-1-11　置入 1 级导杆
A. 前后位透视，头端到达第一靶点；B. 侧位透视，头端抵达纤维环后缘

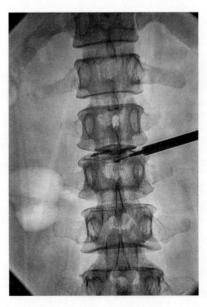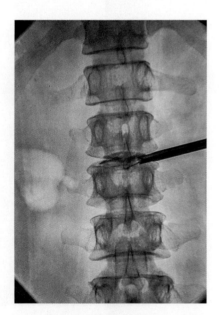

图 10-1-12　依次置入 1 级～3 级扩张管　前后位透视 3 级扩张管在椎间孔外受阻

图 10-1-13　第一靶点成形，前后位透视：环锯头端抵达第一靶点

2. 第二靶点

（1）置入 2 级导杆：使头端到达第一靶点，前后位透视（图 10-1-14）。

（2）拔出导丝，将导杆尾端压向腹侧，用手锤敲打导杆尾端，使导杆头端在纤维环后缘潜行到达

第二靶点，侧位透视（图 10-1-15）。

（3）第二靶点成形：在导丝、2 级导杆及 2 扩张管外，逆时针旋入 2 级环锯，抵达关节突，进行 2 级扩孔，环锯头端抵达第二靶点，前后位透视（图 10-1-16）。

3. 第三靶点

（1）置入 3 级导杆：固定导丝，退出 2 级环锯、2 级扩张管和 2 级导杆，导丝固定不动，沿导丝置入 3 级导杆使头端到达第二靶点，前后位透视（图 10-1-17）。

（2）拔出导丝，将导杆尾端压向腹侧，用锤子敲打导杆尾端，使导杆头端在 L_2 椎体后缘潜行到达第三靶点，侧位透视（图 10-1-18），前后位透视（图 10-1-19）。

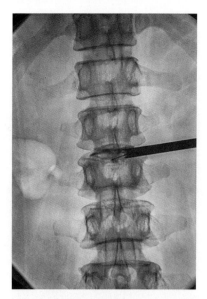

图 10-1-16　第二靶点成形，前后位透视：环锯头端抵达第二靶点

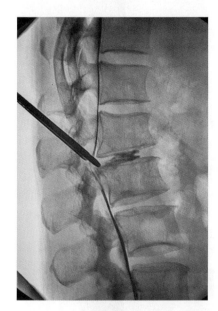

图 10-1-14　置入 2 级导杆，侧位透视：头端抵达纤维环后缘

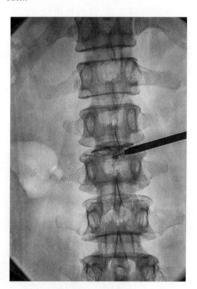

图 10-1-17　置入 3 级导杆，前后位透视：头端位于第二靶点

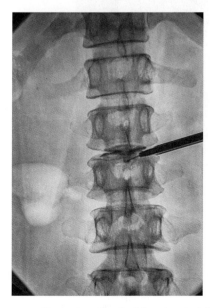

图 10-1-15　置入 2 级导杆，前后位透视：头端位于第二靶点

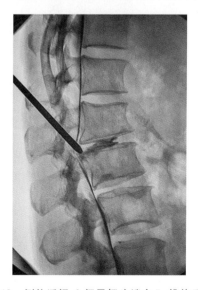

图 10-1-18　侧位透视：3 级导杆头端在 L_2 椎体后缘潜行

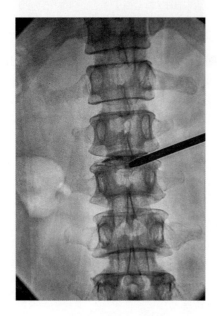

图 10-1-19　3 级导杆头端,前后位透视:位于第三靶点

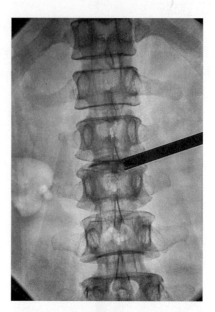

图 10-1-20　第三靶点成形,前后位透视:环锯头端抵达第三靶点

（3）第三靶点成形:在导丝、3 级导杆及 3 扩张管外,逆时针旋入 3 级环锯,抵达关节突,进行 3 级扩孔环锯头端抵达第三靶点,前后位透视(图 10-1-20)。

（四）置入工作套管

在导丝、3 级导杆及 3 扩张管外,置入工作套管,斜口工作套管的短边位于椎弓根内侧缘前后位,侧位透视(图 10-1-21)。

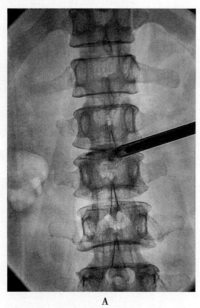

A

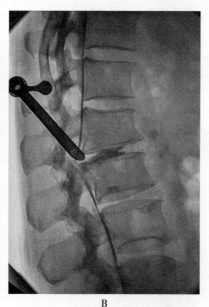

B

图 10-1-21　置入工作套管
A. 前后位透视:斜口工作套管的短边位于椎弓根内侧缘;B. 侧位透视:头端抵达纤维环后缘

（五）镜下操作

1. 清理工作区　脊柱内镜置入,看到血凝块,小抓钳抓取,射频头止血、消融、探查,分离出工作区(图 10-1-22)。

2. 组织辨识　转动工作套管,暴露突出物。

3. 摘除突出髓核组织(图 10-1-23)。

4. 清理髓核组织碎片(图 10-1-24)。

5. 纤维环缘成形(图 10-1-25)。

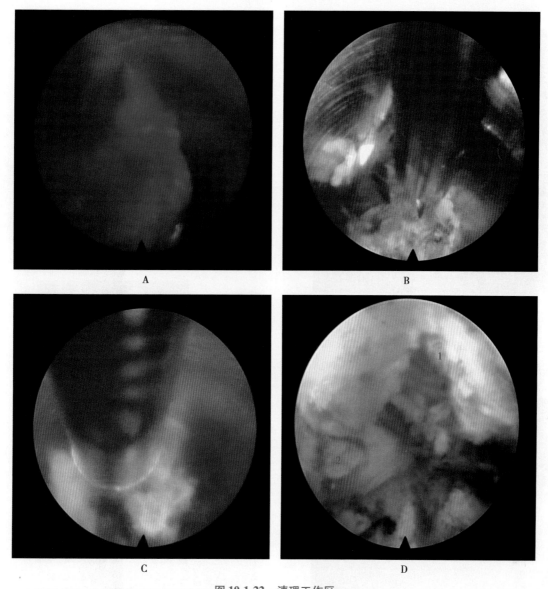

图 10-1-22 清理工作区

A. 椎间孔镜置入看到血凝块；B. 小抓钳抓取；C. 射频头止消融、探查；D. 分离出工作区 1. 黄韧带；2. 神经根；3. 突出髓核组织

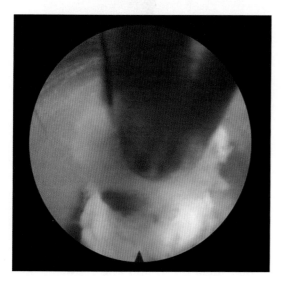

图 10-1-23 摘除突出髓核组织

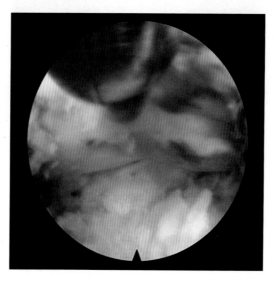

图 10-1-24 清理髓核组织碎片

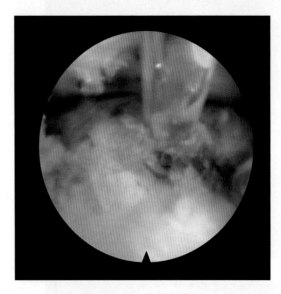

图 10-1-25　纤维环成形

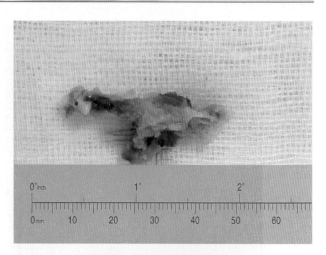

图 10-1-27　摘除的髓核组织

6. 镜下完成标志　硬膜囊的波动及 L₂ 神经根漂浮试验阳性,椎管内无活动性出血(图 10-1-26)。

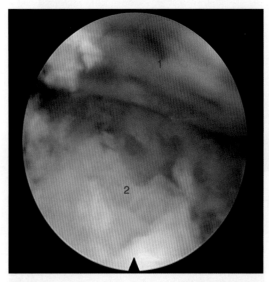

图 10-1-26　镜下操作完成标志
1. 神经根;2. 纤维环

7. 注入甲泼尼龙琥珀酸钠 40mg。

8. 工作套管与脊柱内镜一起缓缓拔出,检查通路。

四、结果

(一) 摘除的髓核组织(图 10-1-27)。

(二) 术后患者左下肢疼痛 VAS 评分由 5 ~ 6 分降至 0 ~ 1 分。

(三) 术后一周复查

1. 磁共振(图 10-1-28)。

2. 红外热成像(图 10-1-29)。

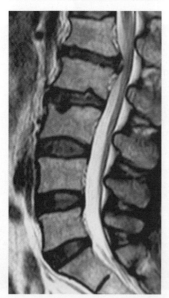

A

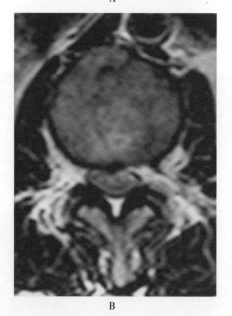

B

图 10-1-28　术后 1 周复查 MRI
A. 矢状位;B. 轴位

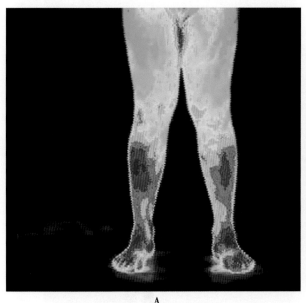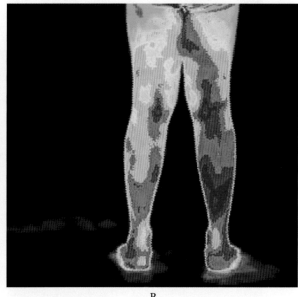

A　　　　　　　　　　　　　　　　　　B

图 10-1-29　术后 1 周复查红外热成像

五、分析与体会

（一）病例分析

1. L$_2$椎体后缘增生明显,穿刺针头、导杆杆头、工作套管头端均抵在突出的椎间盘组织内,对硬脊膜囊有更多的保护。

2. 镜下见神经根被染色（图 10-1-26）造影、染色剂流到椎管,使神经根染色,可通过透视下注射,当开始流向椎管,即停止。

3. 术后一周复查 MRI 见纤维环瓣,手术后 2 个月会修复。

（二）体会

1. 高位腰椎间盘突出症是指 T$_{12}$/L$_1$,L$_{1/2}$ 和 L$_{2/3}$椎间盘突出。T$_{12}$/L$_1$椎间盘突出压迫脊髓。L$_{1/2}$椎间盘突出,压迫脊髓圆锥。L$_{2/3}$椎间盘突出压迫神经根。传统手术视压迫神经组织的不同,方法各异。T$_{12}$/L$_1$,L$_{1/2}$取前外侧入路和后侧入路,L$_{2/3}$与 L$_{4/5}$椎间盘突出手术方法一致。由于高位腰椎间盘突出症位于胸、腰椎之间,处于脊柱胸段后凸与腰段前凸交接处,活动与载荷大,切除突出的椎间盘后,易复发以及邻近的节段易发生椎间盘突出,王金平等[1]报道高位腰椎间盘突出症多次手术率为 26.7%。高位腰椎间盘突出症的手术,应并行脊柱内固定术[2]。

2. 对于高位腰椎间盘突出症这类型的病例,选择脊柱内镜技术,以 TESSYS 技术为首选,该病例采用 TESSYS 技术-3 靶点法。

3. 受肋骨的影响,在穿刺点的设计时要更近后正中线。因此,穿刺角度加大,会增加椎间孔成形术的几率。

4. 硬脊膜囊占椎管的比例大,为避免硬脊膜囊和（或）囊内神经根的损伤:

（1）使用射频头时应尽量靠腹侧,且时间不宜过长。

（2）镜下操作各类型钳子时要注意保护硬脊膜囊,不能深入,尤其是视野不清时。

第二节　椎间孔内型腰椎间盘突出症

一、临床表现

1. 患者,老年女性。腰及右下肢痛 1 周。

2. 右臀部后外侧、右大腿外侧、右膝关节,持续性酸胀痛;VAS 评分:7 分;屈髋屈膝被动坐位,膝腱反射右（-）;股四头肌力右侧 4 级。

3. 术前影像学检查　CT:轴位 L$_{3/4}$椎间盘突出,右侧椎间孔内型,即 3 区椎间盘突出（图 10-2-1）。

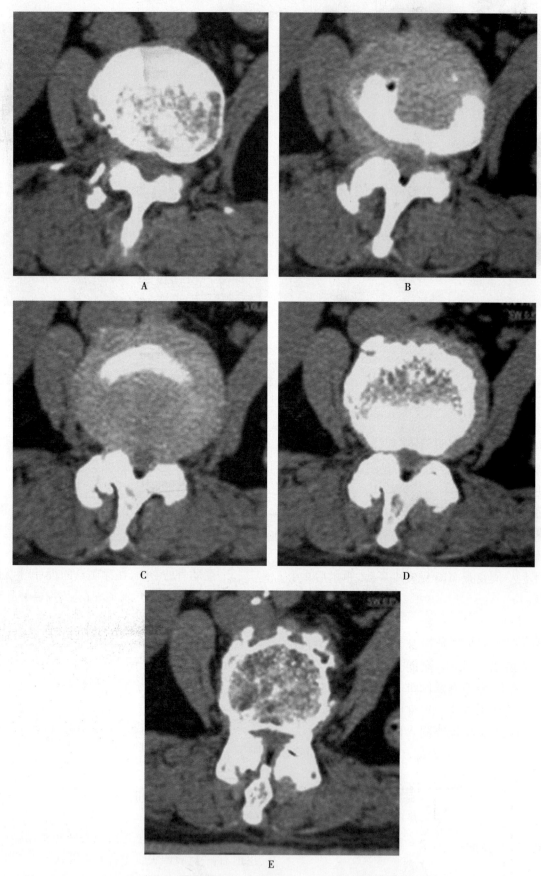

图 10-2-1　术前 CT:轴位 $L_{3/4}$ 椎间盘突出椎间孔型 A,B,C,D,E

二、术前计划

患者取左侧卧位,YESS 技术右侧入路。

1. 靶点　CT 轴位像上标示(图 10-2-2)。

2. 穿刺方向线　DR 前后位片旋转畸形 $L_{3/4}$ 间隙不清(图 10-2-3)。

3. 穿刺角度线　DR 侧位片 $L_{3/4}$ 的平分线(图 10-2-4)。

4. 穿刺点　后中线旁开 8cm 与穿刺方向线的交点。

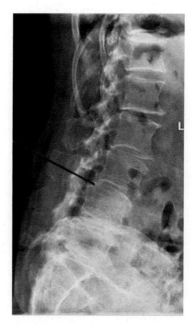

图 10-2-4　穿刺角度线 DR 侧位片 $L_{3/4}$ 的平分线

三、操作流程

(一) 穿刺点定位

1. 前后位透视　椎体旋转畸形,关节突、间隙等解剖结构不清(图 10-2-5)。

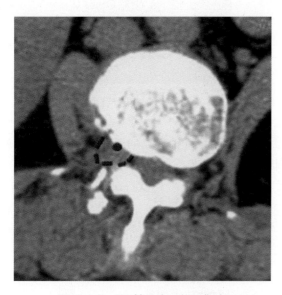

图 10-2-2　CT 轴位像上标示靶点

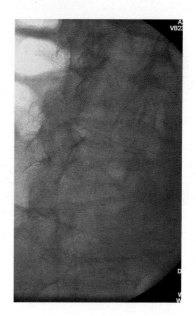

图 10-2-5　前后位透视:椎体旋转畸形解剖结构不清

2. 向右侧旋转影像增强器 80°时,$L_{3/4}$ 间隙结构可辨(图 10-2-6)。

3. 穿刺点

(1) 穿刺方向线:用抓钳放置目标椎间盘的皮肤上,前后位透视(图 10-2-7)。

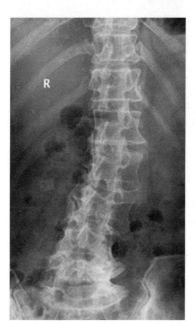

图 10-2-3　前后位片旋转畸形 $L_{3/4}$ 间隙不清

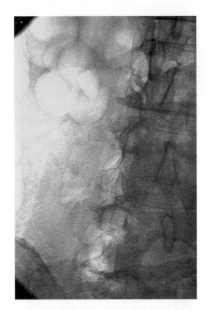

图 10-2-6　向右侧旋转影像增强器 80°时,$L_{3/4}$间隙结构可辨

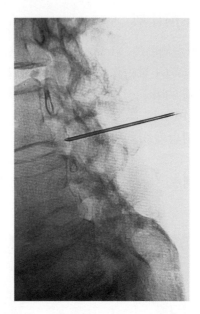

图 10-2-8　侧位透视:勺状针针尖指向下终板

3. 调整勺状针针尖略向脚端穿刺　侧位透视:勺状针针尖抵达上终板纤维环后缘(图 10-2-9)。

4. 前后位透视　勺状针针尖位于椎弓根外侧缘连线((图 10-2-10)。

5. 纤维环入盘点

(1) 注射局麻药 3ml。

(2) 入盘点调整:勺状针针尖位置偏脚端(上终板),通过双针技术调整

(3) 双针技术

1) 调节勺状针针芯座上的凹口:向头端。

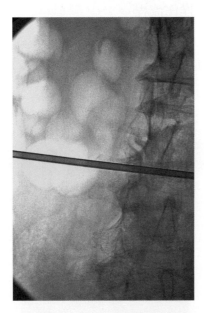

图 10-2-7　穿刺方向线用抓钳放置目标椎间盘的皮肤上

(2) 后正中线旁开 8cm。

(3) 两线相交即为穿刺点。

(二)麻醉穿刺同步实施操作流程

1. 局部浸润麻醉　常规皮肤、皮下组织、深筋膜、上关节突局部浸润。

2. 穿刺到关节突外侧　患者出现 L_3 神经根性疼痛,侧位透视:勺状针针尖指向下终板(图 10-2-8)。

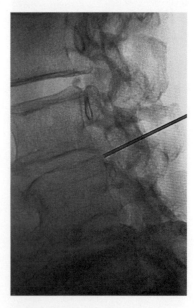

图 10-2-9　侧位透视:勺状针针尖抵达上终板纤维环后缘

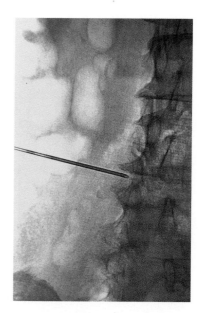

图 10-2-10　前后位透视:勺状针针尖位于椎弓根外侧缘连线

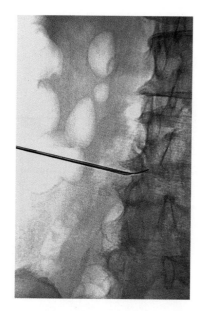

图 10-2-12　前后位透视:笔尖针弯向椎间盘中心点

2）笔尖针前端弯曲。

3）笔尖针置入勺状针外套管内。

4）笔尖针入椎间盘:侧位透视(图 10-2-11);前后位透视(图 10-2-12)。

6. 髓核造影与染色

(1) 笔尖针:碘海醇和亚甲蓝混合液(4:1) 2ml,注入椎间盘内,进行造影与染色。

(2) 侧位透视:椎间盘显影(图 10-2-13)。

7. 纤维环注射芬太尼。

(三) 建立工作通道

1. 置入导丝

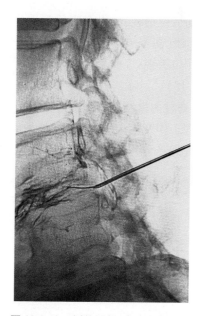

图 10-2-13　侧位透视:盘内髓核显影

2. 切皮

3. 扩张软组织

(1) 置入 1 级导杆。

(2) 置入 1 级~3 级扩张管

1）在 1 级导杆外,依次置入 1~3 级扩张管。

2）侧位透视:1~3 级扩张管头端抵达纤维环后缘(图 10-2-14)。

4. 置入工作套管

(1) 工作套管置入:3 级扩张管外置入工作套管。

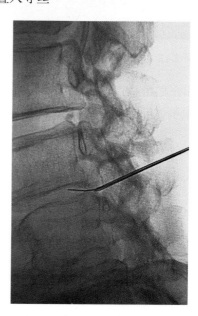

图 10-2-11　侧位透视:笔尖针弯向椎间盘中心点

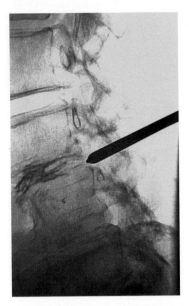

图 10-2-14　侧位透视:1 级~3 级扩张管头端抵达纤维环后缘

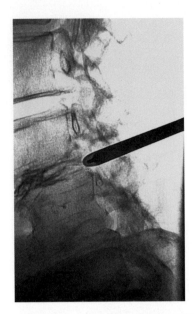

图 10-2-16　侧位透视工作套管的头端位于纤维环后缘

（2）前后位透视:工作套管的头端位于椎弓根外侧缘的连线（图 10-2-15）。

（3）侧位透视:工作套管的头端位于纤维环后缘（图 10-2-16）。

（四）脊柱内镜镜下操作流程

1. 清理工作区

（1）首先见到凝血块（图 10-2-17）:用小抓钳抓取。

（2）置入射频头:止血、消融,同时注意患者有无神经根性症状。

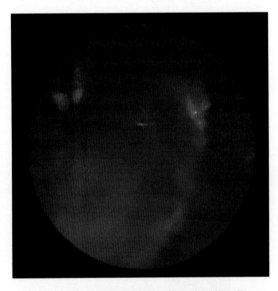

图 10-2-17　首先见到凝血块用小抓钳抓取

（3）用小抓钳:抓取组织碎块。

2. 组织辨识（图 10-2-18）

（1）L_3 椎体下缘。

（2）$L_{3/4}$ 椎间隙。

（3）突出到椎间孔的髓核。

3. 摘除髓核　小抓钳抓取突出到椎间孔内的髓核（图 10-2-19）。

4. 抓取髓核后的椎间孔（图 10-2-20）

5. 探查 L_3 神经根

（1）旋转工作套管:略向头端（图 10-2-21A）。

（2）L_3 神经根显露（图 10-2-21B）。

（3）L_3 神经根游离（图 10-2-21C）。

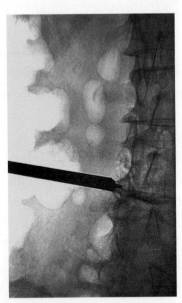

图 10-2-15　前后位透视:工作套管的头端位于椎弓根外侧缘的连线

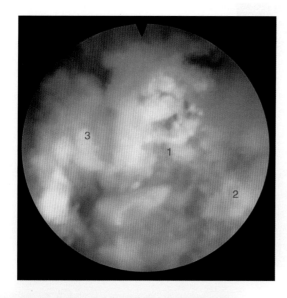

图 10-2-18 组织辨识
1. L₃椎体下缘；2. L₃/₄椎间隙；3. 突出到椎间孔的髓核

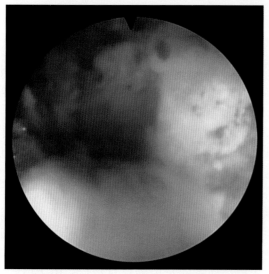

图 10-2-19 小抓钳抓取突出到椎间孔的髓核

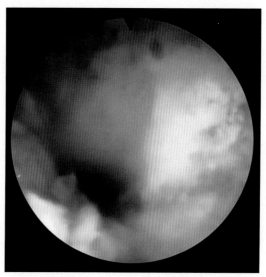

图 10-2-20 抓取髓核后的椎间孔

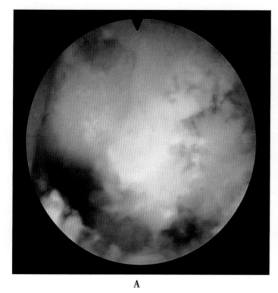

A

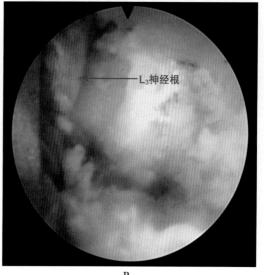

B

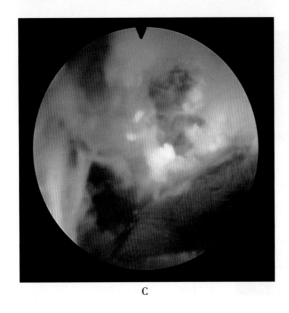

图 10-2-21 探查 L$_3$ 神经根

A. 旋转工作套管略向头端；B. L$_3$ 神经根显露；C. L$_3$ 神经根游离

6. 脊柱内镜与工作套管一起退出（图 10-2-22）

（1）检查有无活动性出血。

（2）用射频头处理活动性出血。

7. 脊柱内镜与工作套管退出

（1）检查有无活动性出血。

（2）用射频头处理活动性出血。

四、结果

1. 摘除的髓核组织（图 10-2-23）。

2. 术后患者右下肢疼痛 VAS 评分由 7 分降至 0～1 分。

3. 术后一周复查 CT（图 10-2-24）。

五、分析与体会

（一）病例分析

1. 定位 由于椎体旋转畸形，前后位透视解剖结构不清（图 10-2-3），向右侧旋转影像增强器 80° 时，L$_{3/4}$ 间隙结构可辨（图 10-2-4）。

2. 穿刺 向右侧旋转影像增强器 80° 下，向 L$_{3/4}$ 间隙穿刺，期间患者出现 L$_3$ 神经根性疼痛，侧位透视下发现穿刺针针尖指向下终板（图 10-2-8），及时调整穿刺针针尖向上终板避开被突出髓核挤向下的神经根（图 10-2-9）。

3. 建立工作通道 穿刺针针尖向上终板，通过双针技术，笔尖针笔尖针弯向椎间盘（图 10-2-11，图 10-2-12），使椎间盘内髓核显影（图 10-2-13），并引导随后的组织扩张，工作通道建立在椎间盘层面。

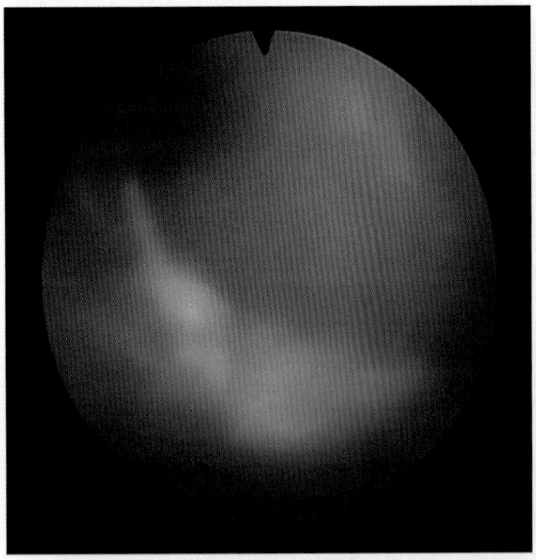

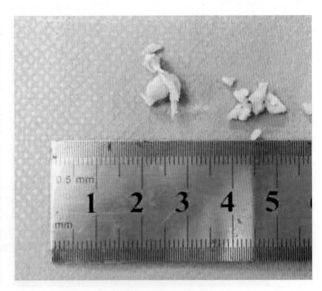

图 10-2-22 工作通道无活动性出血

图 10-2-23 标本

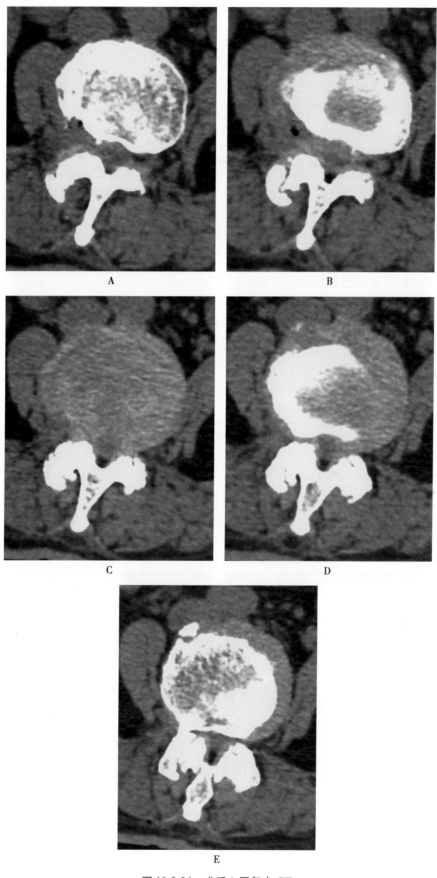

图 10-2-24 术后 1 周复查 CT

4. 镜下　组织辨识(图 10-2-18),发现突出到椎间孔内的髓核,需要细心和经验,以及对椎间孔微创解剖的熟悉。

（二）体会

1. 椎间孔内型腰椎间盘突出症,压迫出口神经根。传统手术需行病变节段的半椎板切除并行腰椎内固定植骨融合。

2. 脊柱内镜技术用于这类型的病例,选择 YESS 技术。靶点位于椎间孔外口,工作套管头端在前后位透视时位于椎弓根的外侧缘连线上,侧位透视抵达椎间盘后缘。

（1）穿刺点的设计:距离后正中线 5～10cm,以椎间盘的解剖中心为目标。但穿刺时针尖应指向上终板。因为出口神经根常被突出髓核挤向下;通过双针技术,工作套管能调整到位。

（2）穿刺角度:45°～70°,容易到达椎间孔外侧区。

（3）工作套管:逐步由脚端向头端移动,探查摘除髓核,能避免对出口神经根的损伤。

2. 注意事项

（1）出口神经根:已受损的神经根较没受损的神经根,出现手术后感觉异常的几率要小。

（2）腰动脉的分支:椎间孔附近的操作,要轻柔、仔细,避免损伤腰动脉的分支。

（3）工作套管:助手要固定好,因为缺乏椎间孔的骨性结构的支持,容易晃动、移位;选择圆头的工作套管有更好的视野和更安全。

第三节　中央型腰椎间盘突出症

一、临床表现

1. 患者,老年男性。双下肢沿 L_5 神经支配区域的放射痛及麻木 20 天。

2. VAS 评分　左下肢疼痛 7 分,右下肢疼痛 4 分。

3. 术前影像学检查

（1）CT:显示 $L_{4/5}$ 节段的椎间盘突出中央型 1、2 区;左侧大于右侧(图 10-3-1)。

（2）MRI:示 $L_{4/5}$ 节段的椎间盘突出到 I 层面(图 10-3-2)。

二、术前计划

患者俯卧位,TESSYS 技术-3 靶点法左侧入路。

1. 靶点　CT 轴位片,$L_{4/5}$ 突出物的基底部(图 10-3-3)。

2. 穿刺方向线　腰椎 DR 前后位上标出(图 10-3-4)。

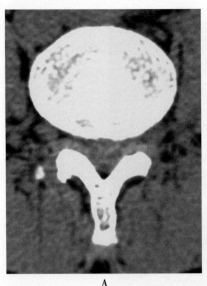
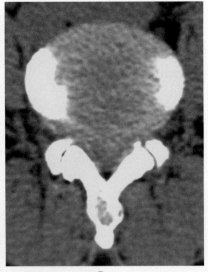

A　　　　　　　　B

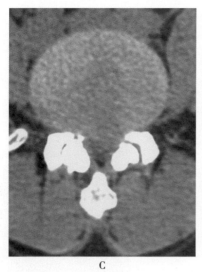
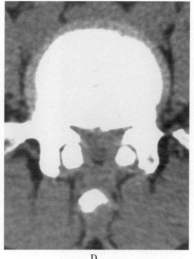

C   D

图 10-3-1 CT L$_{4/5}$节段轴位片:椎间盘突出中央型 1,2 区;左侧大于右侧

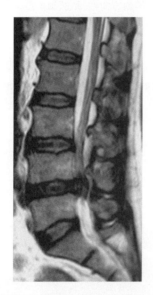

图 10-3-2 MRI L$_{4/5}$节段矢状位片:椎间突出到Ⅰ层面

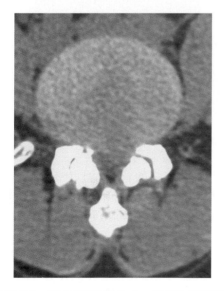

图 10-3-3 靶点 CT 轴位片:L$_{4/5}$突出物的基底部

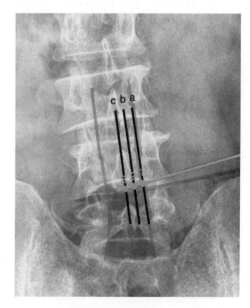

图 10-3-4 腰椎 DR 前后位片穿刺方向线

1. 第一靶点;2. 第二靶点;3. 第三靶点;a. 椎弓根内侧缘连线;b. 椎弓根内侧缘连线与棘突连线的平分线;c. 棘突连线;d. 穿刺方向线 3 个靶点的连线

3. 穿刺角度线 腰椎 DR 侧位上标出(图 10-3-5)。

4. MRI 矢状位片 神经根在椎间孔的位置正常(图 10-3-6)。

5. MRI 轴位片 了解有无后位结肠(图 10-3-7)。

三、手术操作流程

(一)穿刺点定位

1. 穿刺方向线 用抓钳前后位透视下确定(图 10-3-8)。

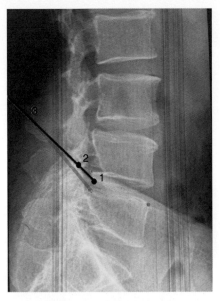

图 10-3-5　腰椎 DR 侧位片
1. $L_{4/5}$ 间隙的中点; 2. 上关节突尖; 3. 穿刺角度线: 上关节突尖与椎体后上缘的连线

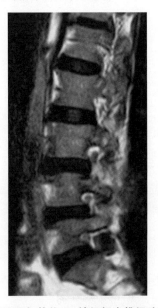

图 10-3-6　MRI 矢状位: L_4 神经根在椎间孔的位置正常

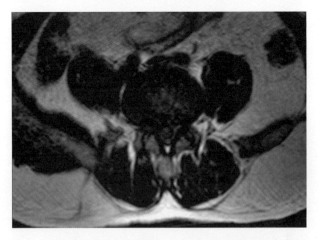

图 10-3-7　MRI 轴位片: 了解有无后位结肠

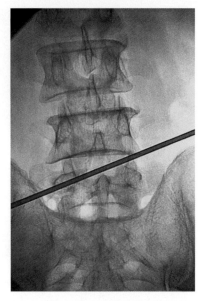

图 10-3-8　穿刺方向线: 用抓钳前后位透视下确定

2. 穿刺角度线　用抓钳侧位透视下确定(图 10-3-9)。

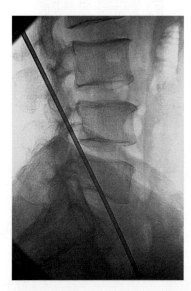

图 10-3-9　穿刺角度线: 用抓钳侧位透视下确定

3. 安全线　用抓钳置于关节突上侧位透视下确定(图 10-3-10)。

4. 穿刺点　穿刺方向线与穿刺角度线的交点即为穿刺点,后正中线旁开 13cm。

(二) 麻醉穿刺同步实施

1. 上关节突尖的背侧(图 10-3-11)　0.5% 利多卡因局麻后用勺状针由穿刺点与额状面呈 20°缓缓进针,边进针边注入局麻药,达上关节突尖的背侧,抵骨,注入局麻药 10ml。

2. 上关节突尖的腹侧(图 10-3-12)　调整勺状针的勺状面向腹侧,稍加大穿刺角度,使针尖略向腹侧进针,滑过上关节突尖部进入椎间孔,注入局麻药 3ml。

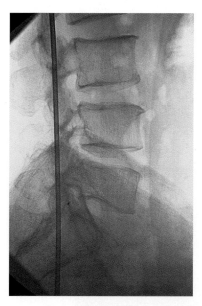

图 10-3-10　安全线:用抓钳置于关节突上侧位透视下确定

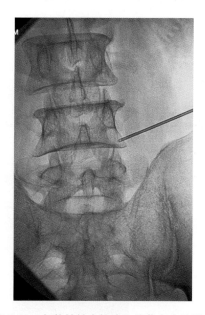

图 10-3-11　勺状针针尖抵达上关节突尖的稍背侧
A. 前后位透视;B. 侧位透视

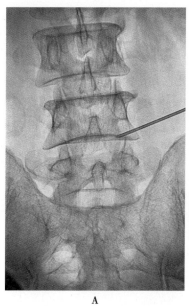

A

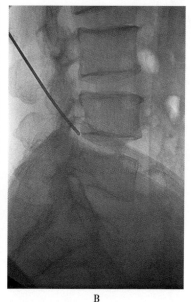

B

图 10-3-12　勺状针针尖抵达上关节突尖的腹侧
A. 前后位透视;B. 侧位透视

3. 双针技术(图 10-3-13)　调整勺状针的勺状面方向,向脚端、向背侧。在勺状针内,置入笔尖针达突出髓核内。

4. 造影与染色(图 10-3-14)　注入突出物内 2ml 碘海醇和亚甲蓝的混合液(4:1)进行造影与染色。

5. 达第一靶点　勺状针沿笔尖针推进 5～10mm 抵达纤维环外(达第一靶点),退出笔尖针在

勺状针里注射盐酸芬太尼 50μg(用 0.9% 氯化钠 3ml 稀释),注入完毕,置入导丝,并超出勺状针 10mm。

(三)建立工作通道 3 靶点法,椎间孔成形 3 靶点法

1. 第一靶点

(1) 置入 1 级导杆　使头端到达第一靶点(图 10-3-15)。

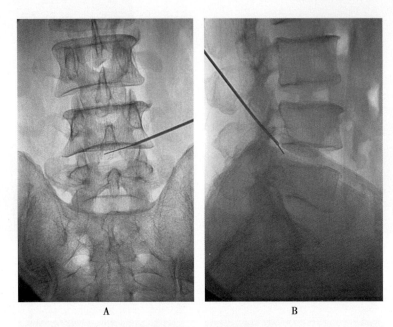

图 10-3-13　双针技术
A. 前后位透视:笔尖针针尖达第三靶点;B. 侧位透视笔尖针针尖达 $L_{4/5}$
纤维环后缘(突出髓核内)

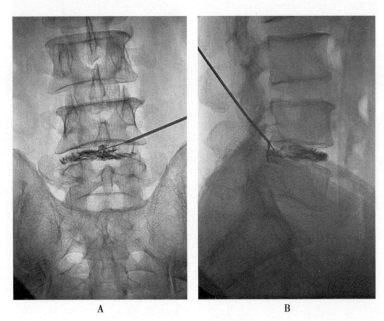

图 10-3-14　造影与染色
A. 前后位透视;B. 侧位透视

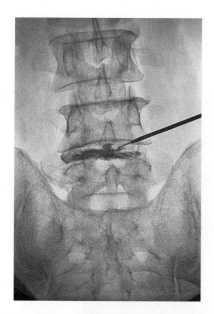

图10-3-15　置入1级导杆:使头端到达第一靶点　前后位透视

（2）依次置入1~3级扩张管扩张软组织通道，3级扩张管在椎间孔外受阻（图10-3-16）。

（3）第一靶点成形:在导丝、1级导杆、1级扩张管与3级扩张管间，逆时针旋入1级环锯，进行1级扩孔环锯头端抵达第一靶点（图10-3-17）。

2. 第二靶点

（1）置入2级导杆使头端到达第一靶点（图10-3-18）。

（2）拔出导丝，将导杆尾端压向腹侧，用锤子敲打导杆尾端，使导杆头端在$L_{4/5}$纤维环后缘潜行到达第二靶点（图10-3-19）。

（3）第二靶点成形:在导丝、2级导杆及2扩张管外，逆时针旋入2级环锯，抵达关节突，进行2级扩孔环锯头端抵达第二靶点（图10-3-20）。

3. 第三靶点

固定导丝,退出2级环锯、2级扩张管和2级导杆,导丝固定不动,沿导丝

（1）置入3级导杆使头端到达第二靶点（图10-3-21）。

（2）拔出导丝，将导杆尾端压向腹侧，用手锤

敲打导杆尾端,使导杆头端在$L_{4/5}$纤维环后缘潜行到达第三靶点（图10-3-22）。

（3）第三靶点成形:在导丝、3级导杆及3扩张管外，逆时针旋入3级环锯，抵达关节突，进行3级扩孔，环锯头端抵达第三靶点（图10-3-23）。

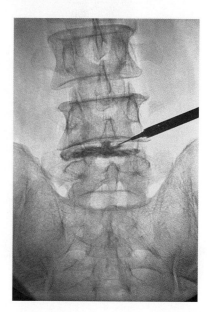

图10-3-16　依次置入1级~3级扩张管扩张软组织通道,3级扩张管在椎间孔外受阻

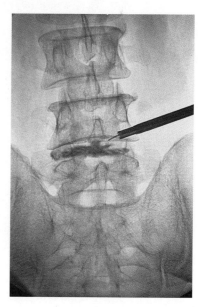

图10-3-17　第一靶点成形:环锯头端抵达第一靶点

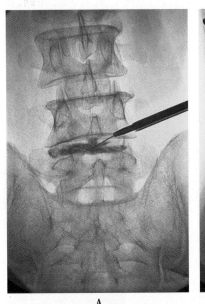
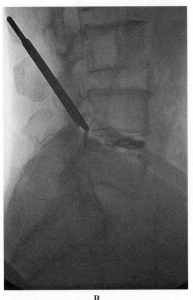

A   B

图 10-3-18 置入 2 级导杆使头端到达第一靶点
A. 前后位透视;B. 侧位透视

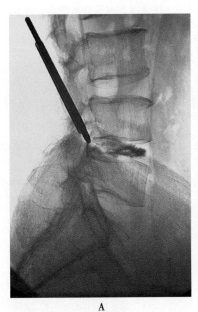
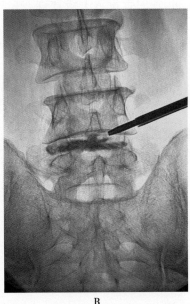

A   B

图 10-3-19 拔出导丝,将导杆尾端压向腹侧,用手锤敲打导杆尾端,使导杆
头端在 $L_{4/5}$ 纤维环后缘潜行到达第二靶点
A. 侧位透视;B. 前后位透视

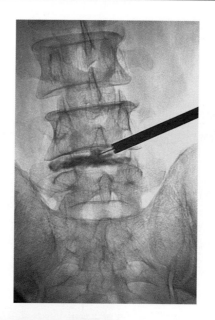

图 10-3-20 第二靶点成形
环锯头端抵达第二靶点

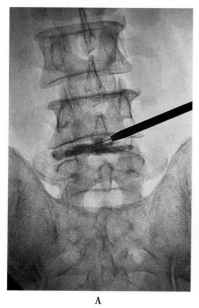

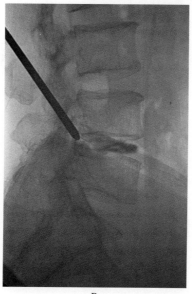

图 10-3-21 置入 3 级导杆使头端到
达第二靶点
A. 侧位透视；B. 前后位透视

A   B

图 10-3-22 拔出导丝，将导杆尾端
压向腹侧用手锤敲打导杆尾端，使导
杆头端在 $L_{4/5}$ 纤维环后缘潜行到达
第三靶点
A. 侧位透视；B. 前后位透视

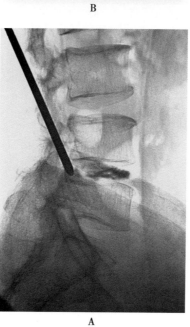

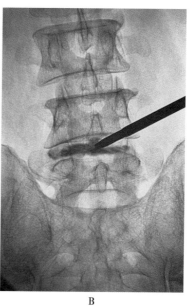

A   B

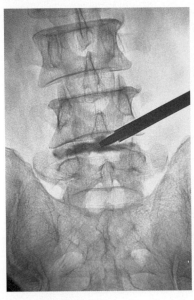

图 10-3-23　第三靶点成形环锯头端抵达第三靶点

（四）置入工作套管

1. 沿导丝置入 3 级导杆及 3 扩张管（图 10-3-24）。

2. 在导丝、3 级导杆及 3 扩张管外，置入工作套管，斜口工作套管的短边位于椎弓根内侧缘（图 10-3-25）

（五）镜下操作

1. 清理工作区　脊柱内镜置入，看到血凝块，小抓钳抓取，射频头止血、消融、探查，分离出工作区（图 10-3-26）。

2. 组织辨识　转动工作套管，暴露突出物。

3. 摘除左侧突出髓核组织（图 10-3-27）。

4. 用蓝钳咬除部分后纵韧带（图 10-3-28）。

5. 工作套管沿纤维环后缘深入（图 10-3-29）。

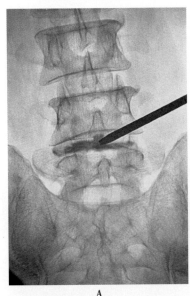
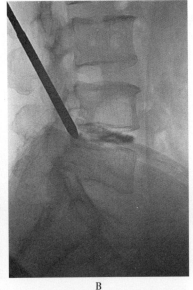

A　　　　　　　　　B

图 10-3-24　沿导丝置入 3 级导杆及 3 扩张管

A. 前后位透视；B. 侧位透视

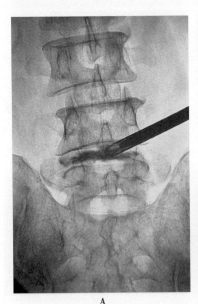
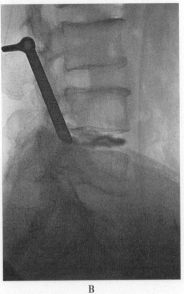

A　　　　　　　　　B

图 10-3-25　在导丝、3 级导杆及 3 扩张管外，置入工作套管，斜口工作套管的短边位于椎弓根内侧缘

A. 前后位透视；B. 侧位透视

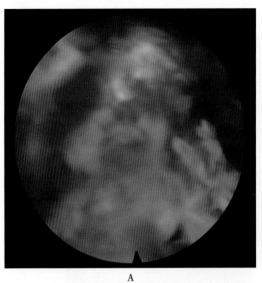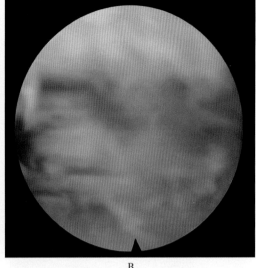

A   B

图 10-3-26 清理工作区:椎间孔镜置入
A. 射频头止血消融探查;B. 分离出工作区

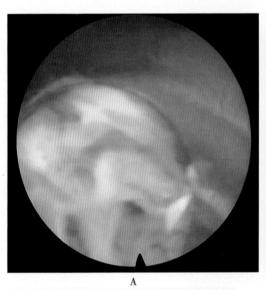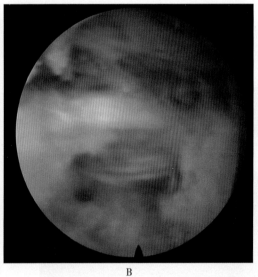

A   B

图 10-3-27 摘除突出髓核组织

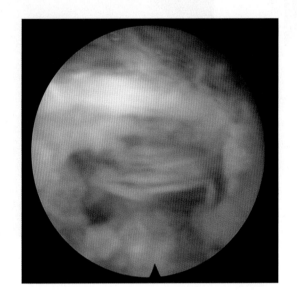

图 10-3-28 用蓝钳咬除部分后纵韧带

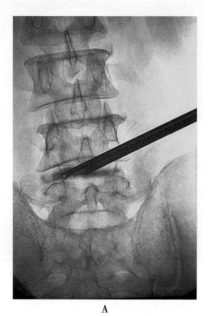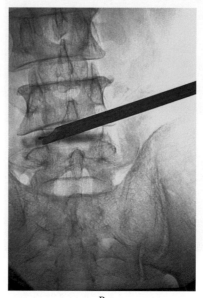

A   B

图 10-3-29 工作套管沿纤维环后缘深入抓取右侧突出的髓核组织
A. 抓钳;B. 射频头

6. 摘除右侧突出髓核组织(图 10-3-30)。

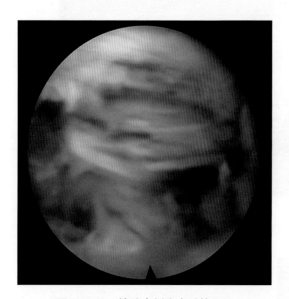

图 10-3-30 摘除右侧突出髓核组织

7. 镜下完成标志 硬膜囊的波动及 L_5 神经根减压游离,椎管内减压充分(图 10-3-31)。

8. 注入甲泼尼龙琥珀酸钠 40mg。

9. 工作套管与脊柱内镜一起缓缓拔出,检查通路(图 10-3-32)。

四、结果

1. 摘除的髓核组织(图 10-3-33)。

2. 术后患者左下肢疼痛 VAS 评分由 7 分降至 0~1 分,右下肢疼痛 VAS 评分由 4 分降至 0 分。

3. 术后一周复查 磁共振(图 10-3-34)。

五、分析与体会

(一) 病例分析

1. $L_{4/5}$ 节段的中央型椎间盘突出症,没有马尾神经损伤症状,无合并椎管狭窄症。左侧症状重于右侧,采用 TESSYS 技术-3 靶点法左侧入路合适。

2. 穿刺点更靠外,穿刺角度更水平,但要在安全线内。

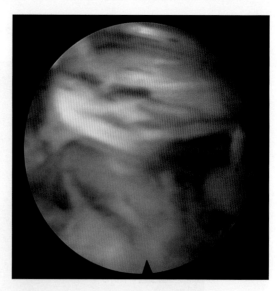

图 10-3-31 镜下操作完成标志神经根漂浮试验阳性

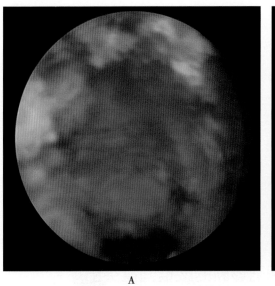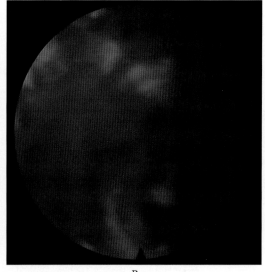

A B

图 10-3-32 工作套管与椎间孔镜一起缓缓拔出,检查通路
A. 上关节突骨创面;B. 肌肉

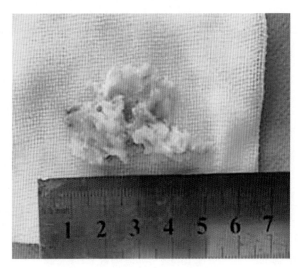

图 10-3-33 摘除的髓核组织

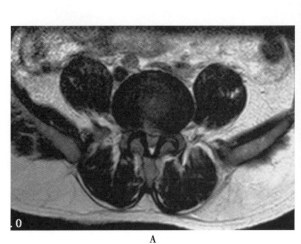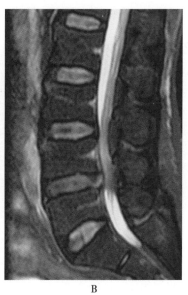

A B

图 10-3-34 MRI 术后 1 周复查 $L_{4/5}$
A. 轴位;B. 矢状位

（二）体会

1. 中央型腰椎间盘突出症，除产生两侧下肢症状外，常因压迫马尾神经而致马尾神经麻痹。手术要求取出椎间盘组织，解除马尾神经的压迫。传统手术可经硬膜内和硬膜外途径取突出的椎间盘组织。经硬膜内途径便于取前方硬膜外的突出椎间盘组织，但是易造成术后蛛网膜粘连或蛛网膜炎。经硬膜外取突出椎间盘组织，术后不会发生蛛网膜炎，但暴露困难，强行将硬膜牵向一侧，反而易加重原马尾神经的损伤。

2. 脊柱内镜技术用于这类型的病例，选择TESSYS 技术，不但能够取中央突出椎间盘组织，甚至可以取对侧的突出椎间盘组织。

3. 采用 TESSYS 技术-3 靶点法，在穿刺点的设计时要更向外，需注意穿刺点不要超过安全线，通常需要行椎间孔成形术。沿后纵韧带的腹侧取突出椎间盘组织，也可根据需要去除部分后纵韧带。工作套管可以跨过后正中线到达对侧取突出椎间盘组织。当然合并椎管狭窄时，不要在没有椎管减压时跨过后正中线；高位中央型腰椎间盘突出症，由于硬膜囊较大，马尾神经较多，容许的空间小，更要注意。

第四节　通过脊髓造影明确诊断的腰椎间盘突出症

一、临床表现

1. 患者，老年女性。腰及右下肢麻痛 2 个月，加重 1 天，行走困难。

2. L_5 神经放射痛，VAS 评分：腰痛 3 分，腿痛 7 分，右第一足趾背伸肌力 4 ~ 级。

3. 影像学检查

（1）外院腰椎 CT：$L_{4/5}$ 轴位片椎间盘 I 层面 1，2 区（右侧）突出（图 10-4-1），L_4 椎体失稳双终板征（图 10-4-2）。

（2）红外热成像：右 L_5 神经根支配区呈现低温改变（图 10-4-3）。

4. 诊疗经过　诊断腰椎间盘突出症，L_5 神经根未见明确受压，保守治疗 20 天，病情反复。行椎管造影 CT 扫描（CTM）轴位片：右 L_5 神经根不显影（图 10-4-4）。

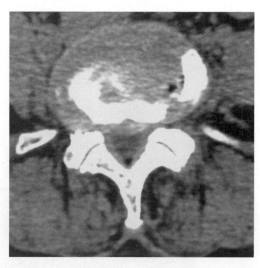

图 10-4-1　外院腰椎 CT $L_{4/5}$ 轴位片椎间盘右侧 I 层面 1，2 区突出

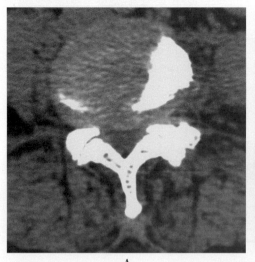

A

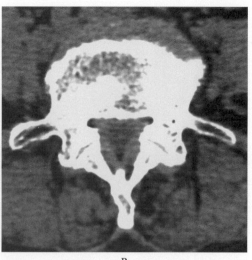

B

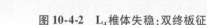

图 10-4-2　L_4 椎体失稳：双终板征

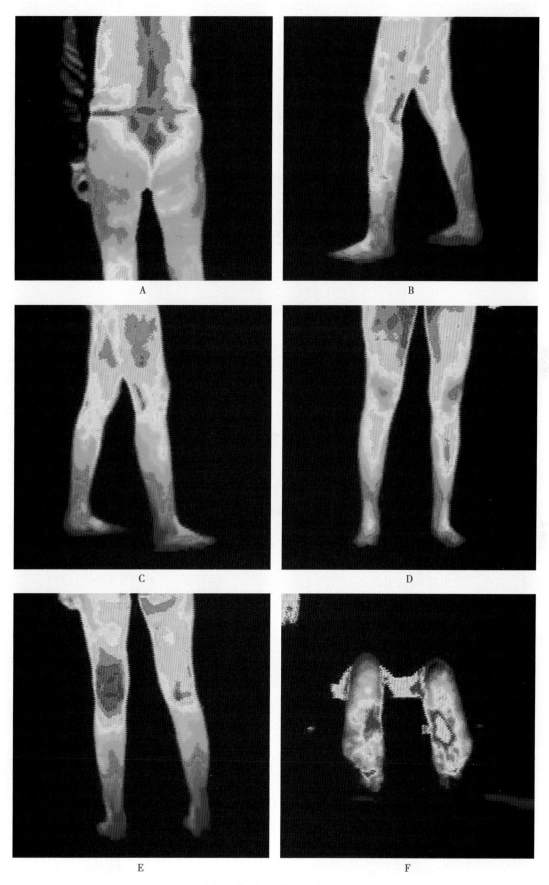

图 10-4-3　红外热成像:右 L_5 神经根支配区呈现低温改变

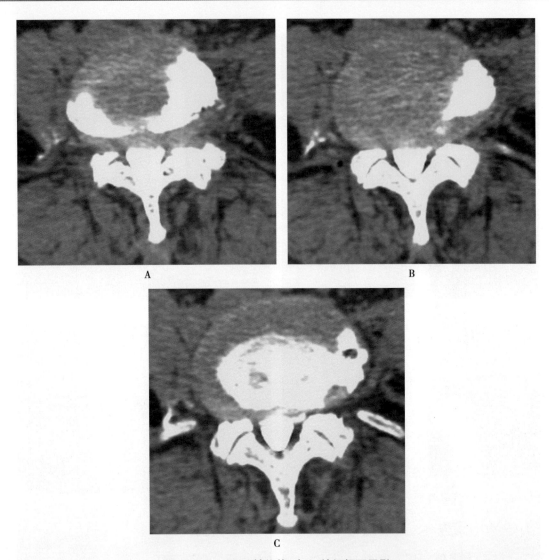

A

B

C

图 10-4-4　CTM 轴位片:右 L₅ 神经根不显影

　　硬膜囊被右前方突出椎间盘组织压迫变形(图 10-4-5)。

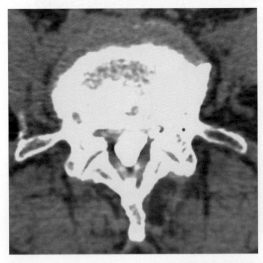

图 10-4-5　硬膜囊被右前方突出椎间盘组织压迫变形

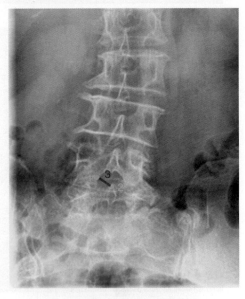

图 10-4-6　腰椎 DR 前后位片
1. 靶点　下终板与椎弓根内侧缘连线的交点;
2. 穿刺点　后正中线与椎板间隙下缘的交点;
3. 穿刺方向线　穿刺点与靶点的连线

二、术前计划

患者俯卧位,iLESSYS 技术-下终板直接法右侧入路。

1. 腰椎 DR 前后位片(图 10-4-6)

(1) 靶点:下终板与椎弓根内侧缘连线的交点。

(2) 穿刺点:后正中线与椎板间隙下缘的交点。

(3) 穿刺方向线:穿刺点与靶点的连线

2. 腰椎 DR 侧位片　穿刺角度线(图 10-4-7)。

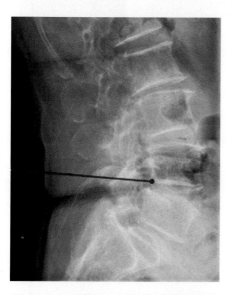

图 10-4-7　腰椎 DR 侧位片:穿刺角度线

三、手术操作流程

1. 穿刺点和靶点定位　用持杆钳在前后位透视下确定(图 10-4-8)。

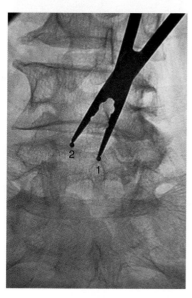

图 10-4-8　穿刺点和靶点定位:用持杆钳在前后位透视下确定

1. 穿刺点;2. 靶点

2. 穿刺方向线　穿刺点和靶点的连线。

3. 麻醉穿刺同步实施

(1) 0.5% 利多卡因:局麻后,用勺状针由穿刺点沿穿刺方向线,缓缓进针,边进针边注入局麻药,勺状针针尖抵达抵椎板向下关节突移行处,紧贴下关节突内缘进针达硬膜外,前后位透视(图 10-4-9);注入造影剂 2ml 证实无误入蛛网膜下腔,前后位透视(图 10-4-10)。

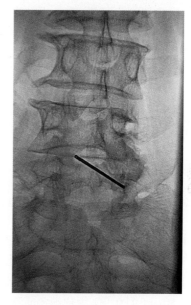

图 10-4-9　前后位透视:紧贴椎板向下关节突移行处进针到达硬膜外

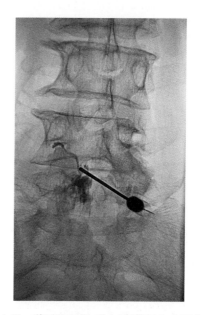

图 10-4-10　前后位透视:注入造影剂 2ml 证实无误入蛛网膜下腔

（2）双针技术:调整勺状针的勺状面方向,向头端,在勺状针内,置入笔尖针,笔尖针针尖入椎间盘,侧位透视(图 10-4-11)。

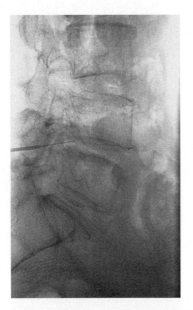

图 10-4-11　侧位透视:笔尖针针尖入椎间盘

（3）造影与染色(图 10-4-12)。

（4）勺状针沿笔尖针推进 10mm:针尖抵达椎间盘后缘(图 10-4-13)退出笔尖针在勺状针里注射盐酸芬太尼 50μg(用 0.9% 氯化钠 3ml 稀释)。

4. 建立工作通道

（1）切皮:固定导丝,拔出勺状针。

（2）置入 1 级导杆:使导杆头端到达椎间盘后缘,侧位透视(图 10-4-14)。

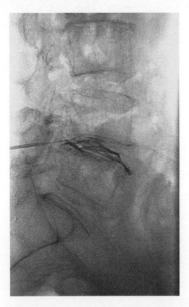

图 10-4-12　侧位透视:造影与染色

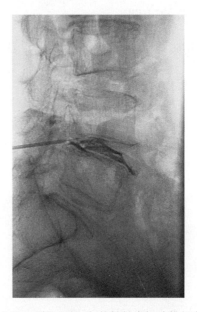

图 10-4-13　侧位透视:勺状针针尖抵达椎间盘后缘

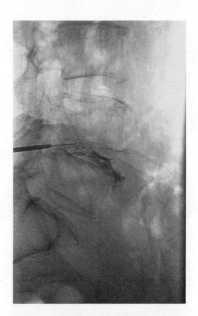

图 10-4-14　侧位透视:导杆头端到达椎间盘后缘

（3）扩张软组织:依次置入 1 级~3 级扩张管,并借助持杆钳和手锤,使 1~3 级扩张管的头端抵达椎间盘后缘,侧位透视(图 10-4-15)。

（4）置入工作套管:在 3 级扩张管外置入,头端抵达椎间盘后缘,侧位透视(图 10-4-16)。

5. 镜下操作

（1）清理工作区:脊柱内镜置入,看到凝血块,小抓钳抓取,射频头止血、消融、探查,分离出工作区(图 10-4-17)。

（2）旋转工作套管:暴露 L_5 神经根和突出的髓核(图 10-4-18)。

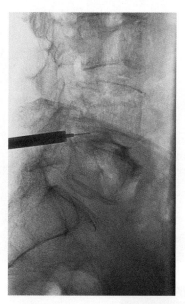

图 10-4-15 侧位透视:依次置入 1 级 ~ 3 级扩张管,头端抵达椎间盘后缘

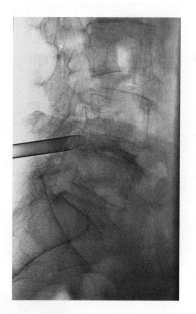

图 10-4-16 侧位透视:工作套管头端抵达椎间盘后缘

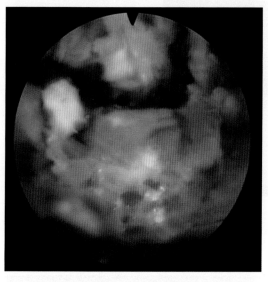

图 10-4-17 清理工作区

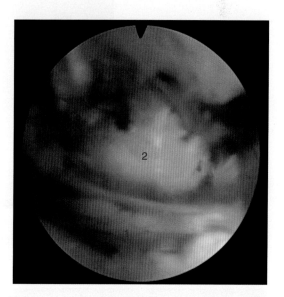

图 10-4-18 旋转工作套管,暴露 L_5 神经根和突出的髓核
1. 神经根;2. 突出髓核

（3）沿 L_5 神经根腹侧探查:蓝钳咬除纤维化的髓核组织,松解 L5 神经根自硬膜囊发出处(图 10-4-19)。

（4）镜下完成标志:无活动性出血,神经根松解,漂浮试验阳性(图 10-4-20)。

（5）工作套管与脊柱内镜一起缓缓拔出:检查通路(图 10-4-21)。

四、结果

1. 摘除的髓核组织(图 10-4-22)。

2. 术后患者右下肢疼痛 VAS 评分由 6 ~ 7 分降至 0 ~ 1 分。

3. 左下肢直腿抬高试验 90°(-)同右侧。

4. 术后一周复查

（1）CT 轴位片:$L_{4/5}$(图 10-4-23)。

（2）红外热成像(图 10-4-24)。

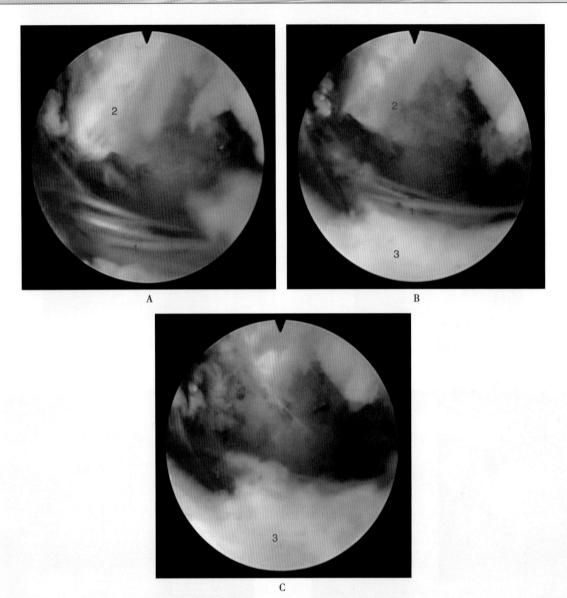

A

B

C

图 10-4-19   蓝钳咬除纤维化的髓核组织,松解 L₅ 神经根自硬膜囊发出处

1. 神经根;2. 纤维化的髓核组织;3. 黄韧带

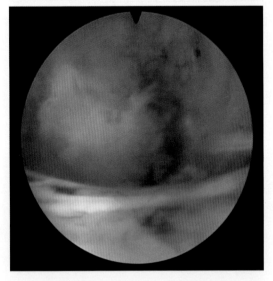

图 10-4-20   镜下完成标志:神经根松解

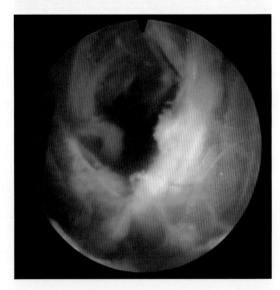

图 10-4-21   工作套管与椎间孔镜一起缓缓拔出,检查通路

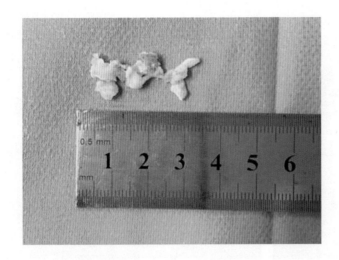

图 10-4-22　摘除的髓核组织

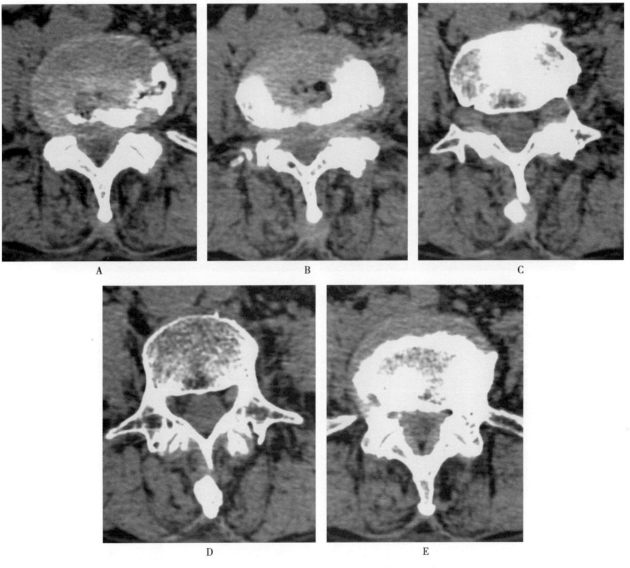

图 10-4-23　术后 1 周复查 CT $L_{4/5}$ 轴位片

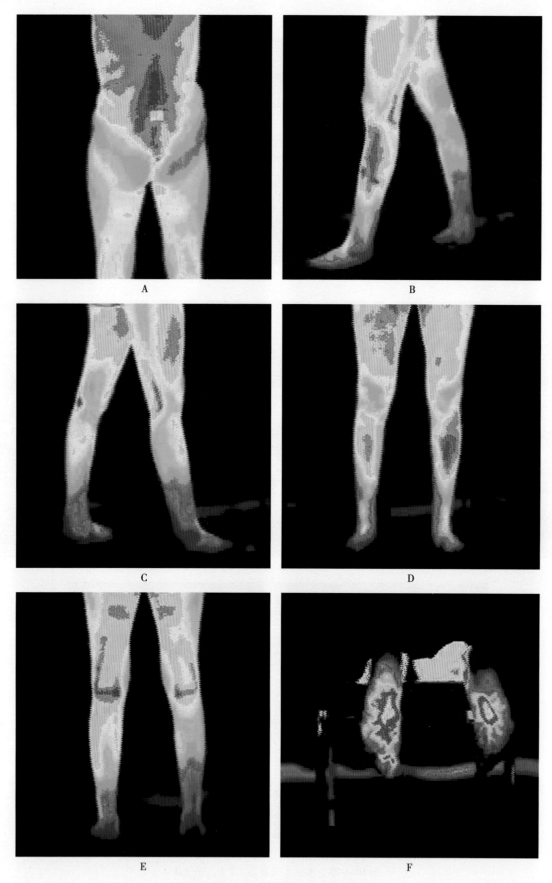

A

B

C

D

E

F

图 10-4-24　术后 1 周复查红外热成像

五、分析与体会

（一）病例分析

1. 术前计划　依靠 CTM，明确 L_5 神经根自硬膜囊发出部位受压，结合腰椎 DR 片上 $L_{4/5}$ 椎板间隙的宽度，选择 iLESSYS 技术-下终板直接法适合。

2. 穿刺　按 iLESSYS 技术-下终板直接法。

3. 镜下　L_5 神经根的显露清晰（图 10-4-19）。

（二）体会

1. 尽管脊柱内镜技术治疗腰椎间盘突出症，相

对于传统手术有许多的优点，但是，明确诊断仍然是首要条件，除定性（突出还是突出症）、定位（节段，侧别）外，还需定点，即靶点；脊柱内镜技术是点对点的精准治疗，不存在探查手术，诊断必须是症状、体征和影像三吻合。并且在说服患者之前，先说服自己。遇到类似病例，选择椎管造影，CTM 检查明确诊断，明确靶点。

2. 这类型的腰椎间盘突出症选择 TESSYS，iLESSYS 均可。手术难度不大，关键是解除神经根自硬膜囊发出部位的压迫。

第五节　脱垂型腰椎间盘突出症

一、临床表现

1. 患者，中年男性。腰骶部酸痛 5 年，左下肢沿 L_5 神经支配区域的放射痛及麻木 1 周。

2. 左下肢疼痛 VAS 评分 6~7 分，腰骶部疼痛 VAS 评分 4 分，左下肢直腿抬高试验 60°（+），左足第一足趾背伸肌力 4 级。

3. 术前影像学检查

（1）CT：显示 $L_{4/5}$ 节段的椎间盘突出脱垂型（图 10-5-1）。

（2）MRI：示 $L_{4/5}$ 节段的椎间盘突出到Ⅲ层面（图 10-5-2）。

（3）红外热成像显示，左侧下肢的皮温明显低于右侧（图 10-5-3）。

二、术前计划

患者俯卧位，TESSYS 技术-3 靶点法左侧入路。

1. 靶点　突出物的基底部（图 10-5-4）。

2. 穿刺方向线　腰椎 DR 前后位上标出（图 10-5-5）。

3. 穿刺角度线　腰椎 DR 侧位上标出（图 10-5-6）。

4. MRI 矢状位片　神经根在椎间孔的位置正常（图 10-5-7）。

5. MRI 轴位片　了解有无后位结肠（图 10-5-8）。

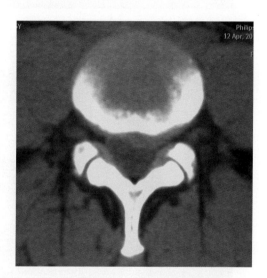

图 10-5-1　CT 轴位片 $L_{4\sim5}$ 节段的椎间盘突出：脱垂型

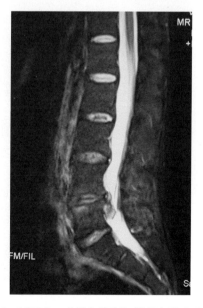

图 10-5-2　MRI $L_{4\sim5}$ 节段矢状位片：椎间盘脱垂到Ⅲ层面

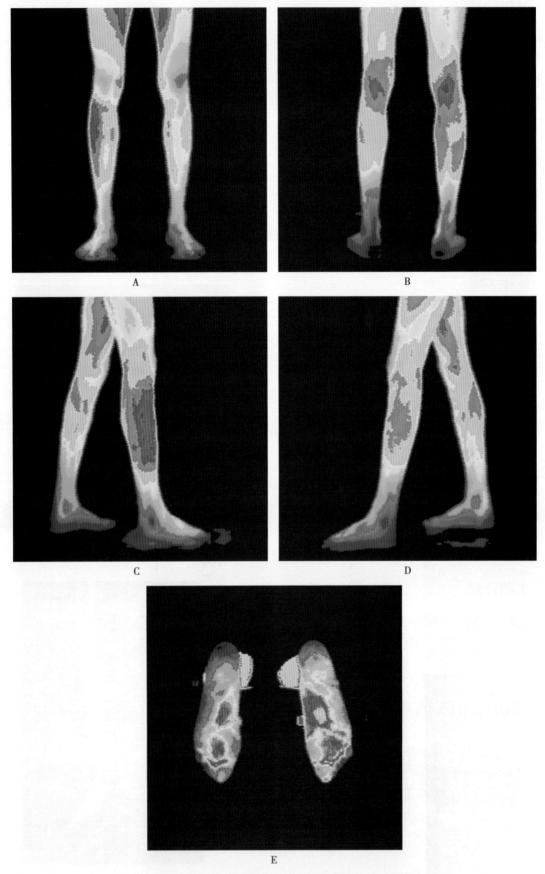

图 10-5-3 红外热成像显示左侧下肢的皮温明显低于右侧

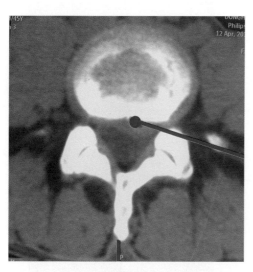

图 10-5-4 靶点 CT 轴位片：L$_{4/5}$ 突出物的基底部

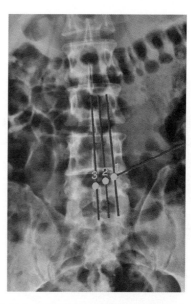

图 10-5-5 腰椎 DR 前后位片穿刺方向线
1. 第一靶点；2. 第二靶点；3. 第三靶点

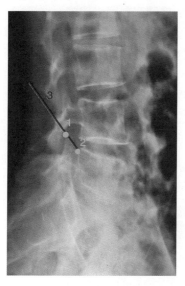

图 10-5-6 腰椎 DR 侧位片
1. 上关节突尖；2. L$_5$ 椎体后上缘；3. 穿刺角度线：上关节突尖与椎体后上缘的连线

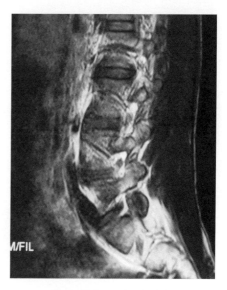

图 10-5-7 MRI 矢状位 L$_4$ 神经根在椎间孔的位置正常

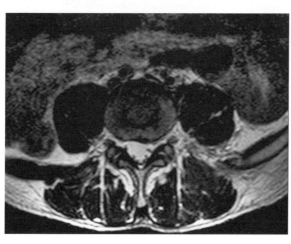

图 10-5-8 MRI 轴位片了解有无后位结肠

三、手术操作流程

（一）穿刺点定位

1. 穿刺方向线　用抓钳前后位透视下确定（图10-5-9）。

2. 穿刺角度线　用抓钳侧位透视下确定（图10-5-10）。

3. 穿刺点　穿刺方向线与穿刺角度线的交点即为穿刺点，后正中线旁开13cm。

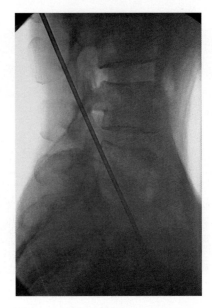

图 10-5-10　穿刺角度线：用抓钳侧位透视下确定

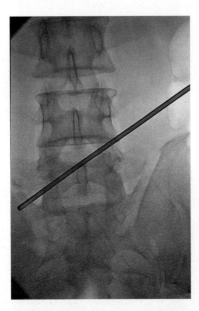

图 10-5-9　穿刺方向线：用抓钳前后位透视下确定

（二）麻醉穿刺同步实施

1. 上关节突尖的稍背侧（图 10-5-11）　0.5%利多卡因局麻后用勺状针由穿刺点与额状面呈 20°缓缓进针，边进针边注入局麻药，达上关节突尖的稍背侧，抵骨，注入局麻药 10ml。

2. 上关节突尖的腹侧（图 10-5-12）　调整勺状针的勺状面向腹侧，稍加大穿刺角度，使针尖略向腹侧进针，滑过上关节突尖部进入椎间孔，注入局麻药 3ml。

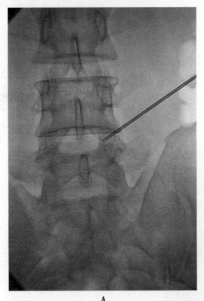
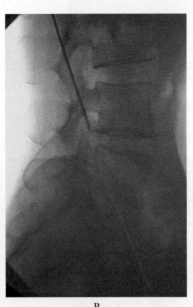

A   B

图 10-5-11　勺状针针尖抵达上关节突尖的稍背侧

A. 前后位透视；B. 侧位透视

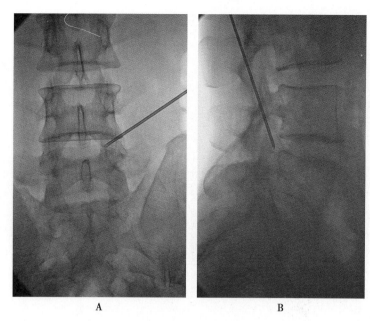

图 10-5-12　勺状针针尖抵达上关节突尖的腹侧
A. 前后位透视；B. 侧位透视

3. 双针技术（图 10-5-13）　调整勺状针的勺状面方向，向脚端、向背侧；在勺状针内，置入笔尖针达突出髓核内。

4. 造影与染色（图 10-5-14）　注入突出物内 2ml 碘海醇和亚甲蓝的混合液（4∶1）进行造影与染色。

5. 达第一靶点　勺状针沿笔尖针推进 5～10mm 抵达纤维环外（达第一靶点），退出笔尖针在勺状针里注射盐酸芬太尼 50μg（用 0.9% 氯化钠 3ml 稀释），注入毕，置入导丝，并超出勺状针 10mm。

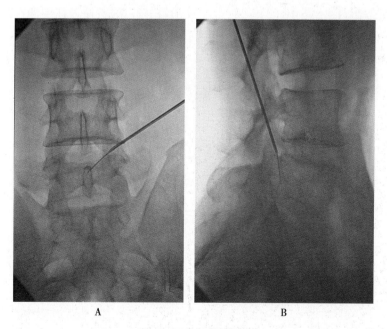

图 10-5-13　双针技术
A. 前后位透视笔尖针针尖达第三靶点；B. 侧位透视笔尖针针尖达 L₅ 椎体后缘（突出髓核内）

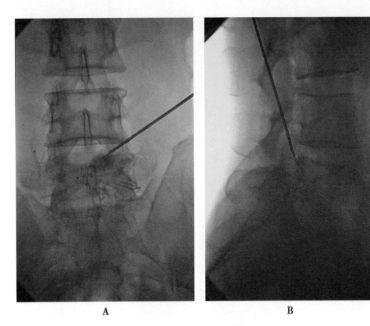

图 10-5-14　造影与染色
A. 前后位透视；B. 侧位透视

（三）建立工作通道 3 靶点法，椎间孔成形 3 靶点法

1. 第一靶点

（1）置入 1 级导杆：使头端到达第一靶点（图 10-5-15）。

（2）依次置入 1～3 级扩张管扩张软组织通道，3 级扩张管在椎间孔外受阻（图 10-5-16）。

（3）第一靶点成形：在导丝、1 级导杆、1 级扩张管与 3 级扩张管间，逆时针旋入 1 级环锯，进行 1 级扩孔环锯头端抵达第一靶点（图 10-5-17）。

2. 第二靶点

（1）置入 2 级导杆使头端到达第一靶点（图 10-5-18）。

（2）拔出导丝，将导杆尾端压向腹侧，用手锤敲打导杆尾端，使导杆头端在 L_5 椎体后缘潜行到达第二靶点（图 10-5-19）。

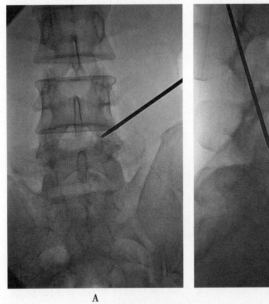
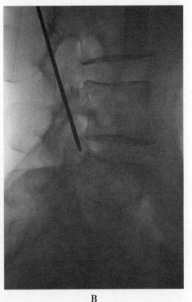

图 10-5-15　置入 1 级导杆
A. 前后位透视头端到达第一靶点；B. 侧位透视头端抵达 L_5 椎体后上缘

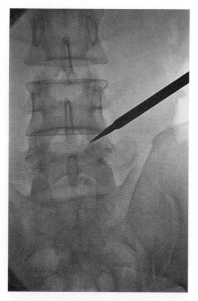

图 10-5-16　依次置入 1 级~3 级扩张管,扩张软组织通道,3 级扩张管在椎间孔外受阻

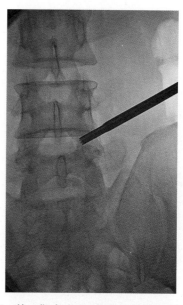

图 10-5-17　第一靶点成形:前后位透视环锯头端抵达第一靶点

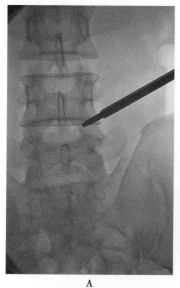

A　　　　　　　B

图 10-5-18　置入 2 级导杆
A. 前后位透视:头端到达第一靶点;
B. 侧位透视:侧位透头端抵达 L$_5$ 椎体后上缘

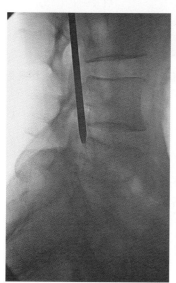

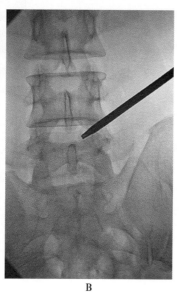

A　　　　　　　B

图 10-5-19　拔出导丝,将导杆尾端压向腹侧,用手锤敲打导杆尾端,使导杆头端在 L$_5$ 椎体后缘潜行到达第二靶点
A. 侧位透视头端抵达 L$_5$ 椎体后缘;
B. 前后位透视头端到达第二靶点

（3）第二靶点成形：在导丝、2级导杆及2扩张管外，逆时针旋入2级环锯，抵达关节突，进行2级扩孔环锯头端抵达第二靶点（图10-5-20）。

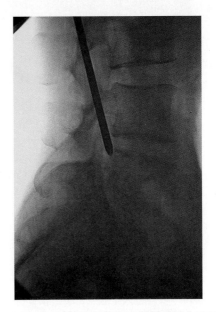

图10-5-22　拔出导丝，将导杆尾端压向腹侧
用锤子敲打导杆尾端，使导杆头端在 L₅ 椎体后缘潜行到达第三靶点

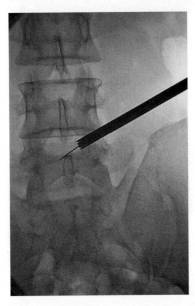

图10-5-20　第二靶点成形，前后位透视：环锯头端抵达第二靶点

3. 第三靶点　固定导丝，退出2级环锯、2级扩张管和2级导杆，导丝固定不动，沿导丝：①置入3级导杆使头端到达第二靶点（图10-5-21）；②拔出导丝，将导杆尾端压向腹侧，用锤子敲打导杆尾端，使导杆头端在 L₅ 椎体后缘潜行到达第三靶点（图10-5-22）；③第三靶点成形：在导丝、3级导杆及3扩张管外，逆时针旋入3级环锯，抵达关节突，进行2级扩孔，环锯头端抵达第三靶点（图10-5-23）；④置入工作套管。

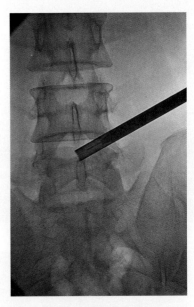

图10-5-23　第三靶点成形，前后位透视：环锯头端抵达第三靶点

在导丝、3级导杆及3扩张管外，置入工作套管，斜口工作套管的短边位于椎弓根内侧缘（图10-5-24）

（四）镜下操作

1. 清理工作区　脊柱内镜置入，看到凝血块，小抓钳抓取，射频头止血、消融、探查，分离出工作区（图10-5-25）。

2. 组织辨识　转动工作套管，暴露突出物。

3. 摘除突出髓核组织（图10-5-26）。

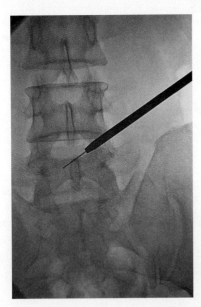

图10-5-21　置入3级导杆，前后位透视：头端到达第二靶点

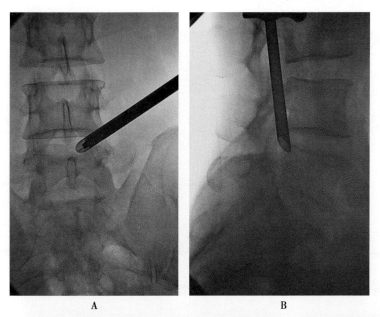

图 10-5-24 置入工作套管
A. 前后位透视斜口工作套管的短边位于椎弓根内侧缘；B. 侧位透视工作套管头端位于 L_5 椎体后缘

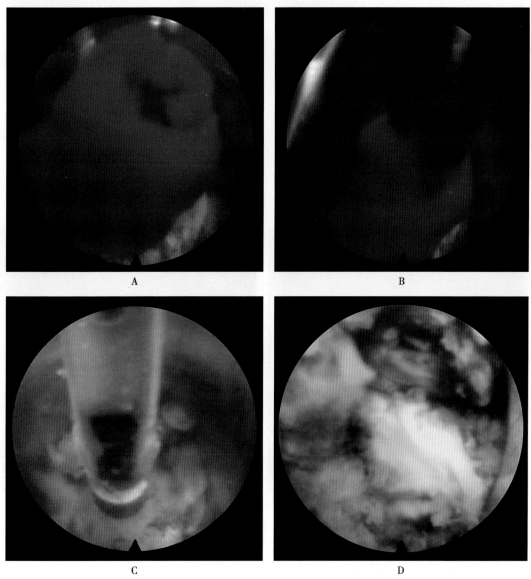

图 10-5-25 清理工作区椎间孔镜置入
A. 看到血凝块；B. 小抓钳抓取；C. 射频头止血、消融、探查；D. 分离出工作区

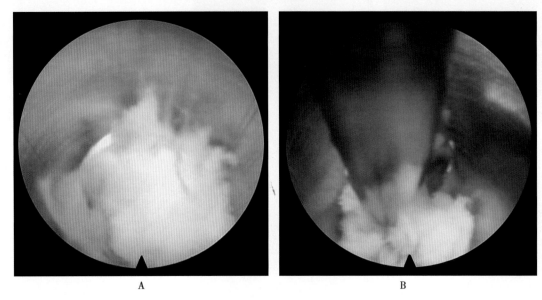

图 10-5-26　摘除突出髓核组织

4. 清理髓核组织碎片(图 10-5-27)。

5. 椎体后缘成形(图 10-5-28)。

6. 镜下完成标志　硬膜囊的波动及 L_5 神经根减压游离,椎管内减压充分(图 10-5-29)。

7. 注入甲泼尼龙琥珀酸钠 40mg。

8. 工作套管与脊柱内镜一起缓缓拔出,检查通路。

四、结果

(一)摘除的髓核组织(图 10-5-30)。

(二)术后患者左下肢疼痛 VAS 评分由 6~7 分降至 0~1 分。左下肢直腿抬高试验 90°(-),同右侧。

(三)术后一周复查

1. 磁共振(图 10-5-31)。

2. 红外热成像(图 10-5-32)。

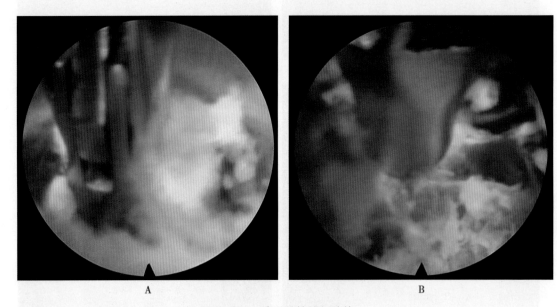

图 10-5-27　清理髓核组织碎片

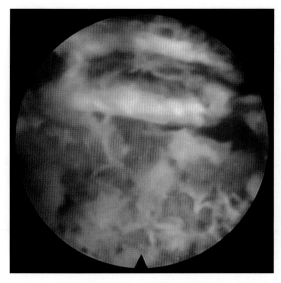

图 10-5-28 L_5椎体后缘

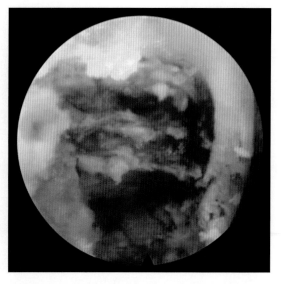

图 10-5-29 镜下操作完成标志神经根漂浮试验阳性

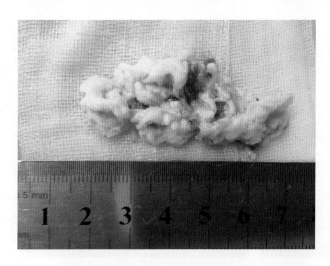

图 10-5-30 摘除的髓核组织

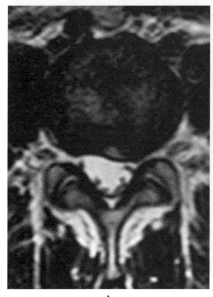

A   B

图 10-5-31 术后 1 周复查 MRI $L_{4/5}$
A. 轴位；B. 矢状位

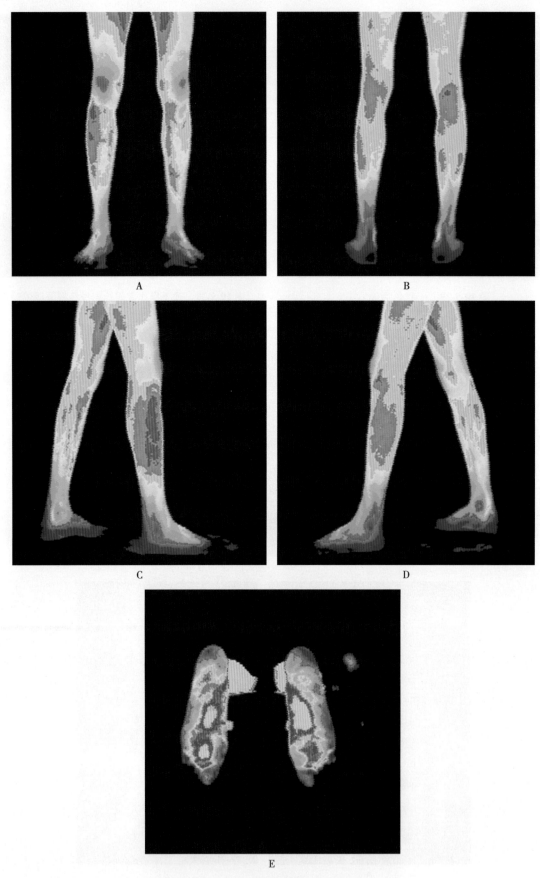

图 10-5-32　术后 1 周复查红外热成像

五、分析与体会

（一）病例分析

1. 穿刺时，勺状针头位置受上关节突尖的干扰稍靠头端，要注意出口神经根的保护（图 10-5-11）；应用双针技术是合适的（图 10-5-13）。

2. 造影与染色（图 10-5-14）　笔尖针的位置太靠中线，位靶点边缘，致造影染色欠佳。可退勺状针 5mm，笔尖针刺向突出物基底部。

3. 第三靶点成形　环锯头端不是同轴抵达第三靶点，导杆和扩张管退缩，是危险操作，应避免（图 10-5-23）。

4. L_5 椎体后缘有损伤（图 10-5-28），易导致术中出血。应使工作套管的头端向背侧多些。

（二）体会

1. 对于脱垂型腰椎间盘突出症这类型的病例，在穿刺点的设计时要更向头端。应用 TESSYS 技术-3 靶点法中的穿刺点定位，以脱垂髓核基底部（L_5 椎体的后上缘）为靶点，穿刺方向线和穿刺角度线的交点来定。

2. 通常需要行椎间孔成形术。

3. 向下游离的脱垂髓核，常常位于下一椎体椎弓根的内侧，在脊柱内镜下可能看不见。需镜下切除该椎弓根的上、内缘。通过：

（1）向腹侧压低工作套管，使头端更向背侧。

（2）使用电动磨钻或镜下环锯，切除该椎弓根的上、内缘。

（3）腹侧有黄韧带，一般不会损伤到神经根。

（4）使用蓝钳咬除部分黄韧带、暴露神经根。

4. 向下远程游离的腰椎间盘突出症，髓核达下位椎体的下方时，可选择下一间隙的 iLESSYS 技术，如 $L_{4/5}$ 突出，由 L_5/S_1 间隙入路（见第八章第四节），也可二者（$L_{4/5}$，L_5/S_1）（见第十章第六节）结合完成。

第六节　黄韧带肥厚合并腰椎间盘突出症

一、临床表现

（一）患者，老年男性。腰骶部酸痛 3 年，左下肢沿大小外侧放射痛及麻木伴间歇性跛行 1 个月。

（二）VAS 评分：左下肢疼痛 7 分，腰骶部疼痛 4 分，左下肢直腿抬高试验 $60°$（+），左跟腱反射（-）。

（三）术前影像学检查

1. CT

（1）$L_{4/5}$ 节段轴位片：左侧黄韧带肥厚硬膜囊受压（图 10-6-1）。

（2）L_5/S_1 轴位片：椎间盘突出左侧 1、2 区（图 10-6-2）。

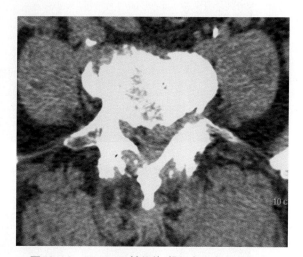

图 10-6-2　CT L_5/S_1 轴位片：椎间盘突出左侧 1、2 区

2. MRI　矢状位 $L_{4/5}$ 节段椎间盘突出到 L_5 椎体下缘，黄韧带肥厚（10-6-3）。

3. 红外热成像　左 L_5，S_1 神经支配区低温（图 10-6-4）。

二、术前计划

患者俯卧位，iLESSYS 技术-下终板直接法左侧入路。

1. 腰椎 DR 前后位片（图 10-6-5）

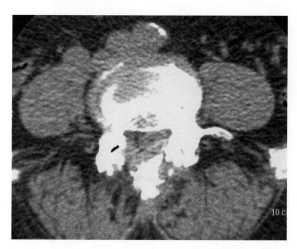

图 10-6-1　CT $L_{4/5}$ 轴位片：左侧黄韧带肥厚硬膜囊受压

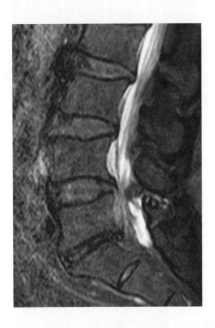

图 10-6-3　MRI 矢状位 $L_{4/5}$ 节段的椎间盘脱垂到 L_5 椎体下缘,黄韧带肥厚

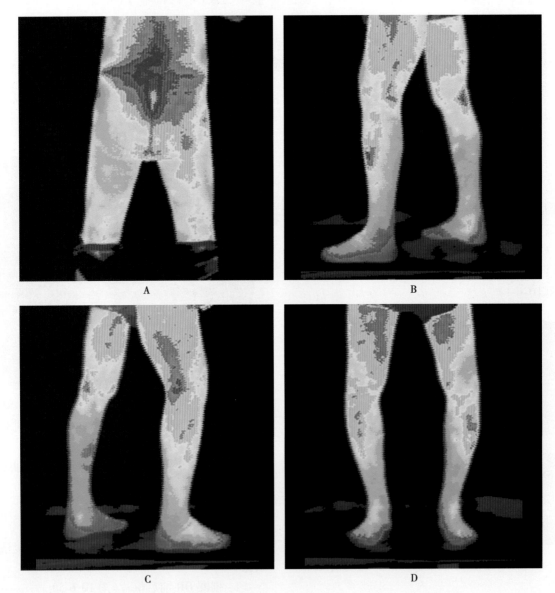

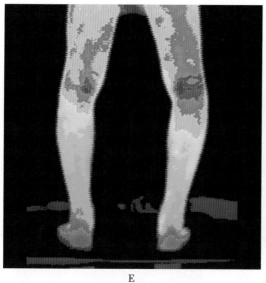

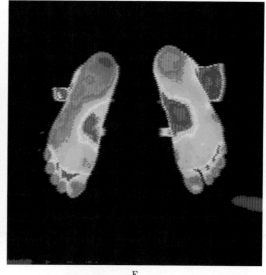

E

F

图 10-6-4　红外热成像:左 L_5、S_1 神经支配区低温

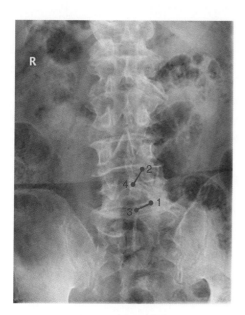

图 10-6-5　腰椎 DR 前后位片

1. L_5/S_1 靶点;2. $L_{4/5}$ 靶点;3. L_5/S_1 穿刺点;4. $L_{4/5}$
穿刺点

（1）靶点:下终板与椎弓根内侧缘连线的交
点。

（2）穿刺点:后正中线与椎板间隙下缘的交
点。

（3）穿刺方向线:穿刺点与靶点的连线。

2. 腰椎 DR 侧位片　穿刺角度线（图 10-6-
6）。

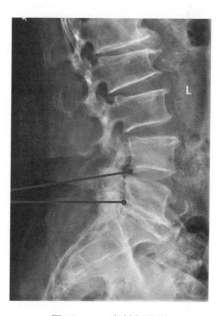

图 10-6-6　穿刺角度线

三、手术操作流程

（一）穿刺点和靶点定位

1. L_5/S_1　用持杆钳在前后位透视下确定（图
10-6-7）。

2. $L_{4/5}$用持杆钳在前后位透视下确定（图 10-6-
8）。

3. 穿刺方向线　穿刺点和靶点的连线。

（二）麻醉穿刺同步实施

1. 0.5% 利多卡因局麻后　用勺状针由穿刺点
沿穿刺方向线,缓缓进针,边进针边注入局麻药,勺
状针针尖先抵达椎板,前后位透视（图 10-6-9）。

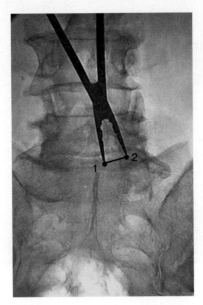

图 10-6-7 L₅/S₁穿刺点和靶点定位

用持杆钳在前后位透视下确定 1. 穿刺点;2. 靶点

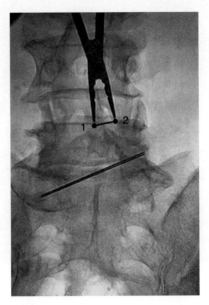

图 10-6-8 L₄/₅穿刺点和靶点定位

用持杆钳在前后位透视下确定 1. 穿刺点;2. 靶点

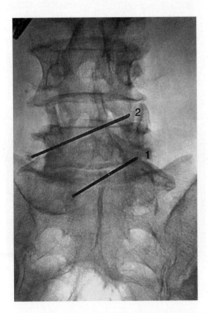

图 10-6-9 勺状针针尖先抵达椎板前后位透视

1. L₅/S₁;2. L₄/₅

2. 调整勺状针紧贴关节突关节内缘进针达硬膜外 前后位透视(图 10-6-10)。

3. 注入造影剂 2ml 证实无误入蛛网膜下腔 前后位透视(图 10-6-11)。

4. 双针技术 调整勺状针的勺状面方向,向头端,在勺状针内,置入笔尖针达下终板,侧位透视(图 10-6-12)。

5. 造影与染色 经笔尖针注入 2ml 碘海醇和亚甲蓝的混合液(4∶1)进行造影与染色(图 10-6-13)。

6. 勺状针沿笔尖针推进 10mm 抵达下终板(图 10-6-14)。

7. 退出笔尖针在勺状针里注射枸橼酸芬太尼 50μg(用 0.9% 氯化钠 3ml 稀释)。

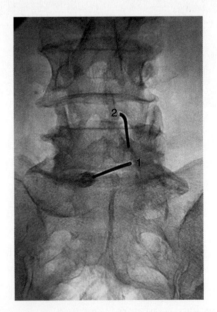

图 10-6-10 紧贴关节突关节内缘进针达硬膜外前后位透视

1. L₅/S₁;2. L₄/₅

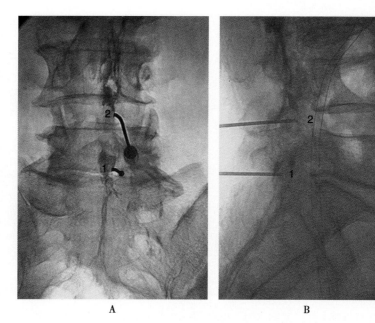

图 10-6-11　注入造影剂 2ml 证实无误入蛛网膜下腔
A. 前后位透视 1. L_5/S_1；2. $L_{4/5}$；B. 侧位透视 1. L_5/S_1；2. $L_{4/5}$

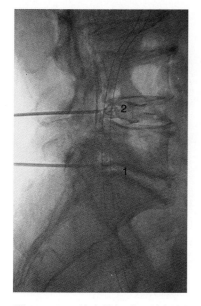

图 10-6-12　笔尖针抵达下终板侧
位透视

1. L_5/S_1；2. $L_{4/5}$

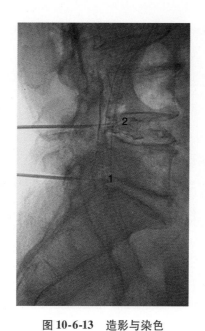

图 10-6-13　造影与染色

1. L_5/S_1；2. $L_{4/5}$

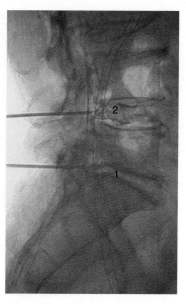

图 10-6-14　勺状针抵达下终板侧
位透视

1. L_5/S_1；2. $L_{4/5}$

（三）建立工作通道

1. 切皮,固定导丝,拔出勺状针。

2. 置入 1 级导杆：使导杆头端抵达纤维环后
缘,侧位透视（图 10-6-15）。

3. L_5/S_1 扩张软组织：依次置入 1 ~ 3 级扩张管,
并借助持杆钳和手锤,使 1 级 ~ 3 级扩张管的头端
纤维环后缘,侧位透视（图 10-6-16）。

4. $L_{4/5}$ 扩张软组织：依次置入 1 ~ 3 级扩张管,
并借助持杆钳和手锤,使 1 级 ~ 3 级扩张管的头端
抵达纤维环后缘,侧位透视（图 10-6-17）。

5. 置入工作套管：在 3 级扩张管外置入,头端
抵达纤维环后缘,侧位透视；前后位透视,头端位于
靶点（图 10-6-18）。

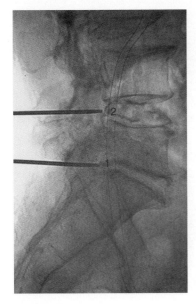

图 10-6-15 导杆头端抵达纤维环后缘:侧位透视
1. L_5/S_1;2. $L_{4/5}$

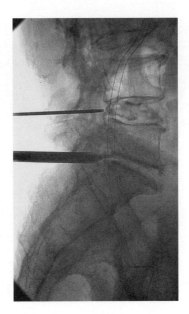

图 10-6-16 L_5/S_1置入 1 级~3 级扩张管,侧位透视头端抵达纤维环后缘

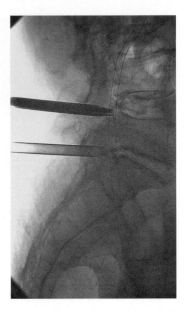

图 10-6-17 $L_{4/5}$置入 1 级~3 级扩张管,侧位透视头端抵达纤维环后缘

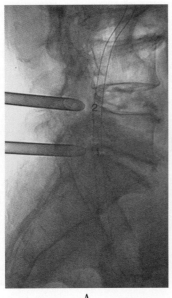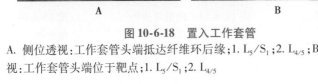

A   B

图 10-6-18 置入工作套管
A. 侧位透视:工作套管头端抵达纤维环后缘;1. L_5/S_1;2. $L_{4/5}$;B. 前后位透视:工作套管头端位于靶点;1. L_5/S_1;2. $L_{4/5}$

(四) 镜下操作

1. L_5/S_1节段

(1) 清理工作区:脊柱内镜置入,射频头止血、消融、探查,分离出工作区,显露黄韧带(图 10-6-19)。

(2) 转动工作套管:尖端紧贴后纵韧带用斜口向中线推开黄韧带,显露突出的髓核(图 10-6-

20)。

(3) 摘除突出髓核,抓钳抓取蓝染髓核(图 10-6-21)。

(4) 清理髓核碎块,暴露 S_1 神经根暴露(图 10-6-22)。

(5) 镜下完成标志,硬膜囊波动、S_1 游离(图 10-6-23)。

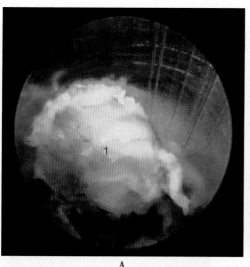
A

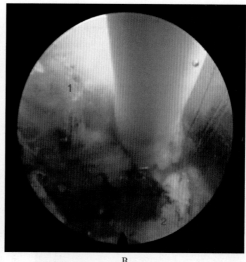
B

图 10-6-19　L₅/S₁清理工作区显露黄韧带
1. 黄韧带;2. 上关节突内侧缘

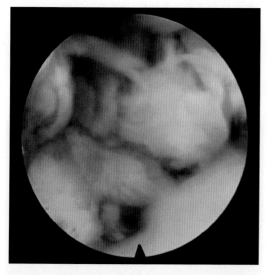

图 10-6-20　转动工作套管,尖端紧贴后纵韧带用斜口向中线推开黄韧带,显露突出的髓核

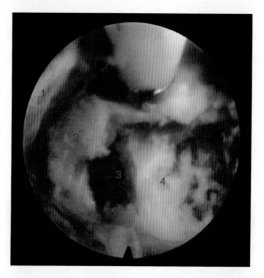

图 10-6-22　清理髓核碎块,暴露 S₁神经根
1. 神经根;2. 后纵韧带;3. 椎间隙;4. S₁椎体

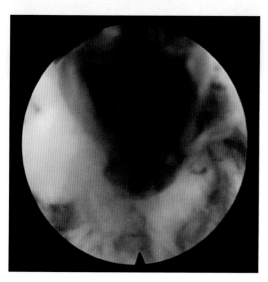

图 10-6-21　摘除突出髓核,抓钳抓取蓝染髓核

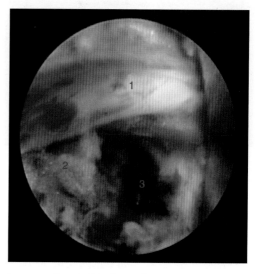

图 10-6-23　镜下完成标志,硬膜囊的波动、S₁神经根游离
1. 神经根;2. 后纵韧带;3. 椎间隙;4. L₅椎体

（6）注入甲泼尼龙琥珀酸钠40mg。

（7）工作套管与脊柱内镜一起缓缓拔出，检查通路（图10-6-24）。

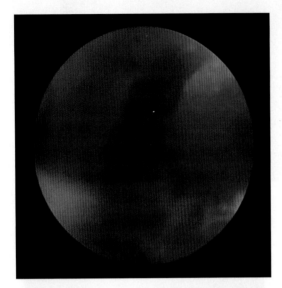

图 10-6-24　工作套管与椎间孔镜一起缓缓拔出，检查通路

2. L$_{4/5}$节段

（1）清理工作区：脊柱内镜置入，射频头止血、消融、探查，分离出工作区，显露黄韧带（图10-6-25）。

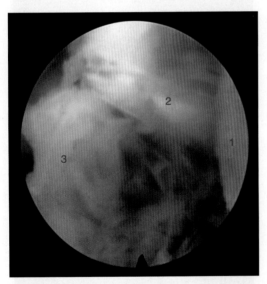

图 10-6-25　L$_{4/5}$节段，清理工作区，显露黄韧带
1. 黄韧带；2. L$_5$神经根；3. 突出髓核

（2）摘除突出髓核：抓钳抓取蓝染髓核。

（3）转动工作套管：尖端紧贴后纵韧带用斜口向中线向下推开黄韧带，显露突出的髓核（图10-6-26）。

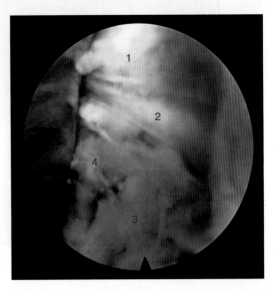

图 10-6-26　转动工作套管：尖端紧贴后纵韧带用斜口向中线向下推开黄韧带，显露突出的髓核
1. 黄韧带；2. L$_5$神经根；3. 突出髓核；4. L$_5$椎体

（4）摘除突出到L$_5$椎体后缘的髓核：抓钳抓取蓝染髓核（图10-6-27）。

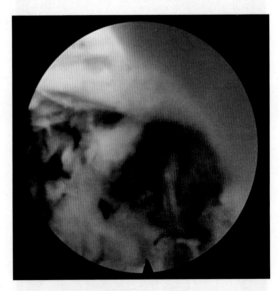

图 10-6-27　摘除突出到L$_5$椎体后缘的髓核

（5）清理髓核碎块（图10-6-28）。

（6）稍退出工作套管：显露黄韧带（图10-6-29）。

（7）肥厚的黄韧带与神经根粘连（图10-6-30）。

（8）蓝钳咬除肥厚的黄韧带（图10-6-31）。

（9）镜下完成标志：肥厚的黄韧带被咬除神经根游离（图10-6-32）。

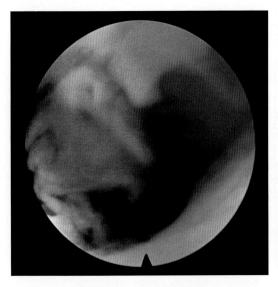

图 10-6-28　清理髓核碎块

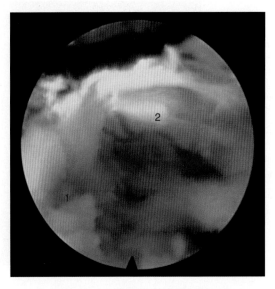

图 10-6-31　蓝钳咬除肥厚的黄韧带
1. 黄韧带;2. 神经根

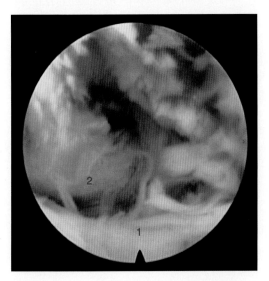

图 10-6-29　稍退出工作套管,显露黄韧带
1. 黄韧带;2. 神经根

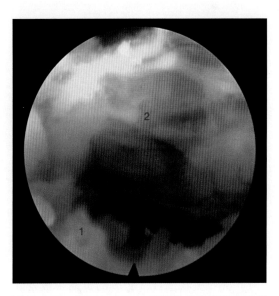

图 10-6-32　镜下完成标志:肥厚的黄韧带被咬除神经根游离

1. 黄韧带;2. 神经根

（10）注入甲泼尼龙琥珀酸钠 40mg。

（11）工作套管与脊柱内镜一起缓缓拔出,检查通路(图 10-6-33)。

四、结果

1. 摘除的组织(图 10-6-34)。

2. 术后患者左下肢疼痛 VAS 评分由 7 分降至 0～1 分,腰骶部疼痛 VAS 评分由 4 分降至 0～1 分。

3. 左下肢直腿抬高试验 90°(-),同右侧。

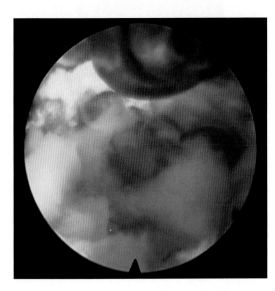

图 10-6-30　肥厚的黄韧带与神经根粘连

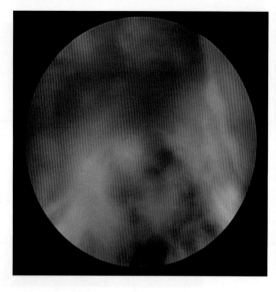

图 10-6-33　工作套管与椎间孔镜一起缓缓拔出,检查通路

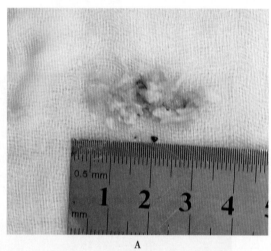

A　　　　　　　　　　　　　　B

图 10-6-34　摘除组织
A. $L_{4/5}$;B. L_5/S_1

4. 术后一周复查

（1）MRI 矢状位:$L_{4/5}$肥厚的黄韧带被咬除,突出到 L_5 椎体后缘的髓核被摘除（图 10-6-35）。

（2）MRI 轴位片:$L_{4/5}$肥厚的黄韧带被咬除（图 10-6-36）。L_5/S_1突出的髓核被摘除（图 10-6-37）。

（3）红外热成像:左 L_5、S_1 神经支配区温度与右侧相同（图 10-6-38）。

五、分析与体会

（一）病例分析

1. 术前计划　由于出现 L_5、S_1 同侧双神经根症状,影像提示:L_5/S_1椎间盘突出左侧 1、2 区（图 10-6-2）;$L_{4/5}$节段椎间盘突出到 L_5 椎体下缘,黄韧带肥厚（图 10-6-3）;所以选择 L_5/S_1,$L_{4/5}$双通道椎板间隙入路-下终板直接法。

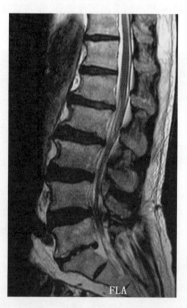

图 10-6-35　术后 1 周复查 MRI 矢状位片 $L_{4/5}$ 肥厚的黄韧带被咬除,突出到 L_5 椎体后缘的髓核被摘除

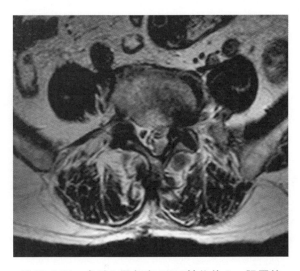

图 10-6-36　术后 1 周复查 MRI 轴位片 $L_{4/5}$ 肥厚的黄韧带被咬除

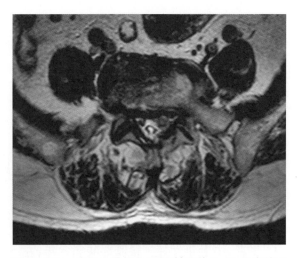

图 10-6-37　术后 1 周复查 MRI 轴位片 L_5/S_1 突出的髓核被摘除

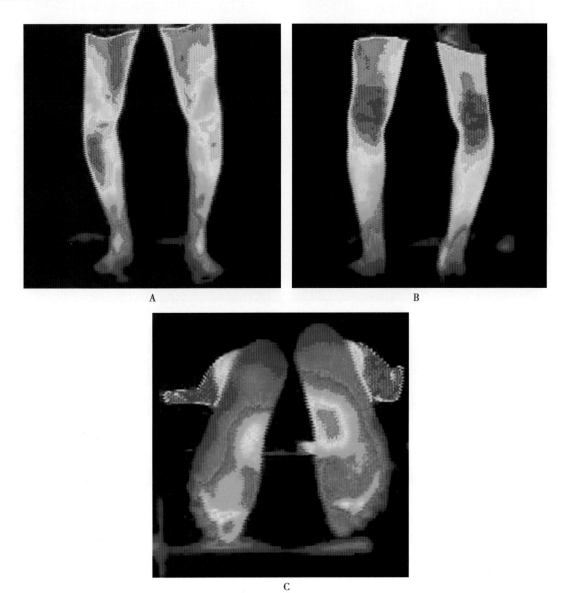

A

B

C

图 10-6-38　术后 1 周复查红外热成像：左 L_5、S_1 神经支配区温度与右侧相同

2. 穿刺 按 iLESSYS 技术-下终板直接法,过程顺利。

3. 镜下 L_5、S_1 神经根的显露清晰(图 10-6-23、图 10-6-32),$L_{4/5}$ 节段肥厚的黄韧带被咬除,突出到 L_5 椎体后缘的髓核被摘除(图 10-6-35)。

诊断明确,治疗方法合适。

（二）体会

1. 对于黄韧带肥厚合并腰椎间盘突出症这类型的病例,选择脊柱内镜技术,既要考虑突出髓核的摘除,还要对黄韧带肥厚的处理,分别要在硬膜囊的腹侧和背侧操作,以 iLESSYS 技术为妥。

2. 本例病案,$L_{4/5}$ 椎间盘突出到 L_5 椎体的下缘,即便没有 L_5/S_1 椎间盘的突出,都需要选择 L_5/S_1,$L_{4/5}$ 双通道椎板间隙入路。间接法和直接法都可。采用 iLESSYS 技术-下终板直接法,操作上没有特别要求和注意事项。

第七节　经后路腰椎间融合术后的腰椎间盘突出症

一、临床表现

1. 患者,中老年女性。腰骶部酸痛 3 年,左下肢沿 L_5 神经支配区域的放射痛及麻木伴间歇性跛行 1 月。5 年前因 $L_{4/5}$ 椎间盘突出症并 L_5 椎体滑脱(图 10-7-1;图 10-7-2),行经后路腰椎间融合术。

2. VAS 评分 左下肢疼痛 7 分,腰骶部疼痛 3~4分,左下肢直腿抬高试验 60°(+),左足跟腱反射(-)。

3. 术前影像学检查

CT:$L_{4/5}$ 节段的椎间盘突出(图 10-7-3);L_5/S_1 节段硬膜外纤维性瘢痕形成(图 10-7-4)。

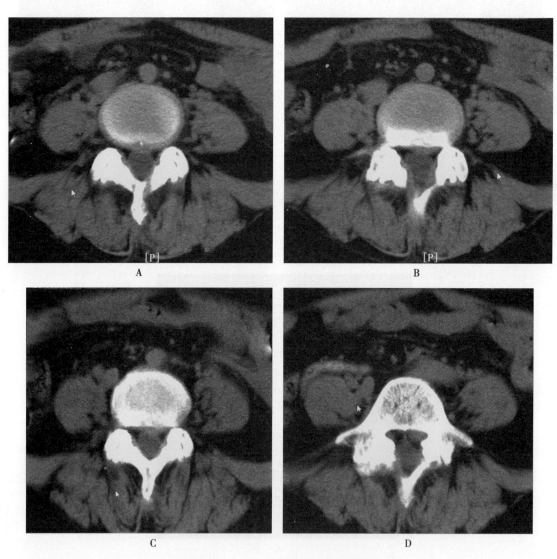

图 10-7-1　CT $L_{4/5}$轴位片:椎间盘突出症

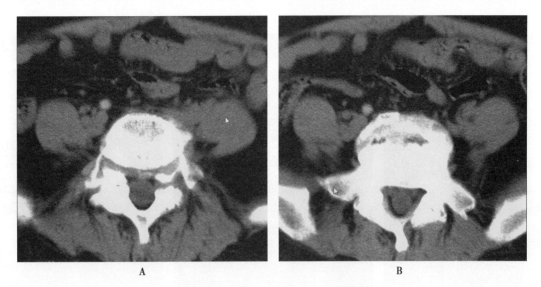

A   B

图 10-7-2   CT L_5/S_1 轴位片：L_5 椎体滑脱

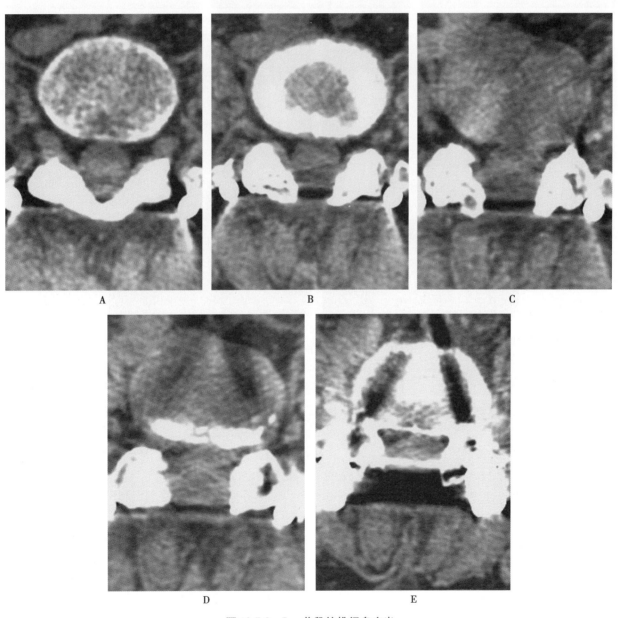

A   B   C

D   E

图 10-7-3 $L_{4/5}$ 节段的椎间盘突出

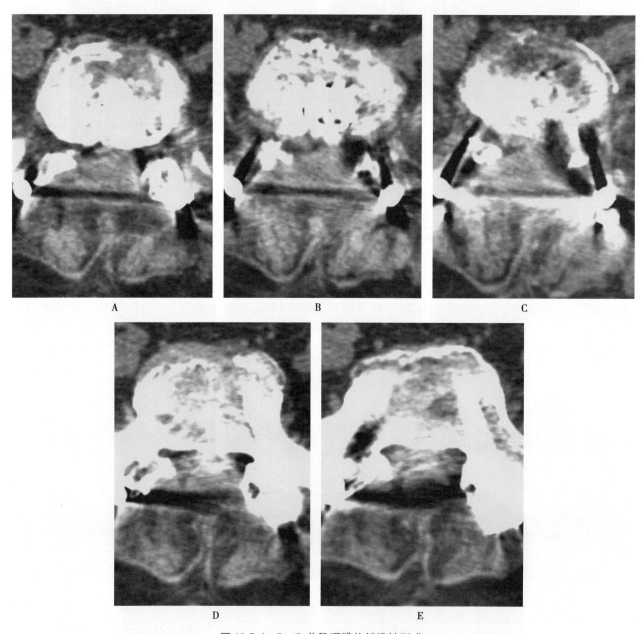

图 10-7-4　L_5/S_1 节段硬膜外纤维性形成

二、术前计划

患者俯卧位,iLESSYS 技术-下终板直接法左侧入路。

1. 腰椎 DR 前后位片(图 10-7-5)。

(1)靶点:下终板与椎弓根内侧缘连线的交点。

(2)穿刺点:后正中线与椎板间隙下缘的交点。

(3)穿刺方向线:穿刺点与靶点的连线。

2. 腰椎 DR 侧位片　穿刺角度线(图 10-7-6)。

三、手术操作流程

(一)L_5/S_1 节段　iLESSYS 技术-下终板直接法

1. 穿刺点和靶点定位　用持杆钳在前后位透视下确定(图 10-7-7)。

2. 穿刺方向线　穿刺点和靶点的连线。

3. 麻醉穿刺同步实施

(1)0.5% 利多卡因:局麻后,用勺状针由穿刺点沿穿刺方向线,缓缓进针,边进针边注入局麻药,勺状针针尖抵达关节突关节内缘,紧贴关节突关节内缘进针达硬膜外,前后位透视(图 10-7-8);注入造影剂 2ml 证实无误入蛛网膜下腔,前后位透视(图 10-7-9)。

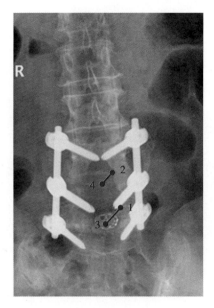

图 10-7-5　腰椎 DR 前后位片
1. L_5/S_1 靶点；2. $L_{4/5}$ 靶点；3. L_5/S_1
穿刺点；4. $L_{4/5}$ 穿刺点

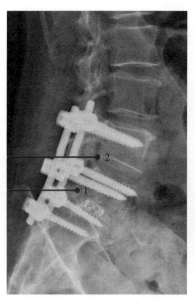

图 10-7-6　穿刺角度线：腰椎 DR
侧位片
1. L_5/S_1；2. $L_{4/5}$

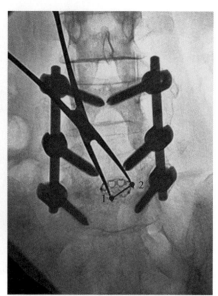

图 10-7-7　穿刺点和靶点定位：用
持杆钳在前后位透视下确定
1. 穿刺点；2. 靶点

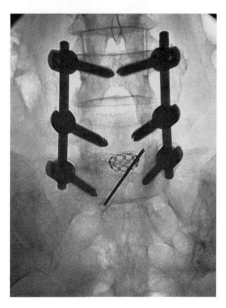
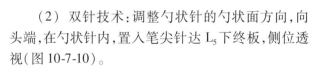

图 10-7-8　前后位透视：勺状针针尖紧贴关节突关节内
缘进针达硬膜外

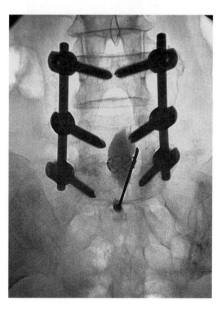

图 10-7-9　前后位透视：注入造影剂 2ml 证实无误入蛛
网膜下腔

（2）双针技术：调整勺状针的勺状面方向，向头端，在勺状针内，置入笔尖针达 L_5 下终板，侧位透视（图 10-7-10）。

（3）勺状针沿笔尖针推进 10mm 抵达 L_5 下终板（图 10-7-11）；退出笔尖针在勺状针里注射盐酸芬太尼 $50\mu g$（用 0.9% 氯化钠 3ml 稀释）。

4. 建立工作通道

（1）切皮：固定导丝，拔出勺状针。

（2）置入 1 级导杆：使导杆头端到达 L_5 椎体下终板，侧位透视（图 10-7-12）。

（3）扩张软组织：依次置入 1~3 级扩张管，侧位透视（图 10-7-13）；并借助持杆钳和手锤，使 1~3 级扩张管的头端抵达 L_5 椎体下终板，侧位透视（图 10-7-14）。

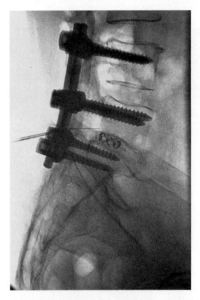

图 10-7-10　侧位透视:笔尖针达 L_5 下终板

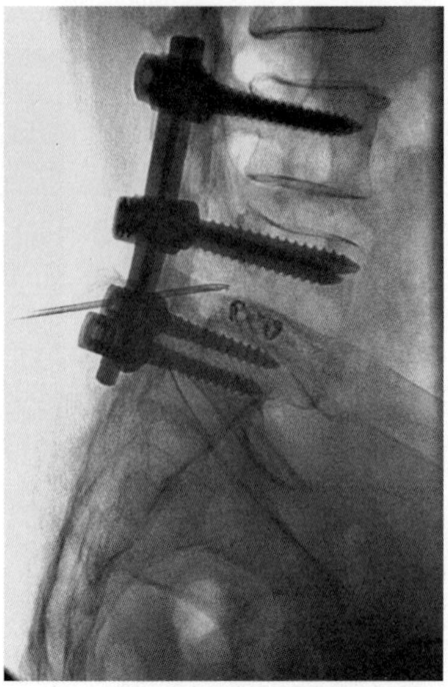

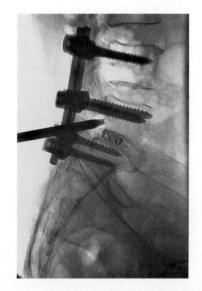

图 10-7-11　侧位透视:勺状针抵达 L_5 下终板

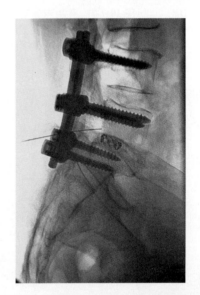

图 10-7-12　侧位透视:导杆头端到达 L_5 下终板

图 10-7-13　侧位透视:依次置入 1 级~3 级扩张管

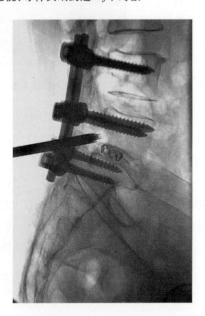

图 10-7-14　侧位透视:1 级~3 级扩张管的头端抵达下终板

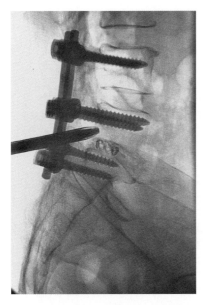

图 10-7-15　侧位透视：工作套管头端抵达 L$_5$ 下终板

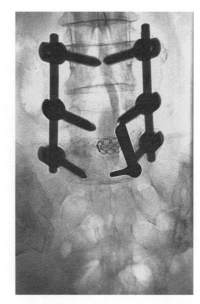

图 10-7-16　前后位透视：工作套管头端位于靶点

（4）置入工作套管：在 3 级扩张管外置入，头端抵达 L$_5$ 下终板，侧位透视（图 10-7-15）；前后位透视，头端位于靶点（图 10-7-16）。

5. 镜下操作

（1）清理工作区：脊柱内镜置入，看到凝血块，小抓钳抓取，射频头止血、消融、探查，分离出工作区（图 10-7-17）。

（2）转动工作套管：蓝钳咬除、松解硬膜外纤维性瘢痕粘连（图 10-7-18）。

（3）暴露 S$_1$ 神经根（图 10-7-19）。

（4）镜下完成标志　硬膜囊波动、S$_1$ 游离（图 10-7-20）。

（5）注入甲泼尼龙琥珀酸钠 40mg。

（6）工作套管与脊柱内镜一起缓缓拔出，检查通路。

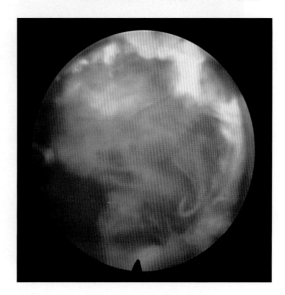

图 10-7-17　清理工作区

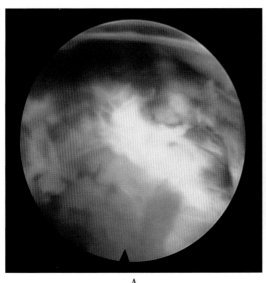

A

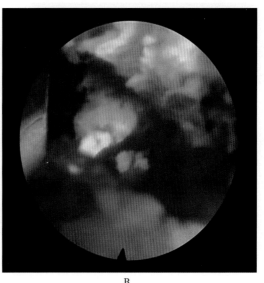

B

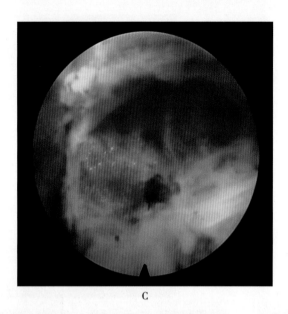

图 10-7-18　转动工作套管、蓝钳咬
除、松解硬膜外纤维性瘢痕粘连

C

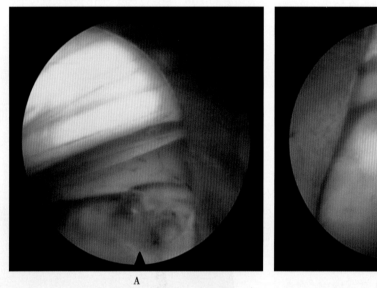

A

B

图 10-7-19　暴露 S_1 神经根

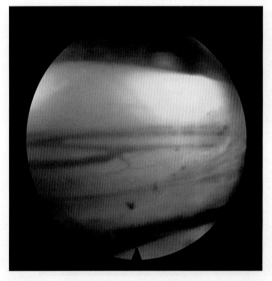

图 10-7-20　镜下完成标志:硬膜囊的波动、S_1 神经根游离

（二）$L_{4/5}$ 节 段　iLESSYS 技 术-下终板直接法

1. 穿刺点和靶点定位　用持杆钳在前后位透视下确定（图 10-7-21）。

2. 穿刺方向线　穿刺点和靶点的连线。

3. 麻醉穿刺同步实施

（1）0.5% 利多卡因:局麻后,用勺状针由穿刺点沿穿刺方向线,缓缓进针,边进针边注入局麻药,勺状针针尖抵达关节突关节内缘,紧贴关节突关节内缘进针达硬膜外,前后位透视（图 10-7-22）;注入造影剂 2ml 证实无误入蛛网膜下腔,前后位透视（图 10-7-23）。

（2）双针技术:调整勺状针的勺状面方向,向头端,在勺状针内,置入笔尖针,笔尖针针尖入椎间盘,侧位透视（图 10-7-24）。

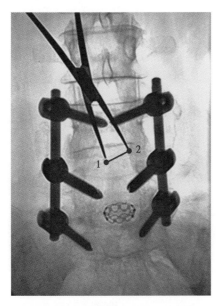

图 10-7-21　穿刺点和靶点定位:用持杆钳在前后位透视下确定

1. 穿刺点;2. 靶点

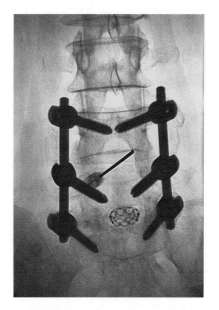

图 10-7-22　前后位透视:勺状针针尖紧贴关节突关节内缘进针抵达硬膜外

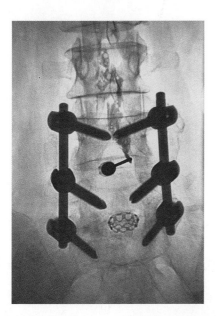

图 10-7-23　前后位透视:注入造影剂 2ml 证实无误入蛛网膜下腔

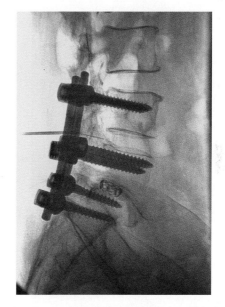

图 10-7-24　侧位透视:笔尖针针尖入椎间盘

（3）勺状针沿笔尖针推进 10mm:针尖抵达椎间盘后缘(图 10-7-25)退出笔尖针在勺状针里注射盐酸芬太尼 50μg(用 0.9% 氯化钠 3ml 稀释)。

4. 建立工作通道

（1）切皮:固定导丝,拔出勺状针。

（2）置入 1 级导杆:使导杆头端到达椎间盘后缘,侧位透视(图 10-7-26)。

（3）扩张软组织:依次置入 1 级 ~3 级扩张管,

并借助持杆钳和手锤,使 1 级 ~3 级扩张管的头端抵达椎间盘后缘,侧位透视(图 10-7-27)。

（4）置入工作套管:在 3 级扩张管外置入,头端抵达椎间盘后缘,侧位透视(图 10-7-28)。前后位透视工作套管头端位于靶点(图 10-7-29)。

5. 镜下操作

（1）清理工作区:脊柱内镜置入,看到凝血块,小抓钳抓取、射频头止血、消融、探查,分离出工作区(图 10-7-30)。

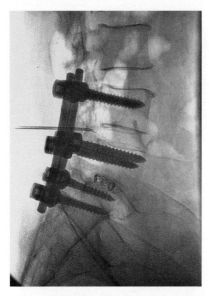

图 10-7-25 侧位透视:勺状针针尖抵达椎间盘后缘

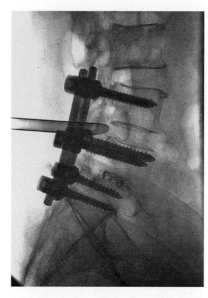

图 10-7-28 侧位透视:工作套管头端抵达椎间盘后缘

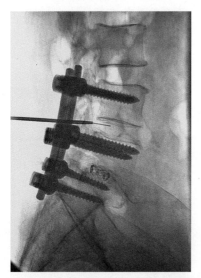

图 10-7-26 侧位透视:导杆头端到达椎间盘后缘

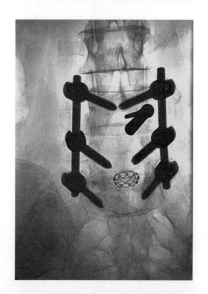

图 10-7-29 前后位透视:工作套管头端位于靶点

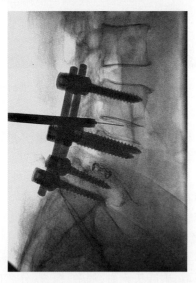

图 10-7-27 侧位透视:依次置入 1 级 ~ 3 级扩张管,
头端抵达椎间盘后缘

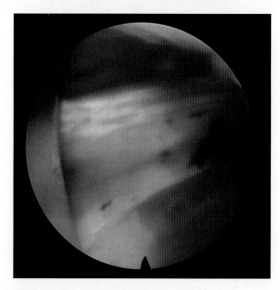

图 10-7-30 清理工作区

（2）蓝钳咬除纤维化的髓核组织，松解硬膜外纤维性瘢痕粘连，暴露 L_5 神经根（图 10-7-31）。

（3）硬脊膜撕破，蛛网膜膨出（图 10-7-32）。

（4）工作套管与脊柱内镜一起缓缓拔出，检查通路。

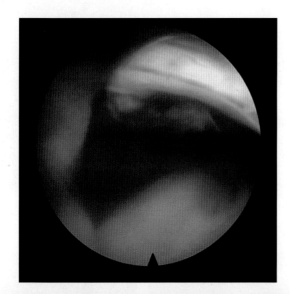

图 10-7-31　蓝钳咬除纤维化的髓核组织，松解硬膜外纤维性瘢痕粘连，暴露 L_5 神经根

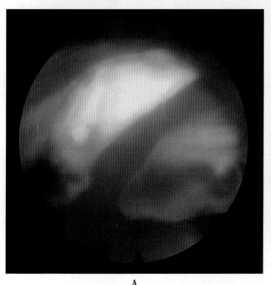

A

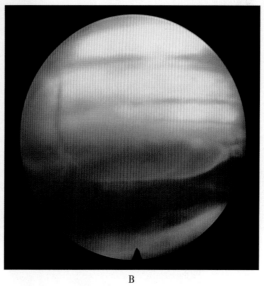

B

图 10-7-32　硬脊膜撕破，蛛网膜膨出

四、结果

1. 摘除的髓核组织（$L_{4/5}$椎间盘）（图 10-7-33）。

2. 术后患者左下肢疼痛　VAS 评分由 6 ~ 7 分降至 0 ~ 1 分。

3. 左下肢直腿抬高试验 90°（−），同右侧。

4. 术后一周复查　CT 轴位片：$L_{4/5}$（图 10-7-34）；L_5/S_1（图 10-7-35）。

五、分析与体会

（一）病例分析

1. 术前计划　由于硬膜外纤维性瘢痕形成，解剖结构不清，硬膜囊的边界难以分辨（图 10-7-3、图 10-7-4）。

2. 穿刺　按 iLESSYS 技术-下终板直接法。

3. 镜下　L_5、S_1 神经根的显露清晰（图 10-7-19、图 10-7-31），$L_{4/5}$ 节段硬膜撕破，蛛网膜膨出（图 10-7-32）。

（二）体会

1. 对于经后路腰椎间融合术后的腰椎间盘突出症这类型的病例，再次开放手术，由于硬膜外纤维性瘢痕形成，难度很大。选择脊柱内镜技术，路径中不用解剖粘连的组织，靶点在没有纤维性瘢痕形成硬膜囊的腹侧(缺少成纤维细胞);可根据需要选择TESSYS技术或iLESSYS技术。本例病案,选择的是iLESSYS技术-下终板直接法,经后路腰椎间融合术后椎板的缺损,使得进入靶点更容易和更多的路径选择。当然,硬膜外纤维性瘢痕的形成,影响了对硬膜囊的判断,穿刺操作时应紧靠椎管侧壁,并通过造影来确定。一旦到达硬膜囊的腹侧,操作上与非开放手术后病例是一致的。

2. 镜下操作时,组织的辨认需要更仔细,神经根的显露没有问题。硬膜囊侧壁粘连,分离时易撕破,需注意;破口通常不大,不需要缝合。

3. 斜口工作套管头端有切削作用,可善加利用。

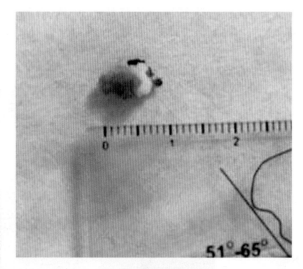

图 10-7-33　摘除钙化的髓核组织($L_{4\sim5}$)

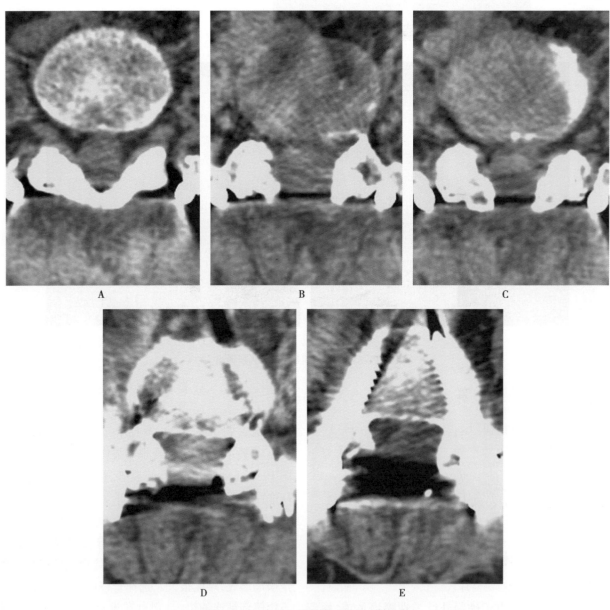

图 10-7-34　术后 1 周复查:CT $L_{4/5}$轴位片

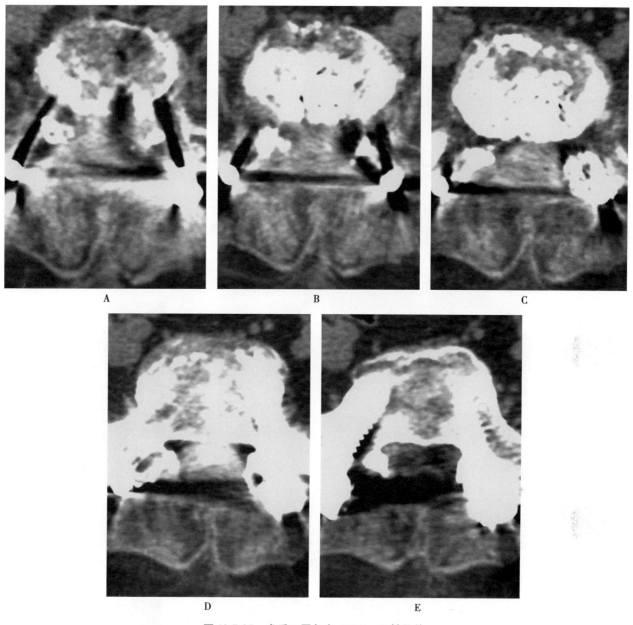

图 10-7-35　术后 1 周复查:CT L_5/S_1 轴位片

第八节　腰椎管狭窄症并腰椎间盘突出症

一、临床表现

1. 患者,老年男性。双下肢间隙跛行,沿 L_5 神经支配区域的放射痛及麻木 1 个月。

2. VAS 评分　左下肢疼痛 6 分,右下肢疼痛 4 分。

3. 术前影像学检查

(1) 腰椎 DR 前后位片:骶椎腰化(图 10-8-1)。

(2) 腰椎 CT:$L_{4/5}$ 轴位片示椎间盘 1、2 区突出,后纵韧带钙化,椎管狭窄(图 10-8-2)。

(3) 腰椎 MRI:示 $L_{4/5}$ 节段的椎间盘突出到 I 层面(图 10-8-3)。

(4) 红外热成像:未见明显的温度改变(图 10-8-4)。

4. 诊断　腰椎管狭窄症并腰椎间盘突出症,移形椎。

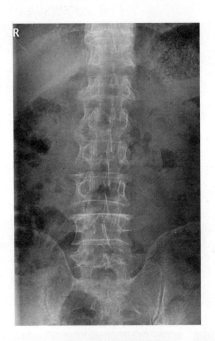

图 10-8-1　腰椎 DR 前后位片:骶椎腰化

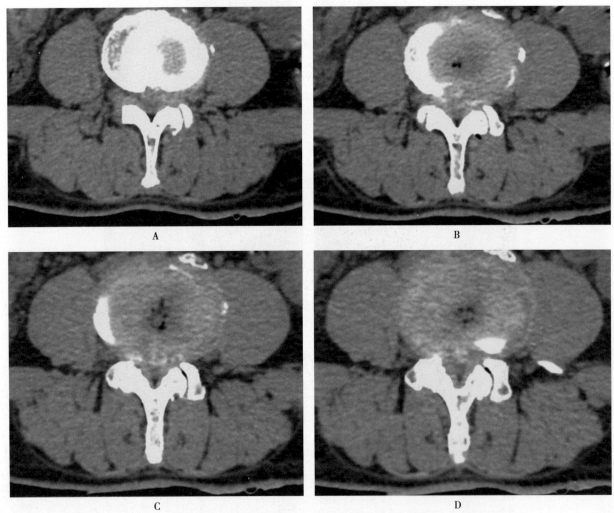

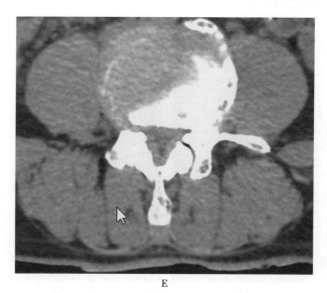

E

图 10-8-2　腰椎 CT $L_{4/5}$ 轴位片:示椎间盘 1、2 区突出,后纵韧带钙化,椎管狭窄

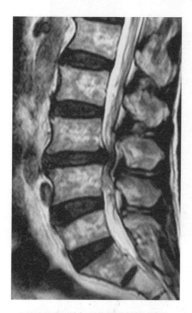

图 10-8-3　MRI 矢状位片:示 $L_{4/5}$ 节段椎间盘突出、椎管狭窄

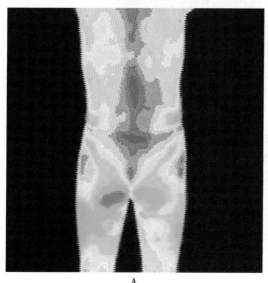

A

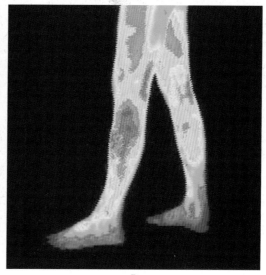

B

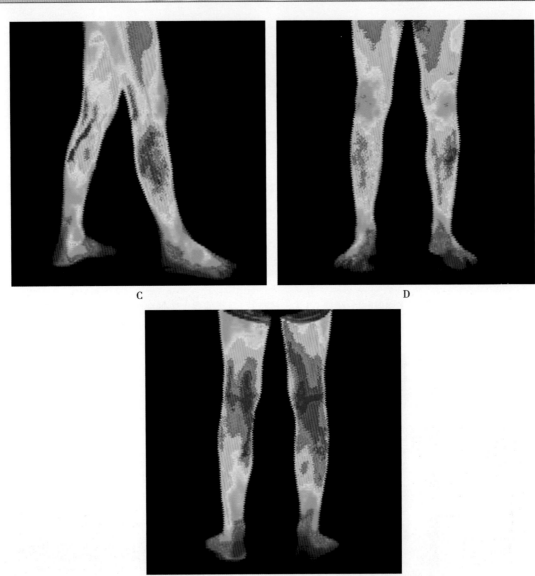

C   D

E

图 10-8-4　红外热成像未见明显的温度改变

二、术前计划

患者俯卧位,TESSYS 技术-3 靶点法左侧入路。

1. 靶点　CT 轴位片　$L_{4/5}$突出物的基底部(图10-8-5)。

2. 穿刺方向线　腰椎 DR 前后位上标出(图10-8-6)。

3. 穿刺角度线　腰椎 DR 侧位上标出(图10-8-7)。

4. MRI 矢状位片　神经根在椎间孔的位置正常(图10-8-8)。

5. MRI 轴位片　了解有无后位结肠(图10-8-9)。

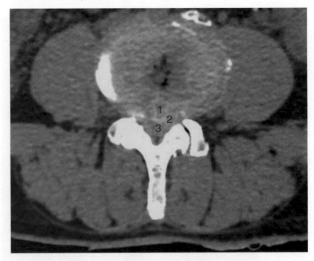

图 10-8-5　靶点:CT $L_{4/5}$轴位片突出物的基底部

1. 靶点;2. 后纵韧带;3. 硬膜囊

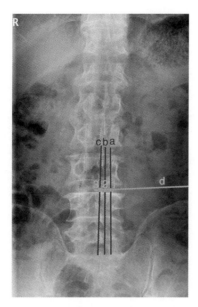

图 10-8-6　腰椎 DR 前后位片：穿刺方向线
1. 第一靶点；2. 第二靶点；3. 第三靶点；a. 椎弓根内侧缘连线；b. 椎弓根内侧缘连线与棘突连线的平分线；c. 棘突连线；d. 穿刺方向线；3 个靶点的连线

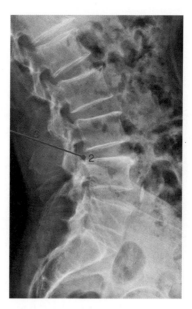

图 10-8-7　腰椎 DR 侧位片
1. 上关节突尖；2. $L_{4/5}$ 间隙的中点；3. 穿刺角度线：上关节突尖与椎体后上缘的连线

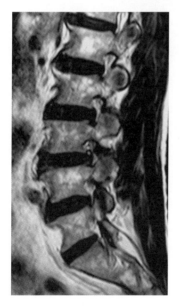

图 10-8-8　MRI 矢状位出口神经根在椎间孔的位置正常

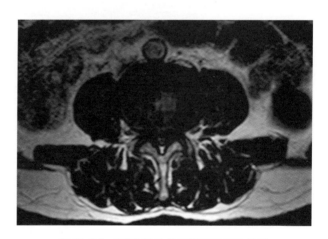

图 10-8-9　MRI 轴位片了解有无后位结肠

三、手术操作流程

（一）穿刺点定位

1. 穿刺方向线　用抓钳前后位透视下确定（图 10-8-10）。

2. 穿刺角度线　用抓钳侧位透视下确定（图 10-8-11）。

3. 穿刺点　穿刺方向线与穿刺角度线的交点即为穿刺点，后正中线旁开 13cm。

（二）麻醉穿刺同步实施

1. 上关节突尖的稍背侧　0.5% 利多卡因局麻后用勺状针由穿刺点与额状面呈 20° 缓缓进针，边进针边注入局麻药，达上关节突尖的稍背侧，抵骨，注入局麻药 10ml。

2. 上关节突尖的腹侧　调整勺状针的勺状面向腹侧，稍加大穿刺角度，使针尖略向腹侧进针，滑过上关节突尖部进入椎间孔，注入局麻药 3ml，前后位、侧位透视（图 10-8-12）。

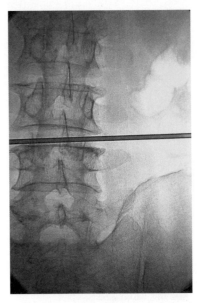

图 10-8-10　穿刺方向线:用抓钳前后位透视下确定

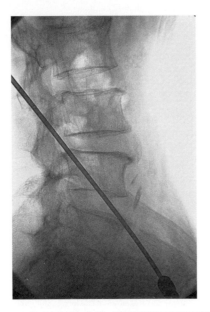

图 10-8-11　穿刺角度线:用抓钳侧位透视下确定

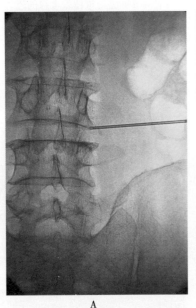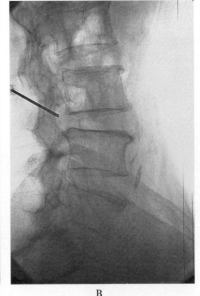

A　　　　　　　　　　　　　　B

图 10-8-12　勺状针针尖抵达上关节突尖的腹侧
A. 前后位透视;B. 侧位透视

3. 双针技术　调整勺状针的勺状面方向,向尾端、向背侧;在勺状针内,置入笔尖针达突出髓核内,前后位、侧位透视(图 10-8-13)。

4. 造影与染色　注入突出物内 2ml 碘海醇和亚甲蓝的混合液(4:1)进行造影与染色,侧位透视(图 10-8-14)。

5. 达第一靶点　勺状针沿笔尖针推进 5～10mm 抵达纤维环后缘,退出笔尖针在勺状针里注射盐酸芬太尼 50μg(用 0.9% 氯化钠 3ml 稀释),注

入毕,置入导丝,并超出勺状针 10mm。

（三）建立工作通道 3 靶点法,椎间孔成形 3 靶点法

1. 第一靶点

（1）置入 1 级导杆:使头端到达第一靶点,前后位透视,导杆头端到达第二靶点(图 10-8-15)。

（2）依次置入 1 级～3 级扩张管:扩张软组织通道,3 级扩张管在椎间孔外受阻,前后位透视(图 10-8-16)。

（3）第一靶点成形：在导丝、1 级导杆、1 级扩张管与 3 级扩张管间，逆时针旋入 1 级环锯，进行 1 级扩孔环锯头端抵达第一靶点，前后位透视（图 10-8-17）。

2. 第二靶点

（1）退出 1 级环锯，沿 1 级导杆、1 级扩张管外置入 2 级扩张管。

（2）第二靶点成形：逆时针旋入 2 级环锯，抵达关节突，进行 2 级扩孔，环锯头端抵达第二靶点，前后位透视（图 10-8-18）。

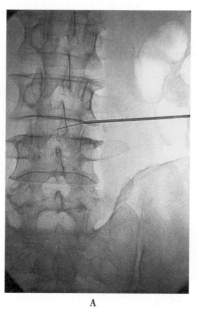
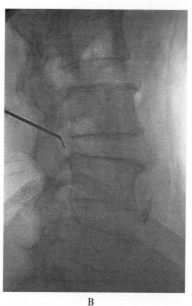

图 10-8-13　双针技术

A. 前后位透视笔尖针针尖达第三靶点；B. 侧位透视笔尖针针尖达 $L_{4/5}$ 纤维环后缘（突出髓核内）

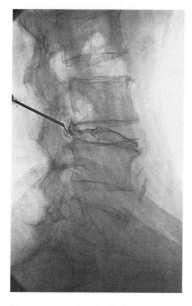

图 10-8-14　造影与染色：侧位透视

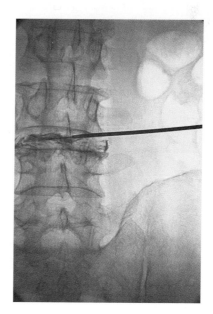

图 10-8-15　置入 1 级导杆：前后位透视，导杆头端到达第二靶点

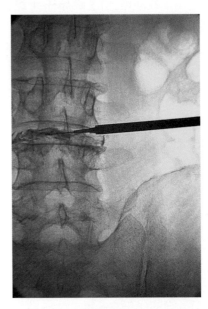

图 10-8-16　依次置入 1 级~3 级扩张管,前后位透视,3 级扩张管在椎间孔外受阻

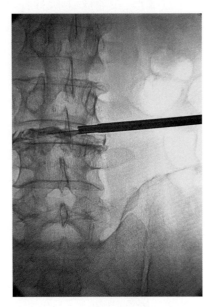

图 10-8-17　第一靶点成形:前后位透视,环锯头端抵达第一靶点

（四）置入工作套管

1. 沿导丝置入 3 级导杆及 3 扩张管（图 10-8-21）。

2. 在导丝、3 级导杆及 3 级扩张管外,置入工作套管,斜口工作套管的短边位于椎弓根内侧缘,前后位、侧位透视（图 10-8-22）。

（五）镜下操作

1. 清理工作区　脊柱内镜置入,看到凝血块,小抓钳抓取,射频头止血、消融、探查,分离出工作区（图 10-8-23）。

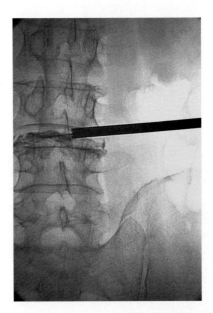

图 10-8-18　第二靶点成形:前后位透视,环锯头端抵达第二靶点

3. 第三靶点

（1）固定导丝,退出 2 级环锯,导丝固定不动,1 级导杆、1 级扩张管和 2 级扩张管随环锯带出。

（2）置入 3 级导杆使头端到达第三靶点,前后位透视（图 10-8-19）。

（3）第三靶点成形:在导丝、3 级导杆及 3 扩张管外,逆时针旋入 3 级环锯,抵达关节突,进行 3 级扩孔,环锯头端抵达第三靶点,前后位透视（图 10-8-20）。

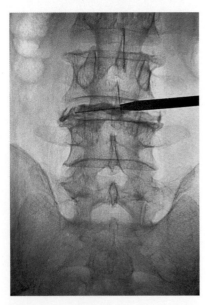

图 10-8-19　置入 3 级导杆和 3 级扩张管,使前后位透视头端到达第三靶点

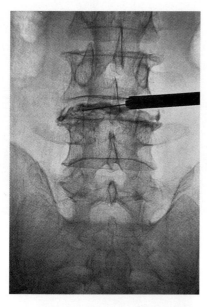

图 10-8-20　第三靶点成形:前后位透视环锯头端抵达第三靶点

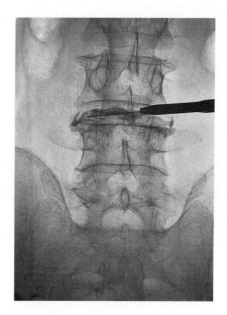

图 10-8-21　置入 3 级导杆及 3 扩张管:前后位透视头端抵达第三靶点

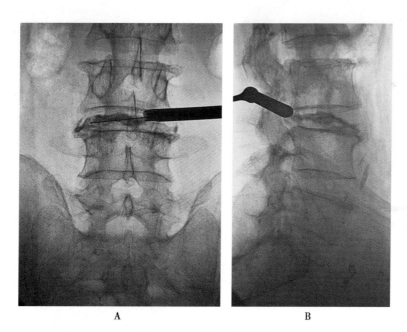

A　　　　　　　　　　　　B

图 10-8-22　置入工作套管

A. 前后位透视:斜口工作套管的短边位于椎弓根内侧缘;B. 侧位透视:头端抵达纤维环后缘

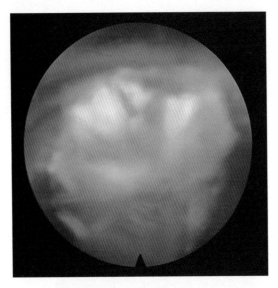

图 10-8-23　清理工作区

2. 组织辨识　转动工作套管,暴露突出物(图 10-8-24)。

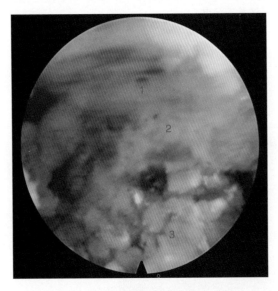

图 10-8-24　组织辨识
1. 神经根;2. 后纵韧带;3. 突出髓核组织

3. 摘除突出髓核组织。

4. 用蓝钳咬除部分后纵韧带(图 10-8-25)。

5. 工作套管沿纤维环后缘深入,前后位透视(图 10-8-26)。

6. 摘除右侧突出髓核组织(图 10-8-27)。

7. 镜下完成标志　神经根漂浮试验阳性,椎管内减压充分,无活动性出血(图 10-8-28)。

8. 注入甲泼尼龙琥珀酸钠 40mg。

9. 工作套管与脊柱内镜一起缓缓拔出,检查通路(图 10-8-29)。

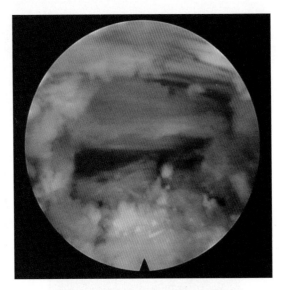

图 10-8-25　用蓝钳咬除部分后纵韧带

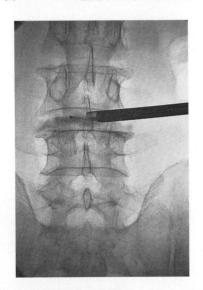

图 10-8-26　工作套管沿纤维环后缘深入,前后位透视:头端过中线

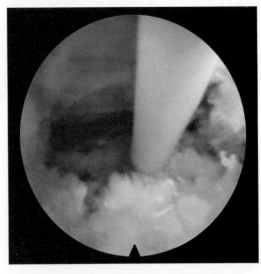

图 10-8-27　射频头过中线:消融、探查

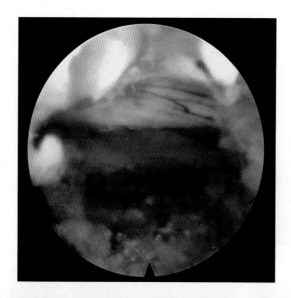

图 10-8-28　镜下操作完成标志：神经根漂浮试验阳性，椎管内减压充分，无活动性出血

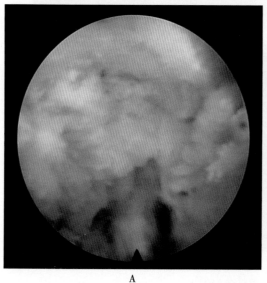

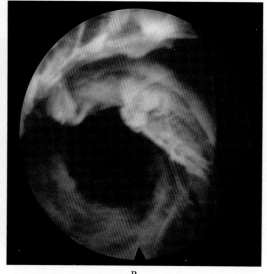

A   B

图 10-8-29　工作套管与椎间孔镜一起缓缓拔出检查通路

A. 黄韧带；B. 肌肉组织

四、结果

1. 摘除的髓核组织（图 10-8-30）。

2. 术后患者左下肢疼痛 VAS 评分由 6~7 分降至 0~1 分。

3. 术后一周复查

（1）MRI（图 10-8-31）。

（2）红外热成像（图 10-8-32）。

五、分析与体会

（一）病例分析

1. 该病例腰椎管狭窄症并腰椎间盘突出症、移形椎。在术前腰椎 DR 片、术中透视下定位时，需注意避免做错间隙。

2. 左侧症状重于右侧，采用 TESSYS 技术-3 靶点法左侧入路合适。

3. 穿刺点更靠外，穿刺角度更水平，但要在安全线内。

4. 置入 1 级导杆时过深，头端位于第二靶点（图 10-8-15），在老年患者纤维环韧性降低时，容易发生（缺乏阻力），有导丝引导，误伤硬膜囊的几率较低。

沿 1 级导杆进行 1 级、2 级椎间孔成形，是 TESSYS 技术-3 靶点法的变通（图 10-8-18），但笔者不主张。

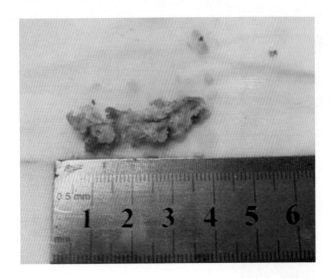

图 10-8-30　摘除的髓核组织

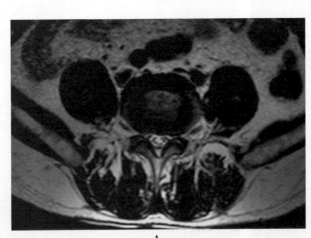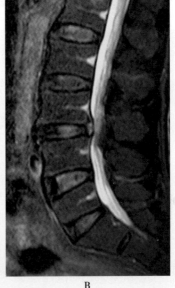

A　　　　　　　　　　　　　　　　　　B

图 10-8-31　术后 1 周复查 MRI L$_{4/5}$
A. 轴位;B. 矢状位

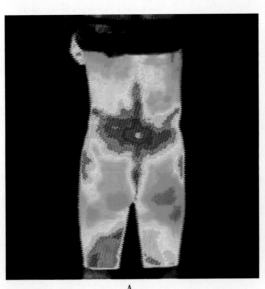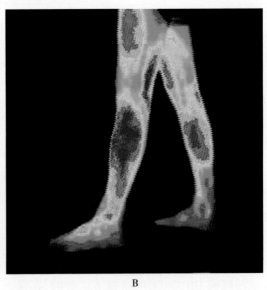

A　　　　　　　　　　　　　　　　　　B

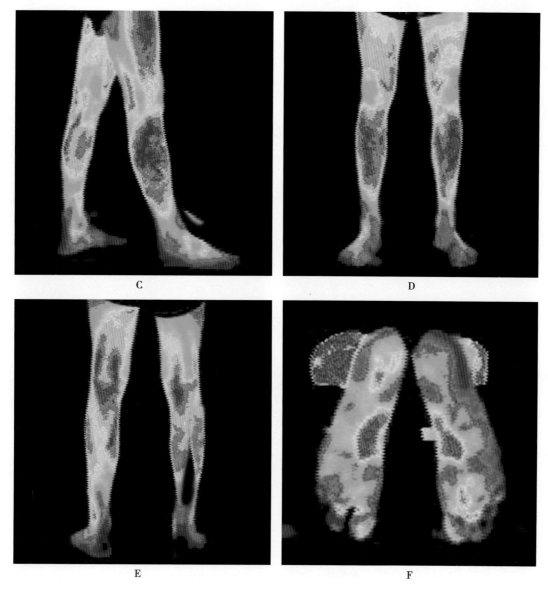

图 10-8-32　术后 1 周复查红外热成像

（二）体会

1. 腰椎管狭窄症并腰椎间盘突出症,传统手术应行椎管减压和腰椎间盘突出的处理并行腰椎融合术。椎管减压在中央椎管狭窄应行全椎板、关节突切除;侧隐窝狭窄应行椎板、关节突关节切除。

2. 脊柱内镜技术　椎间盘突出最常见的节段 $L_{4/5}$、L_5/S_1。一般椎管中央突出很少导致腰部疼痛和最终发展为神经性跛行的马尾神经根压迫。脊椎退变引起的椎间盘中央型突出大部分和年轻人患者一样采用经皮脊柱内镜技术治疗。显微外科和经皮内镜可以治疗单纯型椎间盘突出和椎管狭窄引起的神经根炎、神经根病[3]。对于 $L_{3/4}$ 和更高的节段,为了能到达椎管的中央和对侧,工作套管的位置必须与椎间盘平行(图 10-8-27)。在双侧通道的情况下,

患者取俯卧位可缩短手术时间和避免术中患者体位的改变。

因为髂嵴的高度和患者性别,在较低的腰椎节段到达椎管中心非常困难。考虑到腹侧神经结构的位置,椎管可以逐步减压。在无游离髓核的中央型椎间盘突出的患者中,影响到高位椎管的患者,其行微创椎间盘切除术失败率最高[4]。

另一个问题可能是内镜手术后脊柱不稳和严重腰痛的增加,以及椎间盘体积的减少。内镜椎间盘减压术后的脊柱退行性变可能会导致脊柱节段的塌陷,从而引起脊柱的不稳,导致腰部的疼痛。渐进性的腰痛通常需要行外科手术治疗,如小关节去神经术或融合术。

3. 采用 TESSYS 技术-3 靶点法,在穿刺点的设

计时要更向外,需注意穿刺点不要超过安全线,通常需要行椎间孔成形术。沿后纵韧带的腹侧取突出椎间盘组织,也可根据需要去除部分后纵韧带。

(康 健)

参 考 文 献

[1] 王金平,陆裕朴,李稔生,等.高位腰椎间盘突出症的非手术治疗.中华骨科杂志,1992,12:48.

[2] 胡有谷,陈伯华.腰椎间盘突出症经典手术时行腰椎融合的指征.中国脊柱脊髓杂志,2006,16:247.

[3] Savitz MH. Soft disc herniation in patients with lumbar stenosis. Neurosurg Focus,1997,3(2):e7.

[4] Lee SH,Kang HS,Chio G,et al. Operative failure of percutaneous endoscope lumbar discectomy:a radiological analysis of 55 cases. Spine,2006,31:E285-E290.

第十一章 脊柱内镜技术并发症及其防治

Ruetten 等[1]强调,必须将更多的精力放在内镜手术学习曲线的最后一个阶段,这样才能更好地避免并发症的发生。

第一节 术中并发症及防治

一、术中出血

术中椎管内出血是每位手术医师不得不面对的问题,是经皮脊柱内镜下腰椎间盘髓核摘除术常见并发症之一。

术中出血影响术野及术中精细操作,更易引起术后硬膜外血肿,严重者可导致马尾综合征[2]。

(一)原因

1. 软组织渗血。

2. 骨创面出血。

(二)处理

1. 软组织渗血

(1)提高水压,调整体位,由俯卧位改为斜位,加大工作套管的角度。

(2)冲洗液中加肾上腺素(1∶25 000)。

(3)旋转工作套管挤压。

(4)射频头凝血。

2. 骨创面的出血 镜下部分骨创面出血在有限的空间下进行充分止血比较困难,笔者针对骨出血,采用镜下骨蜡密封骨出血[3],效果明显。

(1)方法:当术中需要去除部分关节突或椎板时,有些骨出血导致视野不清,将骨蜡涂抹在镜下神经拉钩尖端,利用其可弯曲的特性(图 11-1-1),通过脊柱内镜直视下将骨蜡涂抹于骨的出血表面,且用射频来融化残余骨蜡,以达到快速止血的作用(图11-1-2)。

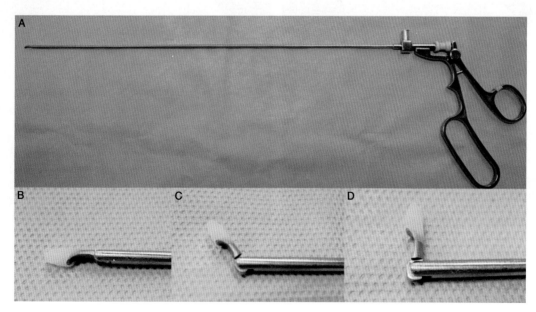

图 11-1-1 神经拉钩

A. 神经拉钩全景;B、C、D. 示内镜神经拉钩尖端的弯曲能力及骨蜡的应用

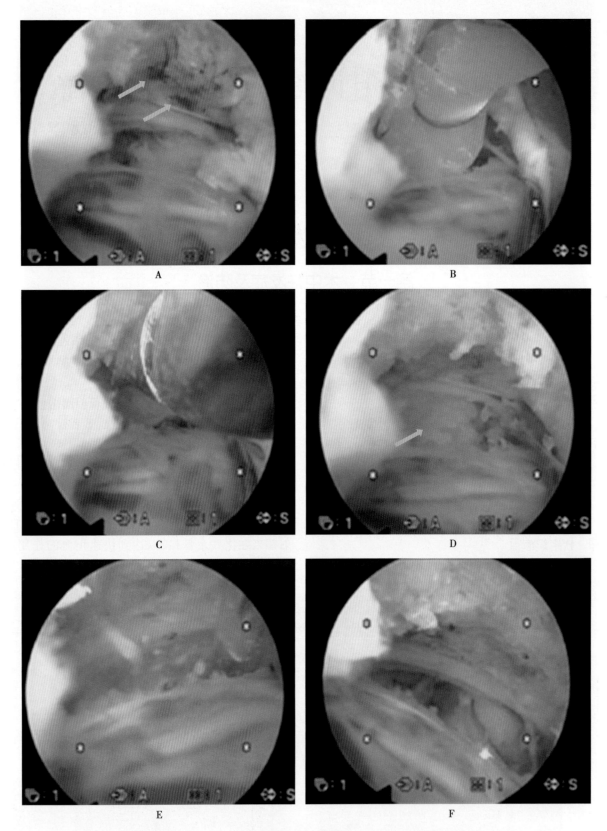

图 11-1-2　镜下

A. 箭头指出骨出血：内侧关节突；B. 在出血部位准备神经内镜拉钩及骨蜡；C. 神经内镜拉钩弯曲其前端 45°，将骨蜡推到出血部位的表面上；D. 密封后出血部位，箭头指出残余的骨蜡；E. 用双极射频来融化残余骨蜡；F. 镜下示达到充分止血

（2）结果：内镜下使用骨蜡来密封骨出血，快速且有效。

（陈建民）

二、神经损伤

（一）发生率

有文献报道神经损伤的发生率为 3.1% [4]。

（二）原因

因技术操作失误而引起神经损伤，分为硬膜外单根或多根神经损伤和硬膜内马尾神经或神经根损伤。其原因常见以下数种。

1. 麻醉方法欠妥　患者失去了对神经伤害刺激的反应。

（1）全麻。

（2）局麻药浓度高。

（3）辅助镇静、镇痛过度。

2. 穿刺损伤

（1）解剖异常：神经根位于穿刺路径中。

1）神经根的变异：如并根。

2）神经根出椎间孔的位置下移等（图 11-1-3）。

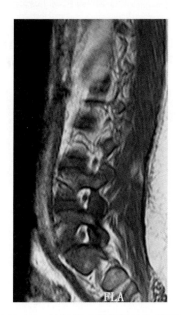

图 11-1-3　神经根出椎间孔的位置下移

（2）退行性改变：椎间孔狭窄、关节突增生、脊柱侧弯畸形（图 11-1-4）。

（3）传统开放手术后：神经根周围瘢痕形成、突出物与硬膜囊粘连。

（4）TESSYS 术：穿刺针尖进入椎间孔的位置高于下终板，尤其是上关节突增生时，误伤出孔神经根。

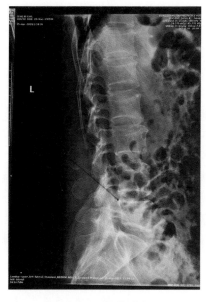

图 11-1-4　关节突增生

（5）YESS 术：用于椎间孔外椎间盘突出时，出口神经根有可能被推向背侧。

（6）iLESSYS 术：直接的椎管穿刺，误伤下行神经根或/和马尾神经。

3. 建立工作通道时损伤　未坚持始终的同轴技术。

4. 工作套管对神经根的挤压（图 11-1-5）　神经完全缺血 15~20 分钟后，神经缺氧即可出现麻木、感觉减退或消失。此种感觉障碍以每分钟 4cm 速度，由远端向近端发展。这种神经障碍相当于神经损伤的轴索中断（axonootmesis）或神经失用症（neurapraxia），一般在术后数日或数月内恢复。

（1）出口神经根损伤：TESSYS 术用于Ⅱ层面

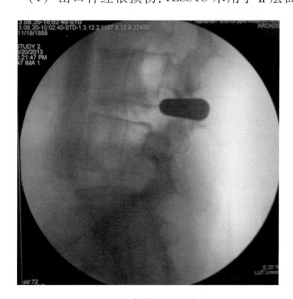

图 11-1-5　工作套管的位置高于下终板

椎间盘突出、YESS 术用于椎间孔外椎间盘突出时。

（2）下行神经根损伤：TESSYS 术用于Ⅲ层面椎间盘突出，尤其突出物在关节突关节深面或并有侧隐窝狭窄时。iLESSYS 术工作套管位于神经根腋下，并深入时。

5. 神经灼伤　射频头、激光过度使用，尤其是上腰椎椎管内的内容物以及包裹在硬膜囊内的神经组织较多，脑脊液的缓冲作用消失。

6. 抓钳误伤　镜下组织辨识不清，神经根周围瘢痕形成、突出物与硬膜囊粘连。

7. 软组织压迫神经　为了椎管内止血，用吸收性明胶海绵留置压迫止血而造成神经根疼痛或运动障碍。

8. 椎管未充分减压　退行性腰椎管狭窄合并椎间盘突出，行腰椎间盘摘除术，而未行椎管充分减压，手术区静脉回流受阻、静脉充血压迫硬膜囊内马尾神经出现马尾综合征。多见 $L_{4/5}$ 以上运动节段，由于 L_5/S_1 椎间盘位于腰椎管末端静脉回流向一个方向、静脉充血较轻，而其他节段静脉回流向头、尾侧两个方向，则静脉充血较重。

（三）预防

严格执行操作流程，是减少神经损伤的关键。

1. 麻醉

（1）全麻：除椎板间隙入路外，一般不选用全麻。

（2）严格控制局麻药浓度，尤其是椎管内使用利多卡因，不要超过 0.5%。

（3）避免镇静、镇痛过度，注意老年患者减量。

切忌不要试图通过增加镇静、镇痛药来弥补局部浸润麻醉操作上的不足！

2. 穿刺

（1）经椎间孔入路，术前 MRI 矢状位片了解有无解剖异常，如：神经根的变异、神经根出椎间孔的位置等。

（2）经椎间孔入路，术前 DR 片了解有无椎间孔狭窄、关节突增生、脊柱侧弯畸形。

（3）了解传统开放手术病史，判断神经根周围瘢痕形成。表现为在早期原先神经痛症状明显减轻，不久又复加重。

（4）TESSYS 术：上关节突增生时，穿刺针只抵达上关节突背侧，置入导丝、1 级导杆、1 级扩张管，用 1 级环锯削除上关节突尖，再沿导丝置入穿刺针进行下一步操作。

当穿刺针正确穿至拟定部位，但患者却在神经

支配区域出现无法忍受的疼痛时，尤需谨慎，此时应采取：①双针技术（勺状针和笔尖针），注射 1ml 碘海醇造影；②显示神经根的走行，笔尖针置入勺状针内缓慢前行并不断调整勺状针开口方向，直至无神经根性疼痛（图 11-1-6）；③勺状针沿笔尖针前行（图 11-1-7）。

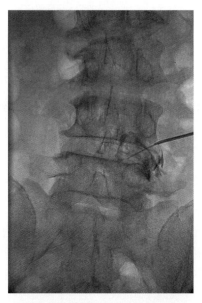

图 11-1-6　采用双针技术（勺状针和笔尖针）笔尖针置入勺状针内缓慢前行注射 1ml 碘海醇造影并不断调整勺状针开口方向，直至无神经根性疼痛

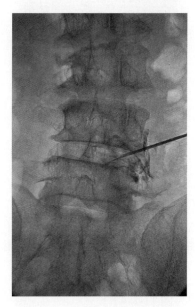

图 11-1-7　勺状针沿笔尖针前行

（5）YESS 术：用于椎间孔外突出时，穿刺靶点对准椎弓根外缘连线和上终板延线的交点（图 8-3-3）。

（6）iLESSYS 术：无论直接法或间接法，穿刺到

黄韧带或硬膜外,穿刺针应先到达椎板下缘的上方,然后向中线、向下调整进针滑过椎板下缘,抵达黄韧带。

硬膜外穿刺用阻力消失法,并注射造影剂,判断硬膜囊和神经根的走行;

通过椎管用双针技术并造影。

3. 建立工作通道 坚持始终的同轴技术。

4. 工作套管

(1)出口神经根:TESSYS 术用于 II 层面椎间盘突出、YESS 术用于椎间孔外椎间盘突出时,注意工作套管对出口神经根的保护。随时调整斜面位置或(和)退出少许。

(2)下行神经根:TESSYS 术用于 III 层面椎间盘突出,突出物在关节突关节深面或合并有侧隐窝狭窄时,椎间孔成形术应该小心,最好由镜下完成;iLESSYS 术,工作套管任何时候都不要深入神经根腋下。

5. 术中应避免过度使用激光、射频头尤其是腰椎,术中在神经组织旁使用激光时,患者并没有明显的疼痛,但频频出现下肢肌肉的抽搐,这是神经损伤的危险信号由于多根神经根损伤,导致患者术后发生足下垂,且无法恢复。

6. 镜下操作

(1)组织辨识是关键:注意有无神经根周围瘢痕形成、突出物与硬膜囊粘连。

(2)脊柱内镜置入后,第一时间,除了有长条的凝血块外,不要使用抓钳,应用射频头探查、清理工作区,便于组织辨识。抓钳开口方向与神经根平行;取大块的突出髓核,在拽出髓核前,一定要先观察患者的疼痛反应,轻轻拉一下髓核钳,患者不会出现放射性疼痛。反之,如果出现疼痛,则说明髓核钳夹住的是神经组织,应立即松开钳子。必要时,分次抓取;有时突出物与神经根粘连,患者亦会出现放射性疼痛。钳的头端不可进入硬膜外间隙(尤其当椎管内没有突出的髓核时)(图 11-1-8)。

7. 尽量不用吸收性明胶海绵压迫止血。

8. 退行性腰椎管狭窄合并椎间盘突出,行腰椎间盘摘除术,椎管应充分减压。

9. 按正常程序顺利完成,又未感知损伤情况下出现神经麻痹时,不能排除手术造成的神经缺血,而非明显的机械性压迫引致的功能障碍。此种神经根功能障碍的预后取决于常为不知的病理机制、患者的年龄和术前神经障碍的严重程度。大多数此类病例可在 2~6 个月恢复,特别在术前有轻度和中度神经功能障碍的中、青年人,恢复的可能性较大。老年

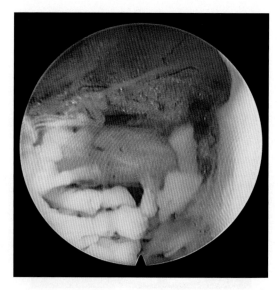

图 11-1-8 经椎板间,在组织结构分辨不清的情况下,将骶 1 神经根部分神经纤维切断,术后出现相应区域皮肤麻木,肌力正常

人特别是有严重和术前长期有神经功能障碍的患者,很少有机会恢复功能。如果完全运动功能丧失 4 个月,很少有功能恢复的可能,运动功能丧失 6 个月几乎没有恢复的可能[5]。

(廖 翔)

三、硬膜囊破裂

(一)发生率
硬膜囊破裂的发生率为 0.65%[6],分为单纯破裂和合并神经根的损伤。

(二)原因
1. TESSYS 术 上运动节段水平,硬膜囊和椎间盘后缘很近,硬膜囊在椎管内占据的空间很大,神经根被紧紧包裹在硬膜囊内,脑脊液的缓冲作用很小。

2. iLESSYS 术 穿刺过程或置入工作套管时,穿破或夹住硬脊膜和神经根。

3. 摘除髓核 可能会导致硬膜囊撕裂。

(三)表现
手术中见脑脊液溢出,马尾神经漂浮,裂口 3~5mm(图 11-1-9)。

(四)预防
1. 腰椎 使用产热的手术器械时(如激光或射频头),放置位置需更靠前,以免损伤硬膜。

2. 拽出髓核前,一定要先观察患者的疼痛反应,尤其是取出大块的突出髓核时。

3. iLESSYS 技术时,穿刺过程或置入工作套管

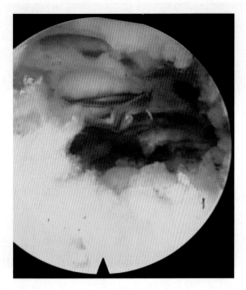

图 11-1-9　硬膜囊破裂马尾神经漂浮,裂口 5mm

时,可能会穿破或夹住硬脊膜和神经根,遵守操作流程是关键。

（五）治疗

1. 通常无需修补,多数可自行愈合。

2. 酌情放置引流管,100 ~ 300ml/d,逐日减少,4 ~ 6 天拔除。

视频 3　硬膜囊破裂

3. 臀高头低位或健侧向上侧卧位。

4. 预防颅内低压,注意液体的补充。

（六）注意事项

颅内低压可诱发颅内出血。

（刘玫　谢勇）

四、血管损伤

血管损伤的发生率为 0.04% ~ 0.06%[7]。

（一）损伤腹腔大血管（腹主动脉、下腔静脉、髂动脉、髂静脉、腰动脉分支）

1. 原因

（1）iLESSYS 术:工作套管置入过深,接近椎间盘前缘,抓钳损伤髂部血管。

对于缺乏经验的医生,镜下操作可能错误估计椎间隙的深度,导致手术器械过度深入穿透前方纤维环和前纵韧带,造成血管损伤[8]。血管损伤包括腹主动脉、下腔静脉、髂动脉、髂静脉等。由于此血管损伤多为髓核钳钳夹血管壁所致的撕裂伤,因而此类血管损伤出血凶猛,较难自行终止出血。

应用 CO_2 激光造成髂动脉损伤[9]。

（2）TESSYS 术、YESS 术:进针时角度过大（向腹侧）、过深至针尖超过椎间盘前缘时,可能会损伤腹腔大血管。

（3）出孔根探查时:损伤腰动脉分支。

2. 临床表现

（1）突然从椎间隙涌出较多的鲜血并伴有急骤的血压下降,心动过速、血细胞比容降低等低血容量表现,经过积极输血、输液后症状不能改善,常揭示有大血管损伤。若患者有休克症状和体征,同时腹部能扪及包块则诊断大血管损伤无疑。

（2）Chang 等[10]认为,不能解释的低血压和心动过速是血管撕裂最常见征象。

（3）大血管损伤时,椎间隙可无出血。

3. 预防

（1）了解腹部大血管与腰椎间盘之间的关系,在术中避免大血管损伤具有意义[11]。

（2）Anda 等[12]对 50 名正常成人做腰椎 CT 检查,观察椎旁的血管结构。发现大部分成人的下腔静脉平 $L_{3,4}$ 椎间盘处邻近于腹主动脉,2/3 人的右侧髂总动脉与下腔静脉完全前后重叠,在 $L_{3/4}$ 椎间盘的前侧大部为血管覆盖。在 L_5/S_1 椎间盘处,髂总动静脉位于此间隙的前侧至前外侧。

（3）Solonen[13] 报告术中椎间盘造影 25 例,发现有 2 例造影剂从纤维环前方溢出,表明纤维环前方破裂。此时取椎间盘时有可能从此破口向前损伤血管。在 L_5 椎间盘平面较易损伤髂总动脉;若在 L_4 椎间盘平面以上,则左侧易损伤腹主动脉,右侧易损伤下腔静脉。

（4）iLESSYS 术:向前方切除椎间盘要适可而止。髓核钳进去深度斜向不超过 3cm,纵向不超过 2cm。

（5）椎间孔路径的穿刺过程中可能损伤的血管主要是腰动脉。腰动脉主要从椎体前缘的腹主动脉发出,沿椎体骨膜表面绕行致椎间孔侧方,如穿刺过程中穿刺角度过大,穿刺针未到达椎间孔之前针尖部已超过椎体后缘,易损伤腰动脉。

4. 治疗

（1）大血管损伤要求即时处理,挽救生命。Coodkin 与 Laska[14]认为,试图通过后方压迫止血的想法和操作非常危险,将延误治疗,增加死亡率。

（2）由俯卧位改为仰卧位。

（3）组织抢救组,及时维护生命体征,全身麻醉建立多个输液和输血通道。

（4）行腹腔穿刺或 B 超检查。

（5）请介入科、血管科急会诊：确定为腹膜后血肿或腹腔内大出血，应请腹部外科和血管外科医生处理。对于怀疑有小血管损伤，在患者情况允许和具有血管造影条件下，行血管造影确定损伤血管部位和性质以便处理。Karaikovic 等[15] 报告 1 例 45 岁女性 $L_{4/5}$ 腰椎间盘突出症行椎间盘切除术，术中发现出血。请放射科医师血管造影，显示右侧 L_3 动脉损伤，行腰动脉栓塞止血成功。

（二）损伤 Adamkiewicz 动脉

椎间孔路径的穿刺过程中可能损伤 Adamkiewicz 动脉，Adamkiewicz 动脉是下 2/3 脊髓的主要血供，在穿刺针通过椎间孔过程中可损伤，导致截瘫。

【病例1：腰动脉分支损伤】

（一）临床表现

患者，女，65 岁。右下肢 L_5 支配区疼痛 2 月。间歇性刀割样痛，伴右足底灼热；VAS 7/10；行 $L_{4/5}$ 间隙右侧入脊柱内镜下突出髓核摘除术。

1. 工作套管位置　前后位透视，侧位透视（图 11-1-10）。

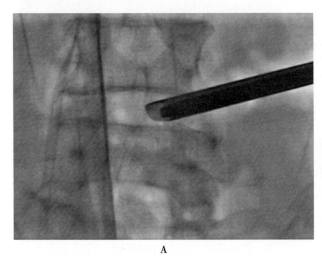
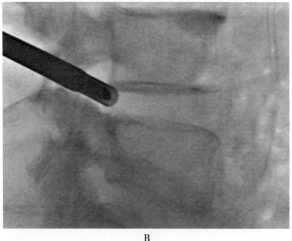

图 11-1-10　工作套管位置
A. 前后位透视；B. 侧位透视工作套

2. 脊柱内镜下，钳夹出病变髓核，同时予纤维环射频消融成形。对粘连的神经根进行松解。镜下见神经根复位、神经血供充盈、硬膜囊搏动良好、神经根移动明显。

3. 退出工作套管至椎间孔外口，行出口根探查时突然大量出血。

（二）处理

1. 冰盐水加压冲洗、电凝等方法止血，无效。

2. 拔除工作套管，置入引流管。

3. 20 分钟后，引流出血液 2000ml；血压 130～150/55～80mmHg，心率 110～135 次/分。

4. 输注悬浮红细胞 6 个单位，新鲜冰冻血浆600ml，注射用血凝酶（巴曲亭）2 个单位；仍见新鲜血液自引流管引出。

5. 急请介入科会诊。

（1）考虑右侧腰动脉分支损伤。

（2）20 分钟后行腰动脉造影术+栓塞术。

局麻下采用 Seldinger 技术穿刺右股动脉插管至腹主动脉 DSA 下造影，显示右侧第 4 腰动脉条片状造影剂外渗（图 11-1-11），超选择至右侧第 4 腰动脉，然后用直径 3mm 栓塞弹簧圈 1 枚（美国 COOK 公司）及

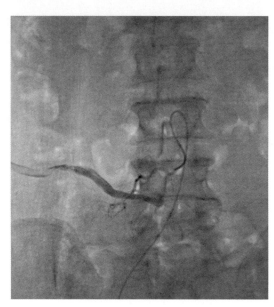

图 11-1-11　右股动脉插管至腹主动脉 DSA 下造影，显示右侧第 4 腰动脉期见条片状造影剂外渗

500～700μm 栓塞微粒球 1ml（美国 Embosiphere）栓塞右侧第 4 腰动脉（图 11-1-12），重复造影右侧第 4 腰动脉闭塞（图 11-1-13），引流管内出血停止。

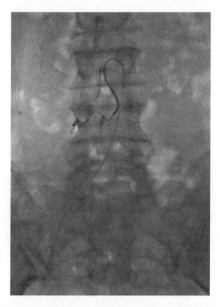

图 11-1-12　封堵 L_4 动脉

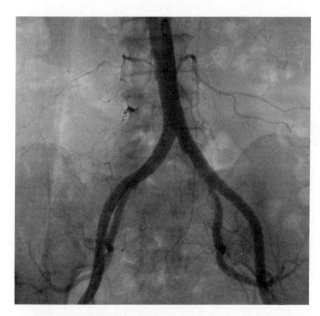

图 11-1-13　腰 4 封堵后造影

（占恭豪）

五、腹腔脏器损伤

（一）原因

1. 穿刺

（1）穿刺点：太靠外，太向腹侧。

（2）穿刺过深：超过椎体前缘。

2. 镜下操作　器械超过椎体前缘。

3. 解剖异常　后位肠管（图 11-1-14）。

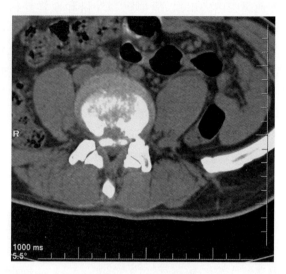

图 11-1-14　后位肠管

（二）表现

1. 损伤脏器　腹膜穿孔，误伤肠管、输尿管。

2. 感染　腰大肌脓肿，椎间盘炎，尿漏。

（三）预防

1. 术前计划　设计穿刺路径时，必须有目标节段 MRI 或 CT 轴位像做参考。

2. 术中严格遵循操作流程　通过前后位和侧位透视下确定穿刺针的方向和角度。

（四）处理

1. 发生误操作　有怀疑，需更换穿刺针，静脉用抗革兰阴性菌抗生素 3 天，后改口服 2 周。

2. 疑输尿管误伤　即行 B 超或静脉肾盂造影，早诊断早治疗。

（廖　翔）

六、髓核、组织碎块残留

（一）髓核残留

指手术未能摘除所有突出的髓核。

1. 原因

（1）术前影像学评估时，没有发现所有的突出髓核，尤其是移位到硬膜囊背侧的游离髓核。

（2）手术方式选择不当。

（3）手术操作困难。

（4）TESSYS 术建立的工作通道不在靶点。工作套管置入椎间盘，而不是在椎管，只摘除了盘内部分髓核，盘外椎管内尤其是神经根下方的髓核未能摘除。

（5）TESSYS术中，行走神经根未显露，神经根的充分减压（随脉搏跳动、随冲水而动）未能证实。

（6）移位的椎间盘突出、较大的中央型椎间盘突出和椎间盘严重退行性改变的椎间盘突出病例较易发生髓核残留[8,9]。

2. 表现 发生髓核残留时，患者原有的症状没有或仅有部分缓解。或仅缓解数天。

3. 预防及处理

（1）术者应根据术前的影像学检查，制定出摘除突出髓核的手术路径。

（2）对于高度移位的椎间盘突出、较大的中央型椎间盘突出和椎间盘严重退行性改变的椎间盘突出病例，要充分考虑到手术操作的困难，必要时采取联合方式，如：TESSYS+iLESSYS。

（3）TESSYS术，工作通道的建立非常关键。笔者的3靶点法建立工作通道，解决了工作套管去不到靶点的问题。

（4）手术过程中，术者可通过让患者咳嗽，观察硬膜囊有无自由搏动来初步判断有无髓核遗漏。

（5）术者应把术中取出的椎间盘的量与术前根据影像学检查估计的量进行对比。如果两者之间存在较大的偏差，术者应当努力在硬膜外间隙寻找残留的髓核。

（6）手术后症状没有得到明显改善，行MRI扫描，以观察椎间盘摘除得是否彻底。如果发现存在髓核遗漏，应再次行脊柱内镜手术或者行开放手术。

【病例2：髓核残留】

患者，男，64岁。左腿放射痛3个月。VAS 6/10；MRI提示L$_{4/5}$椎间盘突出（图11-1-15）；行脊柱内镜TESSYS术，术后VAS 2/10，1周后VAS 7/10，复查MRI（图11-1-16）；再次脊柱内镜TESSYS术，术后VAS 1/10。

（二）组织碎块残留

1. 黄韧带碎块 术中操作失误，组织碎块落入椎管。

笔者曾处理1例黄韧带碎块残留椎管内病例；术后疼痛未能缓解，再次手术时发现黄韧带碎块，取出后症状缓解。

2. 骨组织碎块 未按同轴技术行椎间孔成形术，骨组织形成活塞。

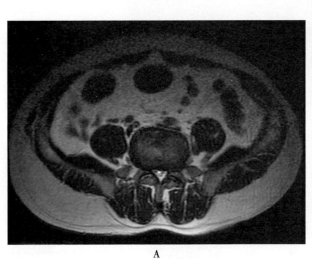
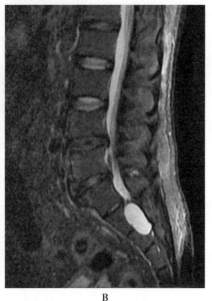

图 11-1-15 MRI L$_{4/5}$椎间盘突出
A. 轴位；B. 矢状位

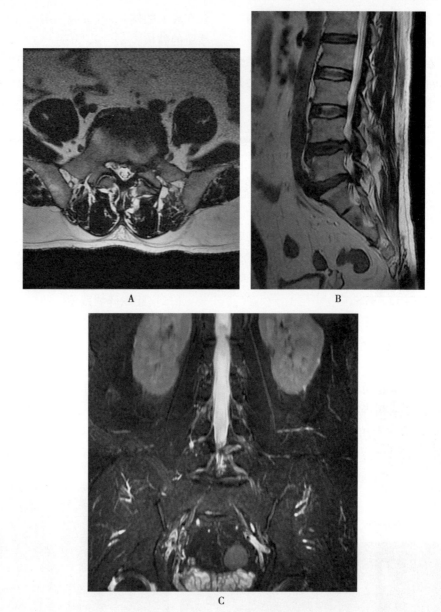

图 11-1-16　复查 MRI
A. 轴位；B. 矢状位；C. 额状位

【病例3：黄韧带碎块残留】

患者,男,44 岁。左腿放射痛 3 个月。VAS 7/10；MRI 提示 L_5/S_1 椎间盘突出（图 11-1-17）；行脊柱内镜 iLESSYS 术,术后 VAS 2/10,1 天后 VAS 7/10,复查 MRI（图 11-1-18）；再次脊柱内镜 iLESSYS 术,发现黄韧带碎块残留,无髓核残留,术后 VAS 1/10；再次术后 CT（图 11-1-19）。

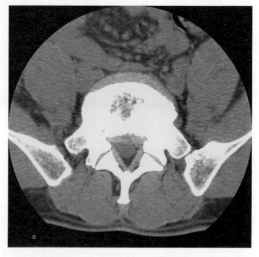

图 11-1-17　CT L_5/S_1 椎间盘突出

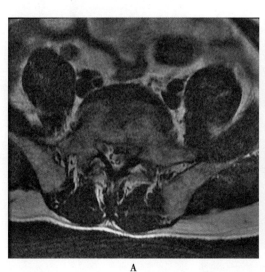

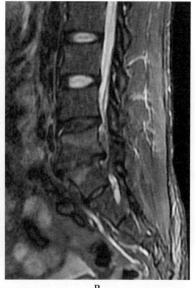

图 11-1-18 复查 MRI
A. 轴位;B. 矢状位

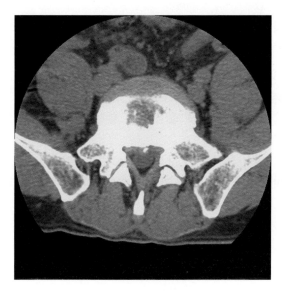

图 11-1-19 再次术后复查 CT

（谢 勇）

七、脊柱内镜手术失败

手术失败的标准是患者接受第一次手术后疼痛无任何缓解,术后 2 周内不得不接受第二次手术。

1. 发生 对于伴有椎管严重狭窄的巨大中央型椎间盘突出和高度移位的椎间盘突出的病例,其手术的失败率更高,分别为 11.1% 和 15.7%。

2. 原因

（1）椎管严重狭窄:突出物导致椎管受限超过 50%。

（2）突出物高度移位:椎间盘移位的距离超过椎间盘后缘的高度。

（3）TESSYS 技术:工作套管入椎间盘。

【病例 4:脊柱内镜手术失败】

患者,男,50 岁。左下肢麻痛 3 年,加重 1 月。10 年前行 $L_{4/5}$ 椎间盘摘除术,术后疼痛完全缓解。3 年前再次出现类似症状,1 个月前加重。腰痛 VAS 5/10,下肢痛 VAS 8/10。左下肢踝背伸肌力 III 级,左足蹬背伸肌力 III 级。术前 CT $L_{4/5}$ 左侧椎间盘突出（图 11-1-20）;行 TESSYS 术,术后疼痛无任何缓解,术后 MRI（图 11-1-21）。

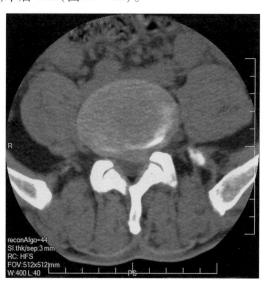

图 11-1-20 $L_{4\sim5}$ 左侧椎间盘突出

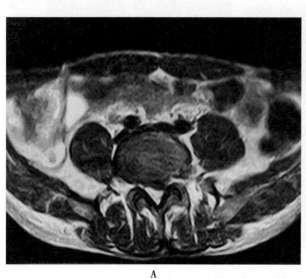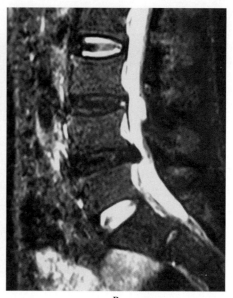

图 11-1-21 术后 MRI
A. 轴位；B. 矢状位

（刘 玖）

八、手术器械断裂

（一）原因

1. 未经系统规范培训　手术过程中使用了错误的器械或者器械使用方式粗暴或不正确。

2. 器械保养不当　未定期检查、更换老旧器械。

3. 即使是经验丰富的外科医师，也有可能发生手术器械断裂。

（二）预防

1. 遵守操作规范。

2. 常规检查手术器械，并进行登记。

3. 小心使用　由于脊柱内镜的工作空间很小，使用这些精密器械时应当非常小心。

4. 不可过分　夹取或摘除突出髓核时，不可过分扭转髓核钳。

（三）处理

1. 器械断裂　一般在术中就可发现，可用磁棒或直钳将断裂的部分取出（图 11-1-22）。

2. 笔者曾遇到过两例导丝断裂的病例

（1）建立工作通道时，在未拔除导丝情况下，过度改变导杆头端的位置沿椎体后缘潜行时，致使导丝折断。术中及时发现，继续建立工作通道，工作套管在透视下，斜口套住断端，镜下抓钳取出（图 11-1-23）。

（2）导丝置入过程中，因关节突阻挠而发生弯曲，使用一级环锯切削关节突时，同时切削了导丝，当时即有明显顿挫感。前后位透视下见导丝断端残留于椎间盘内（图 11-1-24）。继续使用二级环锯切削关节突，导丝断端随切削下的碎骨块一同带出（图 11-1-25），图中导丝断端可见环锯切削所留下的切迹。

导杆在椎体后缘潜行需调整头端方向时，应先拔除导丝，避免导丝被过度折弯而发生断裂。置入导丝过程中，如遇关节突阻挡，不可强行继续置入，避免导丝弯曲，环锯切削关节突时容易使导丝切削断裂。遇到导丝断裂于椎间盘或椎管内，应继续建立工作通道，在前后位及侧位透视下，调整工作套管斜口，套住导丝断端，镜下抓钳取出。

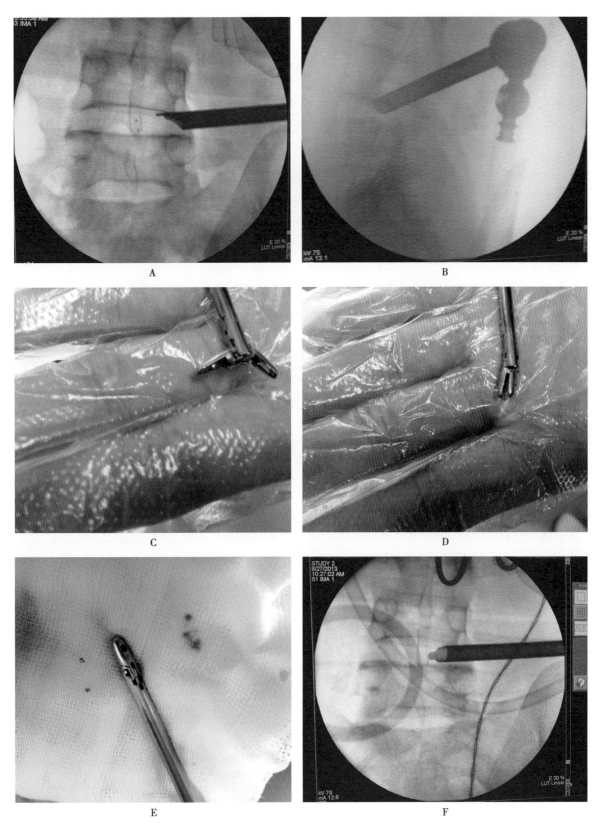

图 11-1-22　髓核钳断裂,沿原入路取出断裂的碎片
A. 前后位透视工作套管位置;B. 侧位透视工作套管位置;C、D、E、F. 断裂的碎片

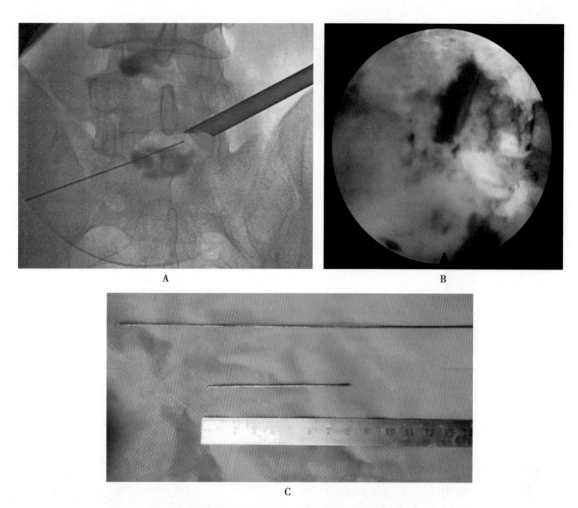

图 11-1-23　导丝断裂,工作套管斜口套住断端
A. 前后位透视;B. 镜下抓钳取出;C. 导丝断端

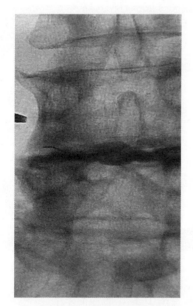

图 11-1-24　前后位透视:椎间盘内见断端导丝显影

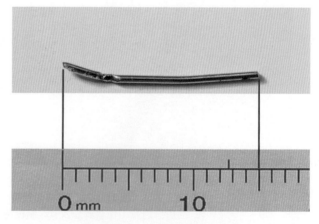

图 11-1-25　导丝断端可见切迹

（廖翔　康健）

九、切口膜带入

（一）原因

1. 建立工作通道时,切口膜被带入(图 11-1-26)。

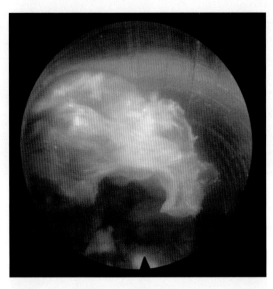

图 11-1-26 切口膜被带入

2. 多因 3 级扩张管或环锯带入。

（二）预防

1. 皮肤切口要充分,10mm。

2. 扩张管置入时,要用手指撑开皮肤切口,尤其是第 3 级套管,以免将切口膜带入。

3. 为了避免切口膜被带入切口,将切口周边的切口膜挑开的做法,是不规范的,失去了切口膜的保护作用。

（三）处理

关键是及时发现,镜下摘除。

十、癫痫样发作

（一）发生率

癫痫样发作的发生率为 0.02%[16]。

（二）原因

1. 硬膜外压力高[16]

（1）冲水灌注压高、流速快。

（2）手术时间太长。

2. 脑脊液漏[17] 引起颅腔积气。

3. 家族史或既往史 有癫痫家族史以及既往颅脑有外伤史。

（三）表现

1. 颈项部疼痛 颈硬膜外压力高,引起颈项部疼痛。

2. 癫痫发作 意识模糊,SpO$_2$ 下降;下肢肌肉强直性阵挛并发展到全身肌肉。

（四）预防

1. 术前计划

（1）术前病情评估,患者癫痫家族史及颅脑外伤史需重点评估。

（2）设计穿刺路径时,充分考虑手术时间,尽量选择术者最擅长的术式。

2. 术中严格遵循操作流程 避免引起脑脊液漏,引起颅腔积气。

3. 术中灌注 严格控制灌注压,重力灌注时灌注液高度控制在 1200～1500mm(图 7-5-15)。

（五）处理

1. 颈部疼痛 需检查灌注压大小、硬膜囊是否受损,降低灌注压,尽可能快地结束手术。

2. 癫痫发作 予以镇静,并立即结束手术,气管插管必要时转入 ICU,择期行进一步手术治疗。

（康健 程亮）

第二节 术后早期并发症

一、术后感觉异常

（一）发生率

文献报道的术后感觉异常发生率为 2%～3%[18]。

（二）临床表现

出口神经支配区域的感觉异常,与原有症状不同,通常是一过性的[18]。

（三）原因

机制不明,可能的原因如下。

1. 出口神经根和神经节 术中牵拉过度,影响了血供;射频头电凝过度。

2. 脊神经分支 在椎间孔周围有些不知名的脊神经分支(图 11-2-1),建立工作通道时受损。

（四）预防

椎间孔极外侧型突出,行 YESS 术时,在出口神经根周围使用射频头或激光时,要谨慎。

临床上观察到,对已有压迫、炎症的背根神经节,术中引起疼痛,但术后感觉异常的发生率不高。反而术中挤压没有压迫、炎症的背根神经节,术后感

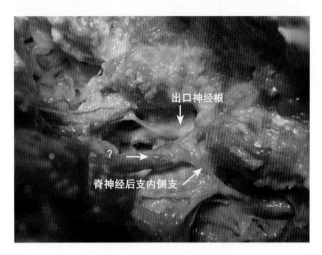

图 11-2-1　椎间孔内神经

觉异常发生概率要高。

Kambin 报道,在神经节周围注射芬太尼 50μg 加入 0.9% 的氯化钠 3ml,可以预防术后感觉异常[19]。

(五) 治疗

理疗、非甾体抗炎药。

选择性神经根阻滞、脉冲射频调理。

(六) 预后

多数患者 6~8 周恢复。

（王云霞）

二、椎管内血肿

(一) 发生率

椎管内血肿的发生率为 0.7%[20]。

(二) 原因

脊柱内镜手术发生椎管内血肿很罕见,对于有心脑血管病史的患者,有长期服用抗凝药物者,术后凝血机制降低,有时可在椎管内形成血肿。

三、椎管外血肿

(一) 腰大肌血肿

1. 发生率 0.97%[21]。

2. 表现　股前部疼痛,向腹股沟放射;屈髋可缓解。无原有的神经根支配区域疼痛。MRI:T_2 加权像上腰大肌区域有高信号影(图 11-2-2)。

3. 原因　术中损伤了腰升静脉和硬膜外的椎静脉丛之间交通支,持续出血形成。

4. 预防　术毕,脊柱内镜与工作套管缓慢退出,对活动性出血用射频头凝血(图 11-2-3)。

5. 治疗　保守治疗。

6. 预后　自限性,数天内缓解[22]。

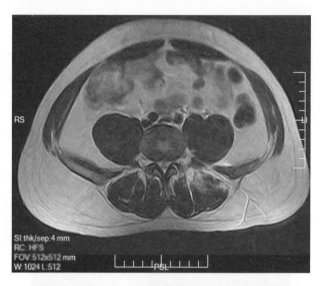

图 11-2-2　MRI:T_2 加权像上腰大肌区域有高信号影

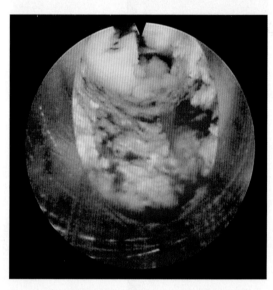

图 11-2-3　术毕脊柱内镜与工作套管缓慢退出,对活动性出血用射频头凝血

(二) 椎间孔血肿

1. 表现　出口神经受压,出现根性疼痛。

2. 原因　椎间孔静脉系统出血且局限在椎间孔内。

3. 预防　退出脊柱内镜时,对椎间孔内的活动性出血用射频头电凝,椎间孔成形术后的骨创面用骨蜡止血。

4. 治疗　脊柱内镜下反复抽吸,放置闭式引流。

【椎间孔血肿病例】

患者,男,70 岁。左下肢麻痛 20 天,渐加重。VAS:6/10;1 个月前患"脑梗死"病史,现口服"拜阿司匹林 50mg,一天一次,阿托伐他汀钙胶囊 1 粒一天一次,美托洛尔 0.1mg 一天一次,西洛他唑片 0.1g 一天两次"。体格检查:右股四头肌力Ⅳ级,MRI L₃/₄脱垂(图 11-2-4)行 TESSYS 技术,工作套管的位置(图 11-2-5);手术顺利。术后出现 L₃神经根性症状,复查 MRI,T₂加权像示椎间孔高信号(图 11-2-6);镜下抽吸,放置闭式引流;1 周后缓解。

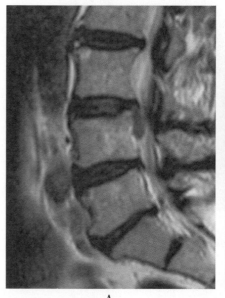
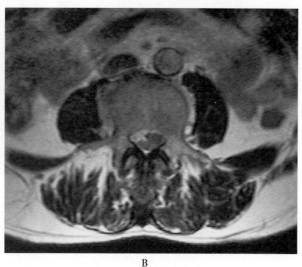

图 11-2-4 MRI L₃/₄脱垂
A. 矢状位片;B. 轴位片

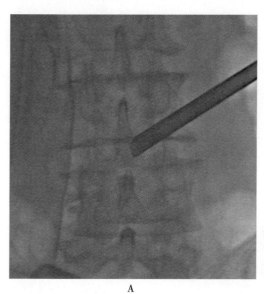
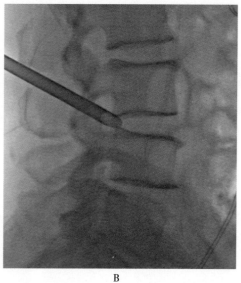

图 11-2-5 透视工作套管的位置
A. 前后位片;B. 侧位片

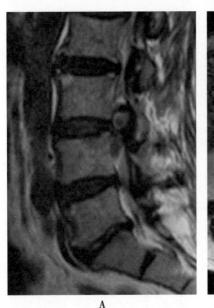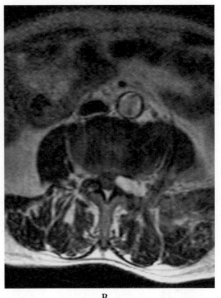

图 11-2-6　复查 MRI T$_2$加权像示椎间孔高信号

A. 矢状位片；B. 轴位片

（谢　勇）

四、术中体位性腓总神经损伤

腓总神经因其解剖结构特殊性，术中体位可损伤，特别是侧卧位，需引起注意并加强防范；笔者曾在临床中遇见 1 例因屈膝内翻剪指甲导致腓总神经损伤患者。

【术中体位性腓总神经损伤病例】

临床表现：患者，42 岁，女性。腰痛 5 年，加重伴右下肢痛 20 余天。VAS 评分：腰痛 6/10，右下肢痛 8/10。股神经牵拉试验：左（-）右（+），右股四头肌肌力 4+级，膝腱反射：左（++）右（-）。CT：L$_{2/3}$、L$_{3/4}$、L$_{4/5}$ 椎间盘突出，以 L$_{3/4}$ 明显，相应层面椎管变窄，突出物主要分布在 I 层面 1、2 区 c 域（图 11-2-7）。

术前决策：CT 检查 L$_{3/4}$ 突出中央偏右侧，相应层面椎管变窄，突出物主要分布在 I 层面 1、2 区 c 域，右侧 L$_{3/4}$ 椎间孔无神经根变异；拟行右侧经皮脊柱内镜椎间盘髓核摘除术。

术中：手术历时 55 分钟，右侧 L$_4$ 神经根完全松解，神经根漂浮试验（+），出血约 20ml。

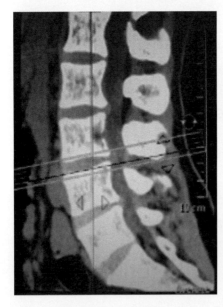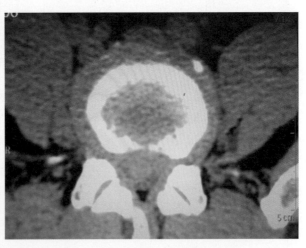

图 11-2-7　术前腰椎 CT 示 L$_{3/4}$椎间盘突出，突出物主要分布在 I 层面，1、2 区，c 域

手术持续约 30 分钟时,患者诉左小腿麻木,考虑侧卧体位压迫左腓总神经所致,予以左小腿下方铺软垫;术毕第 1 足趾背伸肌力:左 3 级,右 5 级,踝背屈肌力:左 3 级,右 5 级,考虑体位性腓总神经损伤。VAS 评分:腰痛 1/10,右下肢痛 0/10;左小腿乏力感,左腓总神经损伤(体位性)。术后即刻复查腰

椎 MRI 示:L$_{3/4}$ 突出的椎间盘髓核已被全部摘除,L$_4$ 神经及后纵韧带的压迫解除,L$_{2/3}$、L$_{4/5}$ 椎间盘突出同术前(图 11-2-8)。

处理措施:予以营养神经,并局部针灸、理疗治疗。

随访:术后 6 个月 VAS 评分:腰痛(0～1)/10,右下肢痛 0/10;左小腿乏力感消失。

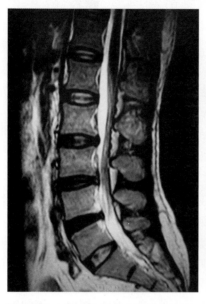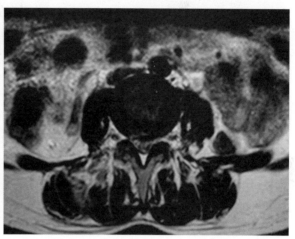

图 11-2-8　术后即刻复查腰椎 MRI 示 L$_{3/4}$ 突出的椎间盘髓核已被全部摘除,L$_4$ 神经及后纵韧带的压迫解除

（陈海滨）

五、椎间盘炎

（一）发生率
发生率为 0.12%[23]

（二）原因
1. 无菌环境　不具备。
2. 无菌操作　不严格。
3. 血源性感染　术前有泌尿系或呼吸道感染存在。
4. 免疫源性因素　张立国等[24]报告,椎间软骨终板破裂以及 IgG 有显著相关性。
5. 长期使用广谱抗生素　肖延河等[25]报告真菌感染。
6. 抵抗力下降　Werdy[26]报道与术后患者延长应用皮质类激素,糖尿病患者或行器官移植等患者有关。
7. 腰穿椎管造影　术前 1～28 天曾行腰穿椎管造影,感染率高达 2.8%[27]。

8. 意外穿刺　路经肠管,带入病原菌。
9. 主要病原菌　为金黄色葡萄球菌,其次为表皮葡萄球菌、革兰阴性杆菌、溶血性链球菌、肺炎球菌、大肠埃希菌和铜绿假单胞菌等也有报道[28]。

（三）临床表现
1. 感染征象
（1）全身症状:术后发冷发热、体温明显增高。
（2）局部症状:切口疼痛明显,原下肢神经痛,术后不见减轻甚而较术前加重。因疼痛翻身极为困难,每当咳嗽、排便等腹压增加时疼痛更著。
（3）查体:手术切口处肿胀,皮肤略红,周围软组织有凹陷性水肿,切口处有蜂窝组织炎的表现,可有脓液流出。
（4）实验室检查:分层穿刺涂片可发现细菌。随着病情发展,白细胞明显增加。
2. 无菌性炎症
（1）局部症状加重:术后原神经痛明显减轻或消失。但术后 1～8 周(常在 1～2 周),又复出现不明原因的腰痛和坐骨神经痛。此种疼痛日益加重,

原先术后能翻身活动或离床活动,逐渐变为活动明显受限。最后因疼痛重不能活动,当别人行走或触及病床轻微震动可引起剧烈腰痛。另有一部分病例表现为腹痛或下腹部放射痛。Sallivan[29] 报告 5 年遇到 48 例椎间盘感染的患者,29 例诉说不同程度的腹痛,其中 3 例疼痛明显,误认为急腹症需要剖腹探查。患者诉说的严重疼痛超过客观体征,以致被诊断是神经症[27]。

（2）全身症状轻:患者无发冷、发热,体温脉搏正常。

（3）查体:腰背部肌肉痉挛明显,局部组织无凹陷性水肿,但有深压痛。伤口无感染征象。试探穿刺无阳性发现。

（4）实验室检查:白细胞计数和分类均正常,但红细胞沉降率明显增快,C 反应蛋白增高。特别在术后 2 周时,此具有很大的诊断意义。Pilgarrd[27] 所报告的 15 例,只有 1 例红细胞沉降率不快,6 例红细胞沉降率 100mm/h 以上,6 例红细胞沉降率 50mm/h 以上,2 例红细胞沉降率 50mm/h 以下。

术后红细胞沉降率明显增高具有重要诊断价值。赵庆惠等[30] 对 56 例腰椎间盘手术均未发生椎间隙感染患者进行了术后 4 周的红细胞沉降率追踪观察。术后 1 周数值与术前相比,差异有非常显著性意义（P<0.01）;术后 2 周、3 周与术前相比红细胞沉降率增快,差异亦有统计学意义（P<0.05）。由此可见,腰椎间盘手术后 3 周内红细胞沉降率应恢复正常。

正常腰椎间盘突出症术后 C 反应蛋白可增高,Mok 等[31] 报告 149 例脊柱手术病例,将 C 反应蛋白与红细胞沉降率作为在脊柱手术早期术后感染指标的比较。术前 C 反应蛋白正常值为 6.2mg/L,红细胞沉降率 0～15mm/h。在 149 例病例中,100 例（78%）C 反应蛋白增高 165.8mg±69mg/L,红细胞沉降率 61 例（47%）增高（67.9±21.3）mm/h。C 反应蛋白增高平均持续 7.2±3.0 天,红细胞沉降率增高持续 8.0±3.2 天。认为 C 反应蛋白在术后不降低或第 2 次增高表明出现感染,C 反应蛋白术后变化在诊断早起椎间盘炎较红细胞沉降率更有意义。

（5）行椎间隙穿刺,细菌培养多为阴性。

（四）影像学诊断

1. MRI　对诊断椎间盘炎较为敏感,其诊断的敏感性为 93%,特异性为 97% 而准确性为 95%。期表现为 T_1 加权像椎间盘及其邻近椎体的信号减低,T_2 加权像则信号增强。但有时不易于椎间盘退变鉴别,但一般在发病 3 周后 MRI 能明确诊断。Boden 等[32] 提出采用比较可靠的 MRI 增强剂 Gd-DTPA 检查,则可与椎间盘退变鉴别（图 12-2-9A,B,C,D,E）。

2. 放射性核素67镓（gallium-67）骨扫描　Morris[33] 他对比用放射性核素99m锝（technetium-99）做骨扫描的结果。发现用67镓显示异常,而99m锝示正常。他报告经此方法早期诊断的病例,在 8 周后 X 线检查才证实系椎间盘感染。

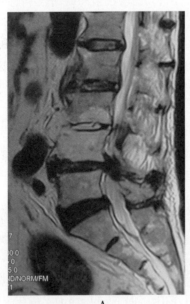

A

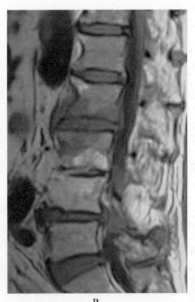

B

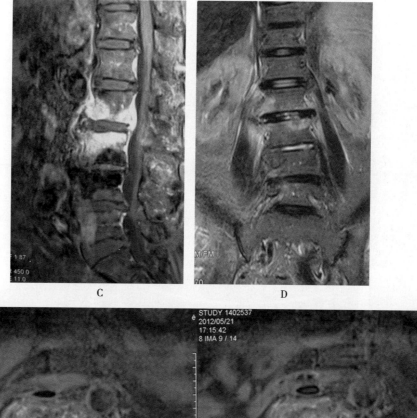

图 11-2-9　MRI

A. T_1 加权像椎间盘及其邻近椎体的信号减低;B. T_2 加权像则信号增强;C. 矢状位增强提示:腰 2、3 椎体水平周围软组织改变及腰 2、3 椎体骨髓水肿,多考虑感染性病变;D. 额状位;E. 轴位

3. PET/CT　用于椎间盘炎的早期诊断(图 12-2-10A,B)。

（五）治疗

按一般手术后感染的处理原则进行。

1. 全身应用抗生素

（1）药敏试验:椎间隙穿刺细菌培养阳性,可根据药敏试验结果给予抗生素,应用抗生素应持续 6 周。

（2）常用的抗生素

克林霉素(clindamycin)肌内注射或静脉滴注,轻中度感染:成人 0.6 ~ 1.2g/d,分 2 ~ 4 次给药,儿童 15 ~ 25mg/kg,分 2 ~ 4 次给药;重度感染:成人 1.2 ~ 2.7g/d,分 2 ~ 4 次给药,儿童 25 ~ 40mg/kg,分 2 ~ 4 次给药。

妥布霉素,肌内注射或静脉滴注,3 ~ 5mg/kg,2 ~ 3 次/日。

替考拉宁(teicomycin),静脉滴注或静脉注射,6 ~ 7mg/kg,开始 2 次/日,后改为 1 次/日。

万古霉素(vancomycin),成人 2g/d,可分为每 6 小时 500mg 或每 12 小时 1g 静脉滴注;儿童每日静注总剂量为每次 10mg/ka,每 6 小时静脉滴注 1 次。肾功能不全患者及老年人剂量需调整。

2. 脊柱内镜　清创、冲洗留置双腔冲洗引流管张西峰等[34]报道 21 例经皮病灶清除持续灌注冲洗治疗腰椎间隙感染获得了优良效果。其方法为:根据 MRI 和(或)CT 确定病灶的椎间隙,在局部麻醉后 C 形臂 X 线机或 CT 引导,常规行经皮椎间隙穿刺,留置工作套管。经工作套管清除椎间隙内的

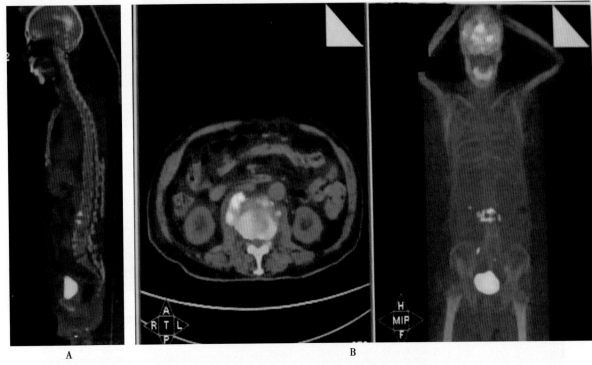

图 11-2-10　PET/CT 腰$_{2~3}$椎体骨质片状反射性摄取增高

病变组织,普通细菌培养、厌氧菌细菌培养和涂片检查。检查影像学指导的深度,从各个角度清除椎间隙内的坏死的炎性组织,大量抗生素生理盐水冲洗。术毕放置自制双腔冲洗引流管。术后接广谱抗生素生理盐水,每日 1500ml,24 小时持续灌注冲洗并同时全身应用抗生素。3 ~ 5 天后根据细菌培养结果更换抗生素生理盐水和全身应用的抗生素种类。冲洗时间 7 ~ 50 天,平均 21 天。全身应用抗生素时间为 2 ~ 7 周。停止冲洗的标准为临床症状完全消失、冲洗液体清亮、两次培养无菌生长,ESR 在 4 ~ 6 周,CRP 在 2 ~ 4 周恢复正常直至冲洗液清亮,红细胞沉降率正常,组织标本细菌培养和药敏实验,指导抗生素使用。

3. 严格卧床休息或做腰围固定　固定时间一般为 4 ~ 6 周,一直固定到疼痛症状完全缓解,以达到防止炎症进一步扩散,以利椎体融合的目的。

(六) 预后

多数在 4 ~ 6 周内被控制,受累运动节段发生自发性融合,时间在 3 ~ 4 个月。当椎体融合后患者即无腰背痛症状。

若上述处理仍不能控制感染,需开放手术,由前方腹膜后入路,清创和融合术。亦可经皮椎弓根或关节突关节螺钉固定术。

(廖翔　康健)

第三节　术后晚期并发症

一、复发

(一) 复发率

复发率为 3.6%[35]

(二) 定义

为患者的症状术后缓解一段时间后,由于椎间盘再次突出导致坐骨神经痛的症状复发。排除那些术后症状从没有得到明显缓解的患者,即髓核遗漏或手术失败的患者。

(三) 原因

有些作者认为,摘除的椎间盘组织太少造成的。

但目前并没有明确的证据支持这一结论。

脊柱内镜技术遵循只摘除突出的髓核以及纤维环后方的一些松软的髓核碎片。对于椎间盘中央的髓核,即使有需要,也只摘除少量髓核。

因此,脊柱内镜技术和小切口椎间盘切除术的复发率接近,因为二者的手术目的是一致的(即充分的神经减压)。二者的差异仅是手术入路和入路相关并发症的不同。

(四) 表现

症状缓解期可以从几周到几个月甚至几年,再次出现原有症状。

（五）处理

仍可选择脊柱内镜技术，并且操作上没有传统手术后的麻烦。

二、再发

（一）定义

再发椎间盘突出是不同节段或同节段对侧的突出。

（二）原因

是腰椎间盘疾病发展中的一个阶段。

（三）表现

相应节段神经根性症状、体征和影像学改变。

（四）处理

有传统手术适应证时，首选脊柱内镜技术。

（马宝学）

第四节　术后症状残余与继发病征分析处理

一、症状残余

术后残余腰腿痛、麻木、肌无力等症状，严格意义来说，症状残余不属于并发症范畴。

（一）神经痛

1. 发生率 10%～40%。

2. 发病机制　当神经受到约 50mmHg 的压力，持续 3 个月，松解术后仍有神经根的受损，运动和感觉将造成障碍。在相同压力下快速压迫（0.05～0.1秒）较缓慢压迫（20 秒）将导致明显的组织改变和功能障碍，引起神经根的水肿变形、营养输送障碍和脉冲电流传导的改变[36]。

3. 临床表现　与术后感觉异常不同，涉及术前受累神经根。

4. 治疗

（1）药物治疗：常用非甾体类抗炎药。塞来昔布（西乐葆 celecoxib），用法：成人每次 200mg，每日 2 次，口服。双氯芬酸钠（扶他林，diclofenac sodium），用法：成人每次 75mg，每日 1 次，口服。

（2）物理治疗：可选用电疗、光疗和磁疗等。

（3）神经阻滞疗法：腰大肌沟阻滞、腰硬膜外阻滞，选择性神经根阻滞；射频，神经根脉冲调理。

（4）骨骼肌松解术。

（二）麻木

1. 发生率　为 21%，腰椎间盘突出症髓核摘除术后，患者腰腿痛症状很快缓解，但下肢麻木、肌力减弱恢复缓慢，严重者甚至不能恢复。下肢残留麻木是患者术后主要并发症之一。有研究发现，腰椎间盘突出症术后部分患者残留下肢麻木，术后 12 个月麻木发生率为 21%，推测神经组织的潜在恢复能力影响下肢麻木的发生率。有统计研究表明，术后下肢残留麻木与手术年龄、受累神经根直径有关，与病程和术前 JOA 评分无关。

2. 发病机制　术后受累神经根分布区残留麻木，其发病机制为神经根受压出现缺血、水肿、微循环障碍、纤维组织增生等一系列病理改变，术中手术器械对神经根的牵拉性损伤加重其缺血缺氧程度。术后神经根压迫虽然解除，但其内充血、水肿和纤维组织增生所致内压增高和供氧不足可维持很长时间，多数腰椎间盘突出症患者神经组织损伤相对较轻，具有潜在恢复能力。部分患者神经组织发生不可逆变性，影响神经功能的恢复，导致下肢残留麻木[37]。

3. 治疗

（1）药物治疗：常用营养神经药物。

甲钴胺（弥可保），用法：成人每次 0.5mg，每日 3 次，口服；或针剂 1 至 2 支，每日 1 次，肌内注射。

（2）物理治疗：可选用电疗、光疗和磁疗等。

（3）神经阻滞疗法：腰大肌沟阻滞、腰硬膜外阻滞。

（三）乏力

术后肌力下降与神经根水肿及术中操作过程中神经牵拉或损伤有密切关系[38]。

治疗

（1）药物治疗

1）20% 甘露醇注射液：作用：神经根脱水。用法：125～250ml，每日 1 次，静脉滴注。

2）甲泼尼龙琥珀酸钠注射液：作用：神经根消炎。用法：40～80mg+0.9% 生理盐水 100ml，每日 1 次，静脉滴注。

（2）物理治疗：物理治疗是利用物理因子作用

于人体,并根据人体对物理因子所产生的生理反应及效果来达到预防、治疗及康复目的的方法,简称理疗。根据患者的症状、体征、病程等特点可选用电疗、光疗和磁疗等。

二、继发病征

(一) 关节突关节紊乱

(二) 软组织疾病

1. 原因分析

（1）体位姿势:术前腰骶部神经受累后,为了减轻疼痛体位姿势发生相应变化,从而出现上述肌肉、韧带、筋膜的继发性损伤未得到治疗。

（2）脊柱稳定性:髓核摘除术后或微创术后改变了局部应力,脊柱稳定性受到破坏,导致关节突关节、韧带、肌肉等软组织改变,很多患者得不到针对这些部位的有效治疗,导致长期疼痛。

2. 治疗

（1）术前充分有效的交流沟通,患者明确手术后的继发病征是关键。

（2）患者根据局部组织的病变特点,通过手法按摩复位纠正小关节紊乱、棘突偏歪;Han's治疗仪电刺激缓解肌肉韧带等软组织痉挛;神经阻滞、小针刀疗法及骨骼肌松解术解除肌肉韧带的粘连和条索样改变。

(李卫星　谢文翰)

第五节　差错事故

一、脊柱内镜故障

(一) 原因

1. 脊柱内镜　非常精密,镜头镜片位于最前端。每次使用都需经过冲洗、浸泡、消毒(高温或低温等离子)等程序,经手人员稍有不慎,容易损坏。

2. 使用时,抓钳等镜下器械抓取组织出脊柱内镜时对镜头的撞击,更多的是抓取尚未完全游离的碎骨片时,突然的松动,撞击镜头。

3. 规范使用200~300例,脊柱内镜老化。

(二) 表现

1. 术中镜像模糊不清、视野缩小、直至无镜像。

2. 临床上,最常见的问题是,工作通道已经建立好,但脊柱内镜无镜像,手术被迫中止或改开放手术,引发纠纷。

3. 脊柱内镜在使用时亦会出现无镜像,笔者曾遇到过,手术被迫改变方式。

(三) 预防

1. 应遵循操作流程　在穿刺前,进行脊柱内镜安装、调试,系统正常,再开始穿刺。

2. 每套系统标准配置应该是双镜!

二、做错间隙或侧别

非常罕见,但确实发生过。应当杜绝这种错误。

(一) 原因

1. 登记错误。

2. 手术医师和手术室工作人员的沟通出现问题。

3. 透视时视野不充分,尤其是存在移行椎的患者。

4. 体位的临时改变。

(二) 预防

1. 建立重复检查和核对制度

（1）术前腰椎DR片上标出穿刺线。

（2）术前在患者手术部位标识。

（3）术者在患者手术部位划线。

（4）穿刺点定位前再次询问患者,进行核对。

（5）透视时视野充分。

2. 重视移行椎,并在术前计划中体现。

(王云霞)

参 考 文 献

[1] Ruetten S, Komp M, Merk H, et al. Full-endoscopic and transporaminal lumbar diacectomy versus conventional microsurgical techinque. Spinal,2008,33:931-939.

[2] Pan L, Zhang P, Yin Q. Comparison of tissue damages caused by endoscopic lumbar discectomy and traditional lumbar discectomy: a randomised controlled trial. Int J Surg,2014,12:534-537.

[3] Chih-I Chen, Yen-Po Cheng, Chun-Yuan Cheng, et al. Innovation method for sealing bone bleeding in percutaneous endoscopic interlaminar discectomy. The Changhua Journal of Medicine,2014,12:95-98.

[4] Sencer A, Yorukoglu AG, Akcakaya MO. Fully endoscopic interlaminar and transforaminal lumbar discectomy: short-term clinical results of 163 surgically treated patients. World Neurosurg, 2014, 82(5): 884-890.

[5] Postachnni F. Lumber Disc Herniation. Wein, New York: Sprinder, 1999: 494.

[6] Cho JY, Lee SH, Lee HY. Prevention of development of postoperative dysesthesia in transforaminal percutaneous endoscopic lumbar discectomy for intracanalicular lumbar disc herniation: floating retraction technique. Minim Invasive Neurosurg, 2011, 54(5-6): 214-218.

[7] Skippage P, Raij J, McFarland R, et al. Endovascular repair of iliac artery injury complication lumbar disc surgery. Eur Spine J, 2008, 17: 228.

[8] Watkins RG IV, Williams LA, Watkins III. Microscopic lumbar discectomy results for 60 cases in professional and Olympic athletes. Spine J, 2003, 3: 100.

[9] Jeon SH, Lee SH, Choi WC. Iliac artery perforation following lumbar discectomy with microsurgical carbon dioxide laser: A report of a rare case and discussion on the treatment. Spine, 2007, 32: 124.

[10] Chang CP, Lee WS, Lee SC. Left internal iliac artery and vein tear during microendoscopic lumbar discectomy: A case report. Minim Invasive Ther Allied Technol, 2006, 15: 155.

[11] 赵兴, 范顺武. 后路椎间盘切除术并发腹侧大血管损伤的诊断和治疗. 中华骨科杂志, 2010, 30: 906.

[12] Ando SM, Aakus S, Skaanes KO, et al. Anterior perforations in lumbar discectomies. A report of four cases of vascular complications and a CT study of the prevertebral lumbar anatomy. Spine, 1991, 16: 54.

[13] Solonen KA. Perforation of the anterior annulus fibrosus during operation for prolapsed disc. Ann Chir Gynase Fenn, 1975, 61: 385.

[14] Goodkin R, Laska LL. Vascular and visceral injuries associated with lumbar disc surgery: medicolegal implications. Surg Neurol, 1998, 49: 358.

[15] Karaikovic EE, Rattner Z, Bilimoria MM, et al. Coil embolization of a lumbar artery to control vascular injury during intradiscal surgery. Spine, 2010, 35: 163.

[16] Choi G, Kang HY, Modi HN, et al. Risk of developing seizure after percutaneous endoscopic lumbar discectomy. J Spinal Disord Tech, 2011, 24(2): 83-92.

[17] Sung HK, Geun SS, Soon KS, et al. A case of Seizure in a patient following Percutaneous Endoscopic Lumbar Discectomy. Korean J Spine, 2011, 8(1): 55-58.

[18] Yeung AT, Tsou PM. Posterolateral endoscopic excision for lumbar disc herniation: surgical technique, outcome, and complications in 307 consecutive cases. Spine, 2002, 27: 722-731.

[19] Kambin P, Gennarelli T, Hermantin F. Minimally invasive techniques in spinal surgery: current practice. Neurosurg Focus, 1998, 4: e8.

[20] Glotzbecker MP, Bomo CM, Wood KB, et al. Postoperative spinal epidural hematoma: Asystematic review. Spine, 2010, 35: 413.

[21] Ahn Y, Kim JU, Lee BH, et al. Postoperative retroperitoneal hematoma following transforaminal percutaneous endoscopic lumbar discectomy. J Neurosurg Spine, 2009, 10(6): 595-602.

[22] Schaffer JL, Kambin P. Percutaneous posterolateral lumbar discectomy and decompression with a 6.9-millimeter cannula: analysis of operative failures and complications. J Bone Joint Surg Am, 1991, 73: 822-831.

[23] Ahn Y, Lee SH. Postoperative spondylodiscitis following transforaminal percutaneous endoscopic lumbar discectomy: clinical characteristics and preventive strategies. Br J Neurosurg, 2012, 26(4): 482-486.

[24] 张立国, 童立苗, 徐玉良, 等. 术后椎间盘炎相关因素的临床研究. 中国脊柱脊髓杂志, 2000, 10: 49.

[25] 肖延河, 杨慎玺, 陈峰, 等. 真菌性椎间盘炎4例报道. 中国脊柱脊髓杂志, 1999, 9: 19.

[26] Werdy K. Die spodylodiscitis Nach bandscheiben Operationen. Aentralbe Neruochir, 1978, 39: 155.

[27] Pilgarrd S. Discits following removal of lumbar intervertebral disc. J Bone Joint Surg, 1969, 51: 713.

[28] Lindholm TS, Pylkkanen P. Discitis following removal of intervertebral disc. Spine, 1982, 7: 618.

[29] Sullivan CR. Disc infections and abdominal pain. JAMA, 1964, 188: 655.

[30] 赵庆惠, 孟凡海, 李建民. 腰椎间盘术后红细胞沉降率的正常变化. 中国脊柱脊髓杂志, 1996, 6: 45.

[31] Mok JM, Pekmezci M, Piper SL, et al. Use of C-reactive protein after spinal surgery comparison with erythrocyte sedimentation rate as predictor of early postoperative infectious complications. Spine, 2008, 33: 415.

[32] Boden SD. Postoperative diskitis: distinguishing early MR imaging findings from normal postoperative disk space changes. Radiology, 1992, 184: 765.

[33] Morris S. Early diagnosis of disc space infection using Gallium-67. J Nucl Med, 1978, 19: 384.

[34] 张西峰, 王岩, 王继芳, 等. 经皮病灶清除持续灌注冲洗

治疗腰椎间隙感染. 中国矫形外科杂志, 2003, 11: 1327.

[35] Schubert M, Hoogland T. Endoscopic transforaminal nucleotomy with foraminoplasty for lumbar disk herniation. Oper Orthop Traumatol, 2005, 17(6):641-661.

[36] 胡有谷, 陈伯华. 腰椎间盘突出症. 北京: 人民卫生出版社, 2011.

[37] 崔志明, 保国锋, 蔡卫华, 等. 腰椎间盘突出症患者术后残余麻木的发生率及影响因素. 中国临床康复, 2006, 10(32):50-59.

[38] 李峰虎, 石士奎, 李晓强. Barre(1)试验对腰椎间盘突出症下肢肌力的判定. 黑龙江医药科学, 2003, 26(1): 23-24.

第十二章 围术期护理流程质控与疗效评价

第一节 围术期护理流程

一、入院至术前一天

（一）管床护士

1. 首次护理评估 8 小时内完成。

2. 疼痛评分 教会患者,分别于每天 7-15-23 点定时评分[1],记录于体温单及护患沟通园地。

3. 肌力、感觉、腰椎活动、大小便形态 每班评估并记录。

4. 腰围制动 正确佩戴。

5. 卧床休息 卧床 20 小时/天。

6. 术前检查 行走困难患者轮椅或平车护送。

7. 医护查房 每天 2 次医护查房,对病情的了解与医生一致。

8. 术前宣教 利用疼痛科患者手册,做好疾病知识普及。

（1）3 天内完成:笔者认为入院后患者及家属对疾病知识的掌握程度决定了其对手术的理解,甚至对疗效及术后恢复都有不同程度的影响。方式应多种多样,针对宣教对象年龄、文化层次采取不同方式,可举例说明,如补蛀牙或修汽车轮胎的日常生活例子;借助模型、CT 或 MR 影像学资料、科普宣传栏、视频及网络微信等各种工具。

（2）有效沟通:讲解疾病知识,语言通俗易懂,让患者掌握椎间盘的作用、数量,介绍椎间盘突出症是如何发生,有哪些高危因素,明白椎间盘突出症是一种不可以根治、会复发的疾病。使患者最终能参与治疗方案的选择。

（3）体位:站、坐、卧分别对椎间盘内压力,强调卧床休息及佩戴腰围的重要性。

（4）术前三问:让患者明白病情、手术目的、术后恢复过程,患者能回答"得什么病""做什么手术""手术治疗对病情有什么好处"(简称"术前三问")。

让患者主动配合术前准备、清楚术中配合,减轻焦虑情绪,使患者身心处于最佳状态接受手术。

9. 参加主任查房 了解疾病诊断、治疗方案、预期效果。

10. 体位训练 直到可以支持 2 小时以上。

（1）俯卧位训练:患者俯卧,头偏一侧或放置海绵头圈,双臂屈肘放于头部两侧或自然置于身体两侧,双下肢自然伸直,胸下、踝部各放 1 软枕,腹部置 1 个三角枕,使腹部悬空。

（2）侧卧位训练:患侧朝上,臀部后移至床沿,下腿稍伸直,上腿弯曲,在两膝之间、腰部及胸腹前各放软枕。下侧上肢腋窝下垫 1 小凝胶垫,以保证静脉静脉输液管路通畅。头、胸部不宜过度前倾,以保持腰椎中立位;调整腰部软枕高度,使左右髂嵴最高点连线与床面垂直;侧卧位时髂骨自然下沉,利于术者操作,作为首选术中体位[2]。

（3）可调式斜卧位:L_5/S_1 患侧朝上,腰椎软垫垫起使腰椎向上侧凸,胫骨结节和锁骨处由骨盆托侧前方固定,将骨盆及腰椎俯侧倾斜约 10°,再将手术台向腹侧倾斜 30°,骨突处加软垫防止受压[3]。

（4）注意事项

1）体位训练用具与术中用具一致,如三角枕、头圈等。患者入院后尽早体位训练,未接受体位训练或训练时间较短的患者,术中易出现肌肉痉挛或难以耐受的情况,笔者曾有 1 例因侧卧体位训练时间较短及术中膝关节保护不良导致术后腓总神经受损的个案。

2）对于心肺功能较差或老年患者在床边心电监护下训练。

11. 床上使用便盆 术前 2 ~ 3 天指导患者练习,男性患者学会尿壶的使用。

12. 参加疑难、危重病历讨论 了解手术难点、术前护理配合的重点、术中及术后可能出现的问题,及时跟进。

（二）高级责任护士或护士长

1. 查房　参加首次医护查房,评估病情及管床护士的能力,指导或协助解决临床问题。

2. 参加主任查房　前瞻性指导护理重点或难点。笔者实施医护一体化查房的模式 5 年余,不仅能提高医护间配合默契,对病情了解达到高度一致性,同时快速提高护士专科知识,要求管床护士能正确读取腰椎 DR、CT 影像学资料的信息,既减轻医生工作量,又提高护士的社会地位,提高患者的信任度及满意度[4]。

3. 参加疑难病历讨论　评估护理难点,协助管床护士完成工作。

二、术前一天

（一）管床护士

1. 术前准备

（1）胃肠道准备:禁食 6 小时,禁饮 2 小时[5],便秘者润肠通便或清洁灌肠。

（2）抗生素过敏试验。

（3）皮肤准备:彻底清洁切口区域皮肤。

（4）"术前三问":评估患者对"术前三问"的理解,对薄弱环节加强宣教。

（5）告知

1）手术时间、地点、手术医师、麻醉方式、术中体位。

2）术中沟通方式:指导患者如术中出现咳嗽、打喷嚏或体位难以支持等意外情况,举手示意与医师沟通,避免突然腹压增加或体位改变而影响镜下操作或损伤神经。

3）术后可能出现局部疼痛、麻木等症状或周边肌肉、韧带或小关节等一系列症状,以及对症处理方法。

（6）查对

1）相关检查结果:血型、血常规、凝血五项、胸部 DR、心电图等。

2）知情同意书签署情况:手术同意书、麻醉同意书、贵重耗材知情同意书等。

（7）留置外周静脉输液通道:选择 18～20G 留置针,选择健侧上肢粗直、易固定的血管穿刺,做好封管护理。

（8）测量生命体征并记录。

（9）女性患者确认月经是否来潮。

（10）通知家属:手术时间及术后配合,贵重物品妥善保管。

2. 患者身份核对

（1）手腕带信息。

（2）手术部位标志。

（3）基础疾病控制与用药:糖尿病患者血糖控制在(5.6～11.2)mmol/L 较为适宜;高血压患者血压控制在 160/100mmHg 以下,常规服药至术前[6]。

3. 带入手术室物品

（1）病历资料。

（2）药品:2% 利多卡因 5ml 2 支,地佐辛 10mg 1 支,芬太尼 100μg 1 支,亚甲蓝 1 支,碘海醇 20ml 1 支,甲泼尼龙 40mg 1 支。

（3）影像学资料:腰椎 DR、CT 和(或)MR。

（4）特殊物品:腰围。

（二）高级责任护士或护士长

1. 查房　至少 1 次,检查管床护士术前宣教、术前体位训练等准备工作的落实情况,评估管床护士对患者、病情的掌握情况,包括专科评估内容、既往病史及用药史、社会角色、家庭、经济、期望值、心理状态等。了解患者基础疾病治疗疗效,如考虑有出血倾向患者,与医生沟通做好预防措施;糖尿病患者优先安排手术,以缩短手术前禁食时间,避免酮体的生成[6]。

2. 护理质控　根据脊柱内镜围术期评分标准(详见第四节)[7],全面评估管床护士工作能力、护理质量,指导并加强薄弱环节。

（三）夜班护士

1. 查房　参与值班医生夜查房,评估管床护士术前准备工作,提问患者或家属能否回答"术前三问",了解患者有无紧张情绪。根据术前准备单内容逐项查对,签名。

2. 落实禁饮食时间　手术日需口服药物患者,于术前 2 小时协助其进少量透明液体服药[8]。

3. 阿普唑仑 0.8mg 睡前口服,疼痛≥4 分,有明显焦虑症状者,报告医生予加强镇痛、镇静。

4. 测生命体征、疼痛评分,糖尿病患者动态监测血糖变化,班内完成护理记录,做好夜间病情交接。

（四）手术室护士

1. 巡回护士　术前访视,自我介绍,了解患者病情、心理及身体状况。进行手术前的健康教育,与主管医生联系,了解手术情况,了解手术体位及特殊物品的准备。

2. 洗手护士　与巡回护士进行沟通,了解手术类型、所取体位、患者体位训练情况、手术医师的习惯等,学习手术相关的解剖、手术步骤、手术配合要点。

三、手术日

(一)管床护士

1. 评估　夜间睡眠、情绪、疼痛、肌力、感觉、大小便。

2. 检查

(1)更衣、禁饮食执行情况,协助患者取首饰、义齿等金属品。

(2)确认静脉留置针通畅,接延长管,静脉滴注500ml复方林格注射液。

(3)排空大小便。

3. 测定　生命体征、疼痛评分。

4. 通知　家属提前1小时到病区给予患者精神鼓励。

5. 术前用药

(1)术前30分钟肌注咪达唑仑注射液1~2mg、帕瑞昔布钠40mg。

(2)静脉滴注抗生素。

6. 核对　与手术室人员核对

(1)患者信息:病历。

(2)手术标志。

7. 交接　做好交接工作,协助过床。

8. 通知　手术医生,护送患者至电梯口。

9. 准备　监护仪、便盆或尿壶,铺备用床。

(二)手术室人员

1. 核对　严格核对患者、姓名、住院号、诊断、手术名称、手术部位及手术标志。

2. 自我介绍　介绍人员、环境,主动安慰患者,讲解术中情况,减轻患者的紧张情绪。

3. 清点　带入手术室的物品,了解各项检查,特别是阳性检查结果,检查各项特殊物品,准备及执行情况,如术前用药、皮试结果、抗生素。手术野皮肤的准备,手术同意书的签字、麻醉同意书的签字、手术安全核查单等完整。

4. 与助手护送患者至手术室。

四、术中护理流程与配合

(一)洗手护士

1. 准备　术日晨提前30分钟进入手术间,准备好手术器械、一次性手术包及手术用物(图7-4-1)。

2. 检查　手术物品,准备是否齐全、正确,如有遗漏,及时补充。

3. 查对　认真核对各种无菌用品的有效期。消毒指示带的变色情况,无菌包是否潮湿、破洞等。

4. 整理无菌器械台　提前15~20分钟,行外科洗手消毒,穿好手术衣,戴无菌手套,整理无菌器械台(图7-4-2)。

5. 消毒铺巾　协助手术医生消毒皮肤,铺无菌手术巾单等。

6. 穿手术衣　协助手术医生穿手术衣。

7. 将仪器各线路理顺放于相应位置。

8. 准确迅速传递手术器械。

9. 管理好无菌物品,保持无菌台器械清洁、整齐。

10. 督促手术医师无菌技术操作。

11. 将取出的髓核妥善保管。

12. 手术完毕将病理标本交给手术医生处理。

13. 归类处置医疗垃圾,清理手术间。

14. 整理器械　将镜头用棉球或软擦手巾轻轻擦洗、反复冲洗干净后放于硬盒内,镜头线、导光束用75%乙醇擦干净血迹,并按一定弧度盘好,送供应室行低温等离子消毒灭菌。

15. 将器械作初步清洗后送供应室与供应室护士清点后进行清洗消毒灭菌等处理。

(二)巡回护士

1. 环境的准备　术前30分钟调节好手术间温度与湿度,冬天开暖气,注意保暖。

2. 器械的准备　手术用物,仪器设备及配套设施、手术器械、一次性用物、液体及药物等。

3. 核对　姓名、年龄、性别、住院号、诊断、手术名称、手术部位、手术部位标志、禁食情况、术前药物及抗菌药物、过敏史、皮试结果等。确认各种同意书、患者或家属签字、化验单、患者的特殊用物等。

4. 检查　患者皮肤情况,是否有压疮、损伤、皮肤弹性、有无义齿、起搏器及内植入物等。

5. 过床　将患者转移至手术间,协助患者过渡到手术床,适当约束,注意保暖和做好心理安抚工作。

6. 再次核对　安全核查表内记录。

7. 监测　建立心电监护,血氧饱和度等监测。

8. 体位　根据手术所需摆放手术体位,将各线路置于手术床下与围术挡板之间。

9. 布局　将显示系统摆放于患者头端的右侧

位,助手将患者有关资料录入,双频射频机置于患者床侧与显示系统之间。

10. 开包　打开手术器械包及各种一次性无菌用物,协助洗手护士穿手术衣、防辐射服等。

1) 倒入无菌生理盐水于手术器械盘内,倒皮肤消毒液于治疗杯内。

2) 与洗手护士共同清点器械、实物等,特别注意清点器械的螺帽、钳端等位置,记录于手术护理记录单上。

11. 静脉给药　给予静脉推注地佐辛 5mg 加生理盐水 10ml,时间不得少于 5 分钟。

12. 消毒　协助皮肤消毒、穿上手术衣、套上无菌 C 形臂套。

13. 连接　镜头线、导光束、双频射频刀头、调节各参数至所需强度。

14. 于手术医师建立工作通道后,连接上 3L 盐水,调节滴速,检查各系统线路是否连接完好。

15. 取下手术医生防辐射帽,接上污水桶,根据手术体位所需予踏脚凳。

16. 观察生命体征,如发现异常立即报告医生,做好相应处理。

17. 做好安全核查表、手术护理记录单、收费单等记录。

18. 及时补充手术台所需用物。

19. 保持手术间的整洁,限制参观人员,监督手术人员的无菌操作。

20. 手术结束后与洗手护士清点器械及实物,并记录。

21. 与手术医生将患者送回病房,与管床护士做好病情及用物交接。

22. 将仪器各参数调至最小后关闭电源开关,整理用物,将仪器归还原处。

五、术后康复护理

(一) 术后 1 天

1. 平卧 2 小时,心电监护 6 小时,2 小时后协助轴线翻身。

2. 每 1~2 小时评估肌力、感觉、疼痛、大小便,与术前比较。

3. 腰围加压包扎 6 小时,每 1~2 小时松开腰围观察受压皮肤、伤口敷料情况。

4. 做好管道护理,静脉滴注 20% 甘露醇患者做好防外渗护理。

5. 协助床上大小便。

6. 术后半小时由管床医生、管床护士共同评估患者能否进食,协助有进食需求患者进少量清淡易消化食物。评估内容包括:经笔者观察,术后尽早起床,提高患者舒适度,树立患者的治愈信心。术后应尽早给予营养支持;临床研究证实,早期肠内营养可以缩短术后胃肠紊乱的时间,而不增加并发症的发生率[9]。

7. 进食后 1 小时再次评估患者能否起床,协助患者佩戴腰围,侧卧改床边坐位,保持 5~10 分钟观察无头晕不适,扶行下改为站立,无下肢乏力者床边行走 10~20 分钟,观察步态及腰椎活动。经笔者观察,术后尽早起床,起床指标评估患者的主观感受和客观体征后,根据患者需求术后提早下床活动是可行的[10]。

8. 指导踝泵、直腿抬高锻炼,每天 3 次,每次 10~20 回,注意直腿抬高锻炼时抬高角度>40°,防止神经粘连[8]。

9. 椎管内血肿的应急处理　椎管内血肿是早期最危险并发症,术后管床护士及时与手术医生沟通,了解术中出血及止血情况,关注患者的主诉,相信患者疼痛的存在或感觉的异常,定时专科评估与随时评估相结合,做到早发现早报告。

10. 硬膜囊损伤的护理

(1) 体位:头低脚高位绝对卧床 5~7 天,抬高床尾 15~20cm,减少脑脊液外漏。

(2) 伤口厚棉垫和腰围加压包扎:密切观察伤口敷料及伤口皮肤,避免局部皮肤缺血坏死。

(3) 预防低颅压综合征:术后出现头痛、头晕,抬高头部时头痛加重,放低头痛减轻,应考虑低颅压综合征。处理措施绝对卧床休息,适当增加输液量,维持每日补液量于 3000~4000ml。

(4) 预防切口及蛛网膜下腔感染:严格无菌操作,伤口勤换药,协助生活护理,勤换衣物、床单,保持整洁干燥。

(5) 做好患者及家属宣教工作,让患者配合[11]。

(二) 术后 1~3 天

1. 卧床休息 20 小时/天,其间站、坐交替,固定姿势时间<30 分钟,观察行走时疼痛变化,步态及腰椎活动度,活动半径以病区为主。

2. 动态监测异常血压或血糖等相关数据变化，及时报告并处理。

3. 每4小时评估肌力、感觉、疼痛并记录。

4. 每班观察伤口，保持敷料干燥洁净，勿沾水。

5. 便秘者予润肠处理。

6. 教会患者侧身用手肘支撑身体的起床方法及佩戴腰围的方法，避免腰部用力。

7. 配合物理治疗，感觉减退者预防烫伤；行神经阻滞及银质针治疗后观察疗效，穿刺口48小时内勿沾水。

8. 巩固踝泵、直腿抬高锻炼，每天3次，每次10～20回，锻炼以不引起疼痛为主，逐渐加量。

9. 术后3天安排患者完成复查红外热像检查。

10. 术后3天内执行二级或三级护理查房。

（三）术后4～7天

1. 扩大活动半径，交替站、坐、卧姿势，固定姿势时间<30分钟/次。

2. 每班评估肌力、感觉、疼痛变化，症状缓解不明显者或有残余症状者每4小时评估并记录。

3. 每班观察伤口，敷料保持干燥洁净，勿沾水，注意体温变化，防感染。

4. 注意保暖，做好便秘饮食指导，减少咳嗽、便秘等腹压增高的因素。

5. 指导拱桥、屈膝屈髋、双直腿抬高、空踩单车锻炼，每天3次，每次10～20回，并巩固前期锻炼。

6. 教会并纠正站、坐姿势，正确拾物姿势，以减少对椎间盘压力。笔者建议依从性较差患者应做好家属的健康教育工作，甚至介绍同类手术复发的个案等，引起患者的自我预防意识。

7. 停止静脉滴注脱水药物后少部分患者出现原有症状或症状加重，提前做好预见性的宣教工作，减少患者的恐惧感。

8. 椎间盘炎预防及护理　椎间盘炎是最严重的并发症，分急性和延迟性椎间盘炎，容易被忽视。管床护士术后3天至出院关注患者体温、伤口、疼痛变化，对体温持续不降，且伤口疼痛日渐加重，应警惕为椎间盘炎的早期表现，及时报告医生及上级护士；对确诊椎间盘炎者绝对卧床，保持环境安静，护理操作动作轻柔，避免物品或人为撞击床单位，条件允许安排单间病房；多与患者沟通，理解其痛苦，做好床上基础护理，做好患者及家属的解释工作，以取得配合；协助落实好血培养及血生化检查、MR等，严格无菌操作，对症处理[12]。

（四）术后7天至出院

1. 每班评估肌力、感觉、疼痛变化。

2. 注意保暖、便秘饮食指导，避免咳嗽、便秘等腹压增高的因素。

3. 每班观察体温变化，伤口愈合不佳者班班做好交接及对症处理，减少下床活动时间。

4. 指导飞燕式、半仰卧锻炼，每天3次，每次10～20回，并巩固前期锻炼动作。

5. 协助完成红外热像检查，作为出院前客观的疗效评价指标。

6. 评估患者出院后服药、锻炼、不良习惯的改善等知识认知及依从性，强调患者的薄弱环节。笔者临床经验，对于依从性较差或有残余症状患者，帮助回忆入院时病情，调动家属、社会帮助患者回归家庭、社会，做好心理护理及疗效评价，树立恢复信心，避免医疗纠纷。

7. 建立出院随访档案，询问患者住院期间的意见与建议，做好出院宣教。

（1）药物及物理治疗：营养神经药、肌肉松弛剂服用4～6周，镇痛药按实际需要服用。部分患者出院后仍门诊物理治疗4～6周或神经阻滞治疗。

（2）腰围：佩戴4～6周，坐长途车或飞机≥4小时建议佩戴腰围。

（3）锻炼：长期坚持腰背肌及腹肌锻炼，术后1月后可参加游泳、太极、散步、瑜伽等运动，不宜剧烈运动。3个月后可参加羽毛球、跑步等运动。

（4）工作：出院后1～2月轻体力劳动，避免重体力劳动或久坐、久站工作，2月后恢复正常体力劳动，勿弯腰搬重物，工作60分钟，间隔休息3～5分钟，缓解腰部疲劳。

（5）生活：保持正确的站、坐、拾物姿势，固定姿势<30分钟，做到不弯腰或少弯腰；腰部保暖；腰部放松休息方式；饮食指导如补充钙质、进食富含膳食纤维的食物，保持大便通畅。

（6）向患者及家属介绍回访制度。

8. 协助患者办理出院，送患者至电梯口。

六、延续康复护理

（一）出院后1个月内随访

1. 出院24小时内　管床护士完成首次电话随访，关心患者是否安全到达，路途中有无不适。提醒患者按时服用药物；提醒佩戴腰围及功能锻炼等。

2. 出院1周　管床护士完成第2次随访，了解出院后是否已参加工作，工作及生活状态等；了解出院带药服用情况,疼痛有无反复或加重;解答患者疑虑,建议回院复诊。

3. 出院 1 个月 管床护士或治疗师完成第 3 次随访,了解出院后恢复过程有无反复或不适症状;能否坚持功能锻炼,评估相关腰背肌及腹肌力量,适当少带腰围或不带腰围;告知坐长途车或长途飞机的注意事项等。

(二) 出院后 3 个月随访

1. 出院后 3 个月管床医生完成第 4 次随访。

2. 出院后 3 个月有残余症状或特殊患者管床医生、治疗师及护士上门进行家访,详细了解患者在家庭恢复的情况及主要症状、心理状态等,指导患者正确的锻炼及工作方式等。

(三) 出院后 3～6 个月随访

1. 出院后 6 个月以内有残余症状或特殊患者由主治医师或主任医师完成第 5 次随访,传递最新医学信息、人文关怀,建议门诊复诊,复查红外热像、MR/CT 等检查。

2. 笔者建议电话随访由管床护士及管床医生亲自完成,通过住院期间对患者的病情、工作、生活、心态等多方面了解,随访时交谈以关心患者为主,以生活趣事为开端,少谈病情,倾听患者的诉说或诉求,积极解答患者疑问,让患者乐意接随访电话,不产生反感情绪[13]。我们将此延续护理称为"带个护士回家"。

(欧阳珍)

第二节　围术期护理质控

为规范疼痛科护士的护理行为,保证护理质量,确保护理安全,将脊柱内镜围术期分为入院护理评估、术前护理、术日护理、术后护理到出院指导五大部分整理成围术期护理评价标准(表 12-2-1),此评分标准旨在帮助疼痛科新护士系统深入地学习专科理论知识,指导责任护士按程序进行工作,减少漏洞,帮助高级责任护士不断细化、系统专科护理知识及实践。

表 12-2-1　脊柱内镜围术期护理评分标准

项目(分值)		评分细则	应得分	实得分
入院评估 (15 分)	全身评估(4 分)	能准确评估患者一般资料、现病史、既往病史、过敏史	2	
		能准确评估冠心病、高血压病、糖尿病等全身疾病	2	
	专科评估(6 分)	能准确、全面评估患者的疼痛并教会疼痛评分	2	
		能准确评估双下肢感觉、活动及神经功能	2	
		能准确、全面评估步态、腰椎活动受情况	2	
	心理社会支持评估 (5 分)	能全面掌握患者(家属)心理状态	2	
		了解患者家庭及社会支持情况	1	
		能准确评估患者(家属)对该疾病的相关知识了解程度	2	
术前护理 (25 分)	心理护理(7 分)	患者(家属)知道主管医护,建立了良好的护患关系	2	
		患者能说出术前、术中及术后配合要点	3	
		介绍同种疾病成功案例,邀请术后恢复期患者现身说法	2	
	疼痛护理(8 分)	患者掌握深呼吸、舒适体位、转移注意力等放松技巧	3	
		能及时、准确执行镇痛医嘱,并记录效果	3	
		患者自诉疼痛有所减轻	3	
	生活护理(5 分)	实施基础护理,患者个人卫生良好	2	
		床单元舒适、整洁	1	
		主动满足生活需求	2	
	术前准备(5 分)	患者(家属)能复述"术前三问",术后常见不适的预防及护理,无焦虑情绪	2	
		能正确实施体位训练、床上大小便训练、轴线翻身	3	

续表

项目(分值)		评分细则	应得分	实得分
术日护理 (20分)	送手术(5分)	正确术前监测、更衣,取下饰品、义齿,确认已禁饮食	3	
		各种检验单、同意书完整,术中用物或能发现不足	2	
	接手术(15分)	护士对术中情况、手术及麻醉方式了解	2	
		护士能准确、及时监测生命体征、意识	3	
		护士能准确、全面观察伤口敷料渗液并记录	3	
		能准确评估观察疼痛、双下肢感觉、活动及马尾神经功能并记录,发现问题能及时上报	4	
		患者体位正确舒适,护士正确实施轴线翻身	3	
术后护理 (25分)	常规护理(5分)	护士能准确、及时监测生命体征、指导术后进食	2	
		护士能准确、全面观察伤口敷料并记录	3	
	专科护理(15分)	患者体位舒适,护士能正确实施轴线翻身	3	
		护士定时观察疼痛、肌力、感觉、二便,并记录	4	
		护士能及时发现及预防并发症,做到早发现早报告	5	
		患者掌握腰围的佩戴方法及起卧方法	3	
	功能锻炼(5分)	患者掌握功能锻炼方法、时间及量	5	
出院指导 (15分)	用药指导(2分)	患者掌握出院所带药物的作用、副作用及服药方法	2	
	活动指导(10分)	患者掌握腰围佩戴注意事项	5	
		患者掌握日常生活注意事项	5	
	随诊指导(3分)	患者了解复诊时间、随访制度	2	
		患者掌握出现何症状时随诊	1	

(周少华)

第三节 疗 效 评 价

一、MacNab 评定标准[14]

优:无痛、运动受限,能参加正常工作和活动。

良:偶发非神经性疼痛,主要症状减轻,能够参加调整好的工作。

可:一定程度的功能改善,但仍为残疾和(或)失业状态。

差:检出持续的神经根受损表现、术后症状反复发作,不得不手术治疗。

二、Oswestry 功能障碍指数(ODI)[15]

1. 疼痛的程度(腰背痛或腿痛)

□ 无任何疼痛。

□ 有很稍微的痛。

□ 较明显的痛(中度)。

□ 明显的痛(相当严重)。

□ 严重的痛(非常严重)。

□ 痛得不能做任何事。

2. 日常生活自理能力(洗漱、穿脱衣服等活动)

□ 日常生活完全能自理,一点也不伴腰背痛或腿痛。

□ 日常生活完全能自理,但引起腰背痛或腰痛加重。

□ 日常生活虽能自理,由于活动时腰背或腿痛加重,以致动作小心、缓慢。

□ 多数日常活动可自理,有的需他人帮助。

□ 绝大多数的日常活动需要他人帮助。

□ 穿脱衣服、洗漱困难,只能躺在床上。

3. 提物

□ 提重物时并不引起腰背或腿痛加重。

□ 能提重物时,但腰背或腿痛加重。

□ 由于腰背或腿痛,以致不能将地面上较轻的物体拿起,但能拿起放在合适位置如上较轻的物品,例如放在桌子上。

□ 只能拿一点轻的东西。

□ 任何东西都提不起来或拿不动。

4. 行走

□ 腰背或腿痛,但一点也不妨碍走多远。

□ 由于腰背或腿痛,最多只能走 1000 米。

□ 由于腰背或腿痛,最多只能走 500 米。

□ 由于腰背或腿痛,最多只能走 100 米。

□ 只能借助拐仗或手杖行走。一些社会活动。

□ 不得不躺在床上,排便也只能用便盆。

5. 坐

□ 随便多高的椅子,想坐多久,就坐多久。

□ 只要椅子高矮合适,想坐多久,就坐多久。

□ 由于疼痛加重,最多只能坐 1 个小时。

□ 由于疼痛加重,最多只能坐半个小时。

□ 由于疼痛加重,最多只能坐 10 分钟。

□ 由于疼痛加重,一点也不敢坐。

6. 站立

□ 想站多久,就站多久,疼痛不会加重。

□ 想站多久,就站多久,但疼痛有些加重。

□ 由于疼痛加重,最多只能站 1 小时。

□ 由于疼痛加重,最多只能站半小时。

□ 由于疼痛加重,最多只能站 10 分钟。

□ 由于疼痛加重,一点也不敢站。

7. 睡眠

□ 半夜不会痛醒。

□ 有时晚上会被痛醒。

□ 由于疼痛,最多只能睡 6 个小时。

□ 由于疼痛,最多只能睡 4 个小时。

□ 由于疼痛,最多只能睡 2 个小时。

□ 由于疼痛,根本无法入睡。

8. 性生活

□ 性生活完全正常,决不会导致疼痛加重。

□ 性生活完全正常,但会加重疼痛。

□ 性生活基本正常,但会很痛。

□ 由于疼痛,性生活严重受限。

□ 由于疼痛,基本没有性生活。

□ 由于疼痛,根本没有性生活。

9. 社会活动

□ 社会活动完全正常,不会因此疼痛加重。

□ 社会活动完全正常,但会加重疼痛。

□ 疼痛限制剧烈活动,如运动,但对其他社会活动无明显影响。

□ 疼痛限制正常的社会活动,不能参加某些经常性活动。

□ 疼痛限制参加社会活动,只能在家从事一些社会活动。

□ 由于疼痛,根本无法从事任何社会活动。

10. 旅行(郊游)

□ 能到任何地方去旅行,腰部或腿部不会痛。

□ 能到任何地方去旅行,但疼痛会加重。

□ 由于疼痛,外出郊游不超过 2 小时。

□ 由于疼痛,外出郊游不超过 1 小时。

□ 由于疼痛,外出郊游不超过 30 分钟。

□ 由于疼痛,除了到医院,根本无法外出。

注:Oswestry 功能障碍指数(ODI)是由 10 个问题组成,包括疼痛的强度、生活自理、提物、步行、坐位、站立、干扰睡眠、性生活、社会生活、旅游等 10 个方面的情况,每个问题 6 个选项,每个问题的最高得分为 5 分,选择第一个选项得分为 0 分,依次选择最后一个选项得分为 5 分,假如有 10 个问题都做了问答,记分方法是:实际得分/50(最高可能得分)× 100%,假如有一个问题没有回答,则记分方法是:实际得分/45(最高可能得分)×100%,如越高表明功能障碍越严重。

三、视觉模拟量表(Visual Analogue Scale,VAS)评分标准[16]

0 分:无痛。

3 分以下:有轻微的疼痛,能忍受。4~6 分:患者疼痛并影响睡眠,尚能忍受。

7~10 分:患者有渐强烈的疼痛,疼痛难忍,影响食欲,影响睡眠。

(邓燕霞 程亮)

参 考 文 献

[1] 高小雁,彭贵凌. 积水潭骨科疼痛管理. 北京:北京大学医学出版社,2014.

[2] 刘秋秋. 图解手术部标准工作流程图. 长沙:湖南科学技术出版社,2014.

[3] 张玥,樊龙昌,李新华,等. 俯卧位、可调节斜位气道压增高对腰椎术中出血量的预测. 华中科技大学学报,2014,64(1):64.

[4] 许瑞华,曾翠芳,冯缓,等. 医护一体化临床工作模式在胆道外科病房的应用. 西部医学,2012,24(4):791-793.

[5] 田昕玉,郑瑾. 择期手术病人术前禁食禁饮的研究进展. 全科护理,2012,10(2):167-168.

[6] 张佐伦,孙建民,袁泽农. 实用脊柱外科学. 山东:山东科技出版社,2009.

[7] 许红璐,肖萍. 临床骨科专科护理指引. 广州:广东科技

出版社,2013.

[8] 张秀华,吴越.脊柱外科围手术期护理技术.北京:人民卫生出版社,2011.

[9] 许蕊凤,路潜,庞冬.腰椎内固定术后便秘的相关因素.中国临床康复,2005,22(9):15.

[10] 单秀连.全子宫切除术后下床活动时间与阴道断端出血的关系.中华护理杂志,2000,35(5):286-287.

[11] 陈妙霞,黄师菊.临床护理路径外科篇.广州:华南理工大学出版社,2012.

[12] 胡世俊.腰椎间盘炎患者的护理体会.临床合理用药杂志,2010,17(3):128-129.

[13] 李叶琴,杨君华.肿瘤患者出院后电话随访的沟通技巧.当代医学,2010,16(22):116.

[14] Findlay G F,Hall BI,Musa BS,et al. A 10-year follow-up of the outcome of lumbar microdiscetomy. Spine,1998,23:1168.

[15] Fairbank JC,Couper J,Davies JB,et al. The Oswestry low back pain disability questionnaire. Physiotherapy,1980,66(8):271-273.

[16] 中华医学会.临床诊疗指南:疼痛学分册.北京:人民卫生出版社,2007.

第十三章　器械的清洗保养与灭菌

第一节　清　洗

一、工具

清洗池、清洗网篮、各式清洗刷、高压水枪、高压气枪、推车、干燥柜。

二、流程

（一）操作前准备

1. 操作人员　戴帽子、口罩，着专用防水鞋、防护衣或围裙，戴橡胶手套或防刺乳胶手套，戴防护面罩或护目镜。

2. 用物准备　多酶清洗液、润滑剂、消毒液、清洗网篮、各式清洗刷、高压水枪、高压气枪、推车、干燥柜等。

（二）操作流程[1]

1. 不可浸泡脊柱内镜器械处理流程（图13-1-1）

（1）摄像头、冷光源线及各连接线：用清水湿软布擦拭→用含多酶清洗液软布擦拭→用清水湿软布擦拭→用纯化水湿软布擦拭→用清洁、干燥软布擦干→置于内镜储藏柜内备用。

（2）脊柱内镜镜头：操作端冲洗→洗涤→漂洗，手柄端处理同"摄像头、冷光源线"等，然后用专用器械盒包装、低温灭菌。

2. 可浸泡脊柱内镜器械处理流程（图13-1-2）

（1）预处理：保持污染物湿润，可用器械专用保湿液或喷洒配制好的多酶液；拆卸冲洗，做到可拆卸单位最小化。

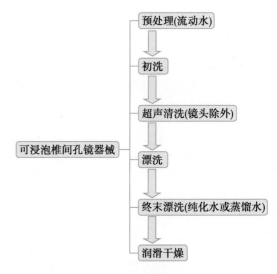

图13-1-2　可浸泡脊柱内镜器械清洗流程图

（2）初洗：流动水下刷洗，高压水枪冲洗；关节部位使用软毛刷；有管腔的必须行管腔内壁刷洗、冲洗；无法拆卸的加强清洗管道、关节、齿纹的清洗时间及操作，能冲洗一定要冲洗。

（3）精洗：超声加酶清洗（5~10分钟），每清洗一套器械，更换一次多酶。

（4）漂洗：置于40℃热水流动水下进行漂洗或用喷水头冲洗。

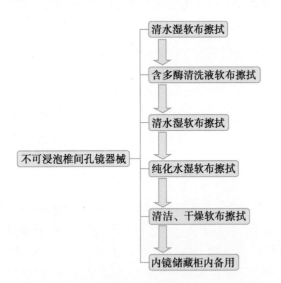

图13-1-1　不可浸泡脊柱内镜器械清洗流程图

（5）终末漂洗:使用纯化水或蒸馏水对超声清洗后内镜器械进行终末漂洗。

（6）润滑干燥:终末漂洗后放入润滑剂浸泡30秒,采用热力干燥箱或干燥台对清洗后内镜器械进行干燥,管腔类器械用气枪吹干,干燥后高温灭菌。

三、注意事项

1. 在清洗内镜时,应穿戴必要的防护用品,包括防渗透工作服、面罩等,严格执行《内镜清洗消毒技术操作规范》。预处理很关键,术中维持器械清洁,术后及时冲洗器械表面有机物,既可以提高清洗质量,又可降低器械处理成本。

2. 洗涤需按与厂家器械相匹配的酶液使用说明和器械污染程度配制适当浓度多酶清洗液。

3. 刷洗操作应在水面下进行,防止产生气溶胶。

4. 管腔器械在多酶清洗液里浸泡时,一定要将管腔内注满清洗液。各类有内腔的导管用通条刷反复通刷,流水反复冲洗,内腔用高压气枪吹干。

5. 抓持器械及剪刀的清洗　打开旋转轴,拆卸清洗、吹干后再行安装。对各种钳类器械,要随时检查,注意关节的活动性。

6. 贵重易损坏的光学镜头,一定要单独处理,不得与其他器械一起清洗。不能超声清洗。注意保护脊柱内镜镜面,可用脱脂棉球顺时针方向擦拭,对光检查镜头透光性,镜头擦干后套上保护套存放。

7. 用柔软、吸水性强的布巾将摄像头、冷光源导线、电凝线擦干,各衔接处要用气枪吹干,存放时不可过度折叠或弯曲,盘绕直径≤5cm。

8. 清洗完成后需烘干或擦干,避免使用非一次性纱垫或软布擦拭,防再次污染。

9. 干燥后器械需在4小时内包装灭菌,超12小时需再次清洗。

10. 严格执行卫计委有关内镜消毒技术规范,确保器械清洗、灭菌质量,定期做生物学监测。

第二节　保　养

一、检查

1. 将各种线缆连接在脊柱内镜仪器上,开机检查摄像头清晰度及镜头是否有磨损。

2. 检查各种器械轴节处是否灵活,线缆接头处是否润滑。

3. 手术前查看电路、导线接触是否良好,电压是否符合要求,仪器各部件性能是否正常,内镜是否有渗漏现象。

4. 手术前查看物品消毒灭菌效果,避免因检查不严造成感染。

二、维护

（一）脊柱内镜系统设备维护与保养[2]

1. 脊柱内镜仪器设备在投入使用前,请专家或仪器工程人员进行专题知识讲座,让大家熟悉其性能、特点、原理、操作步骤、使用方法与保养要求。

2. 脊柱内镜主要设备,如光源、信号转换和监视系统、等离子系统等,应放置于内镜仪器车上或悬挂于手术间吊塔上,妥善固定,防止过多移动导致损坏。

3. 脊柱内镜专科护士严格执行各仪器操作规程,并能指导医师正确使用,每两周检查一次仪器运转情况,发现问题及时维修,保证仪器功能良好、安全运转。

4. 手术完毕,清洁内镜仪器车上的各种仪器,应避免使用带湿水或刺激性液体的粗布擦拭,必要时使用专用清洁剂,仪器未使用时需加盖防尘罩。

5. 每次手术完毕,应逐一检查仪器性能是否完好,切断电源,防止损坏。

（二）脊柱内镜器械的维护与保养

1. 设计脊柱内镜专用器械柜,每套脊柱内镜器械编号并建立使用登记本。器械储存前要认真进行清洗-消毒-吹干-上油-安装,并检查性能是否良好、数量是否齐全。

2. 每周设定固定养护日,由专人对器械进行除锈、润滑和检查。检查器械关节是否僵硬、螺丝是否松动、尖端合拢是否良好、剪刀是否锋利、密封圈是否漏气,做到及时发现问题及时维修。

3. 脊柱内镜是一类精密、贵重的光学和电子仪器。其保养具体要做到严、查、细、净、冲、存。

仪器防尘罩。

3. 在进行安装、操作、洗涤内镜时需轻拿、轻放、轻取操作。

三、注意事项

1. 建立仪器操作规程,建立仪器使用维修登记档案,并由专人负责;禁止不熟悉仪器性能者使用仪器。

2. 使用后要依次关掉各电源开关,最后要加盖

4. 脊柱内镜当天使用后,均要在彻底清洁、消毒、干燥、保养(测漏、头端无水酒精擦拭、镜身无水酒精擦拭、按钮上油等)后储存于专用脊柱内镜柜(稳妥),并定时开启紫外线消毒镜柜。

第三节 灭　菌

一、低温

(一) 过氧化氢等离子体灭菌器

1. 待灭菌物品用专用塑封袋或无纺布包装后放入灭菌器。

2. 装载时,灭菌包不能接触灭菌器腔体内壁,包与包之间不应挤压或叠放。

3. 启动灭菌程序后,密切观察设备运行过程,保留灭菌过程打印记录。

4. 灭菌[3,4]结束后查看包外化学指示物是否合格。

5. 低温等离子灭菌系统有三套灭菌模式可供选择。

(1) 快速模式:用于不含管腔的器械灭菌,灭菌时间40分钟左右。

(2) 标准模式:用于内径≥1mm 并且长度≤300mm 通畅的不锈钢管腔器械和内径≥1mm 并且长度≤500mm 通畅的聚乙烯或特氟龙管腔器械灭菌,灭菌时间55分钟左右。

(3) 加强模式:用于内径≥1mm 并且长度≤500mm 通畅的不锈钢管腔器械和内径≥1mm 并且长度≤2000mm 通畅的聚乙烯或特氟龙管腔器械灭菌,灭菌时间65分钟左右。当一个循环完成或取消时,会发出蜂鸣声提示,一声长的蜂鸣提示一个循环的完成。

(二) EO、低温甲醛蒸汽灭菌

1. 与过氧化氢等离子体灭菌要求基本相同,但灭菌和通风时整个循环时间较长,故应尽量提早灭菌。

2. 周转慢,不能解决接台手术的灭菌。

二、高温

压力蒸汽灭菌

1. 设置参数　根据厂商提供的灭菌和干燥时

间设置灭菌过程参数,灭菌时间因不同包裹而不同,分为10、18、25分钟。有的甚至更长,以同锅次中最难达到灭菌要求的器械提供的参数为准。

2. 装载　包与包之间至少要间隔2cm 空隙,以利于蒸汽穿透,实现物品完全灭菌。

3. 快速生物监测包放入同锅次最难达到灭菌要求的排气口处。

4. 启动灭菌程序

(1) 检查蒸汽供应质量查看预真空、脉动真空高压蒸汽器的蒸汽是否达到饱和蒸汽要求。

(2) 观察灭菌过程:查看灭菌温度、压力和时间等是否达到预设要求。

(3) 保留灭菌过程的打印记录。

5. 卸载　查看灭菌包外化学指示物变色是否合格,包布是否干燥无水渍;如包布潮湿,应延长干燥时间。

三、注意事项

1. 灭菌方法选择原则　尽可能高温,不能高温才选择低温,减少或避免化学消毒液浸泡。

2. 若为化学浸泡消毒,则于使用前充分冲洗器械表面、腔内、轴节,以保障患者安全。

3. 灭菌装载与卸载均按规范扫描,实现追溯。

4. 灭菌质量监测除物理检测(灭菌器自动记录灭菌压力、时间、温度)、化学监测(包外指示条和包内指示卡)外,高温灭菌器每周监测,低温灭菌器每日监测,若对植入物进行灭菌则必须每锅监测。

(邓燕霞　宋凤华)

参 考 文 献

[1] 郑自娜,丁颜,宋英杰,等. 硬式内镜的清洗与保养. 中华医院感染学杂志,2008,18(9):1258.

[2] 赵体玉,盛芳.腔镜手术护理学.北京:人民军医出版社,2015.

[3] 中华人民共和国卫生行业标准.WS 310.2-2009 医院消毒供应中心.第 2 部分:清洗消毒剂灭菌技术操作规范.

2009.

[4] 刘秋秋,刘小玲,龚瑞娥.图解手术部标准工作流程.第 3 版.长沙:湖南科学技术出版社,2014.

第十四章　脊柱内镜技术培训

脊柱内镜技术是一门专业性很强、手术操作难度较大的外科技术,需较长时间的反复练习,对外科医师的素质要求较高。对于学习脊柱内镜技术的大多数医师,基础理论、操作技巧有待进一步提高。要想做好脊柱内镜技术的培训,必须具备一些基本要求,包括培训场地、培训人员、器械设备、培训科目及质量控制与考核。

第一节　场　　地

一、培训室

1. 会议室　能容纳 20 ~ 30 人的小会议室,必须配备移动电脑及投影仪各 1 台,用于基础理论培训及病历讨论。

2. 训练室　1 间 300 ~ 500m² 的训练室,配备 10 套脊柱内镜设备和器械,提供学员一个训练的空间。

二、解剖室

要有 1 ~ 2 间 40 ~ 60m² 的解剖室,容纳 4 具新鲜冰冻尸体,提供学员模拟操作训练。

第二节　人　　员

一、带教

1. 理论及技术水平　培训中师资队伍极为重要。带教老师必须具备良好的理论基础和临床操作技能,才能教导学员完成规定的教学任务。讲授某一特定操作的带教老师必须在该操作领域具有丰富的临床经验[1]。

2. 乐于施教　带教老师的职责。进修医生来源不同医院,业务素质参差不齐,个体之间专业知识水平和操作技能差距很大,作为带教老师,必须毫无保留地传授内镜操作要领。着重强调手术的规范化,纠正不规范操作,纠正"手术至上"的错误观念。

二、学员

必须对学员设置录取标准。学员在受训前应当具有受训课程的基本知识、技能和临床经验。

第三节　器 械 设 备

为了更好的培训学员,需配备一定数量器械设备,让学员在上手术台前对每个器械设备的用途及规格了如指掌。

配备 10 套脊柱内镜系统(包括器械和设备),每套脊柱内镜系统供 2 ~ 3 名学员学习及训练。

一、器械

(一)穿刺针

1. 斜面针。

2. 笔尖针。

（二）导丝

（三）扩张器

1. 导杆 一级导杆、二级导杆、三级导杆。

2. 扩张管 一级扩张管、二级扩张管、三级扩张管。

（四）环锯

一级环锯、二级环锯、三级环锯。

（五）手柄

（六）手锤

（七）推杆

一级推杆、二级推杆、三级推杆。

（八）持杆钳

（九）保护套管

一级保护套管、二级保护套管、三级保护套管。

（十）脊柱内镜

（十一）抓钳

大抓钳、小抓钳。

（十二）蛇形钳

（十三）勺钳

大勺钳、小勺钳。

（十四）45°钳

（十五）尖嘴钳

（十六）蓝钳

（十七）直剪

（十八）剥离子

（十九）可调剥离子

（二十）拉钩

（二十一）刮匙

（二十二）镜下环锯

（二十三）咬骨钳

（二十四）椎板咬骨钳

（二十五）镜下骨凿

（二十六）镜下神经剥离子

（二十七）长镜下尖锥

（二十八）短镜下尖锥

（二十九）环锯手柄

（三十）工作套管

（三十一）神经剥离子手柄

（三十二）神经探棒

二、设备

（一）孔镜车

（二）双极射频仪

（三）钬激光仪

（四）灌流泵

第四节 培训科目

理论授课与操作培训穿插进行。

理论采用多媒体授课,使学员初步了解脊柱内镜的发展史、脊柱内镜系统的工作原理及器械使用原理、脊柱相关解剖、脊柱内镜技术的适应证和禁忌证、并发症的预防及处理、随访及预后的评估。理论授课一般需 60 学时。

操作培训主要分:基本技能培训、尸体操作培训、手术台一助培训及主刀操作培训四个阶段,每一阶段考核合格进入下一阶段培训。

一、理论

（一）授课内容

1. 脊柱内镜技术的并发症。

2. 脊柱内镜发展史。

3. 脊柱内镜系统设备的工作原理。

4. 脊柱内镜手术器械及使用原理。

5. 脊柱内镜下的脊柱精细解剖。

6. 脊柱内镜手术的适应证及禁忌证。

7. 脊柱内镜手术基本操作技能。

8. 脊柱内镜下操作的方法及技巧。

9. 脊柱内镜手术并发症的防治。

10. 脊柱内镜 YESS 技术。

11. 脊柱内镜 TESSYS 技术。

12. 脊柱内镜 iLESSYS 技术。

13. 脊柱内镜 TESSYS 技术-3 靶点法。

14. 脊柱内镜 iLESSYS 技术-下终板直接法。

15. 脊柱内镜技术治疗包容性椎间盘突出症。

16. 脊柱内镜技术治疗上翻型椎间盘突出症。

17. 脊柱内镜技术治疗脱出型椎间盘突出症。

18. 脊柱内镜技术治疗远程游离性椎间盘突出症。

19. 脊柱内镜技术治疗椎间孔及孔外侧型椎间

盘突出症。

20. 脊柱内镜技术治疗高位腰椎间盘突出症。

21. 脊柱内镜技术治疗腰椎管狭窄症。

22. 脊柱内镜技术治疗椎间隙感染。

23. 脊柱内镜技术在腰椎开放手术翻修中的应用。

24. CT 引导下脊柱内镜治疗椎间盘突出症。

25. 脊柱内镜下脊神经后内侧支切断术。

26. 脊柱内镜器械的清洗和保养。

（二）教学制度

1. 管理制度　中心教学管理由中心主任制订，专人负责，包括教学计划、授课老师安排、课程时间安排等。

2. 主讲教师负责制　课程实行主讲教师负责制，主讲教师必须对任教课程的教学质量负全面责任。

3. 考核制度　学员每一阶段学习结束，要进行严格的考核；如基础理论考试。

4. 反馈制度　和学员建立长期反馈机制，根据他们的反馈的情况及遇到的疑问调整和充实培训计划。

二、实践

（一）基本技能培训内容

1. C 形臂 X 线机的操作。

2. 无菌操作

（1）外科手消毒。

（2）穿手术衣戴手套。

（3）手术野消毒。

（4）铺巾。

（5）切口膜。

（6）戴无菌 C 形臂 X 线机套。

3. 脊柱内镜系统操作。

4. 穿刺操作。

5. 建立工作通道器械操作。

6. 镜下器械模拟操作。

（二）尸体操作培训

1. 尸体穿刺操作。

2. 尸体建立工作通道器械操作。

3. 尸体镜下器械模拟操作。

（三）手术台一助培训

1. 协助主刀医师完成穿刺操作。

2. 协助主刀医师建立工作通道操作。

3. 协助主刀医师完成镜下器械操作。

4. 在主刀医师指导下，完成穿刺操作。

5. 在主刀医师指导下，完成建立工作通道操作。

6. 在主刀医师指导下，完成镜下组织辨识。

（四）主刀操作培训

1. 在经验丰富医师指导下，独立完成穿刺操作。

2. 在经验丰富医师指导下，独立完成建立工作通道操作。

3. 在经验丰富医师指导下，独立完成镜下组织辨识、组织钳夹。

4. 在经验丰富医师指导下，独立完成脊柱内镜 YESS 技术。

5. 在经验丰富医师指导下，独立完成脊柱内镜 iLESSYS 技术-下终板直接法。

6. 在经验丰富医师指导下，独立完成脊柱内镜 TESSYS 技术-3 靶点法。

第五节　考　核

对于脊柱内镜医师资格的考核，我国尚无专门法规可循，因此建立适合我国国情的脊柱内镜医师的培训和考核势在必行。

一、理论

每次授课完，主讲医师予以考核，考核内容必须能够客观地从质和量两方面反映出学员对所要求的课程的掌握程度。

二、实践

实践操作考核主要分：基本技能考核、尸体操作考核、手术台一助考核及主刀操作考核四个部分，每一阶段考核合格进入下一阶段培训。

（一）基本技能考核

（二）尸体操作考核

（三）手术台一助考核

（四）主刀操作考核

1. YESS 技术流程与质控。

2. iLESSYS 技术-下终板法流程与质控。

3. TESSYS 技术-3 靶点法流程与质控。

（樊碧发）

参 考 文 献

［1］郑树森.腹腔镜外科学.北京:人民卫生出版社,2006.

第十五章 展 望

脊柱内镜技术是在局麻下将7.5mm工作通道置入椎间盘或椎管内,在内镜直视下行椎间盘髓核摘除术;该技术在局麻下操作,不破坏腰椎重要骨关节韧带结构,对脊柱稳定性无显著影响,对椎管内组织无明显骚扰,不会导致椎管内明显出血或粘连,具有创伤小、恢复快等优点;早期主要应用于单纯腰椎间盘突出症病例。随着器械的发展及技术水平的提高,该技术目前广泛应用于盘源性腰痛、远距离移位型腰椎间盘突出症、退变性脊柱关节病、腰椎管狭窄症、腰椎不稳、椎间隙感染及脊柱手术复发或失败翻修等疾病[1-8]。

脊柱内镜技术虽然具有许多优点,但仍存在不足。主要体现在有陡峭的学习曲线、镜下视觉局限、视野狭小和术者承受大量X线照射等方面。针对脊柱内镜技术的不足,目前主要研究方向包括器械改良、优化工作套管、建立标准流程如康健教授的三靶点法及白一冰教授的BEIS技术、计算机辅助手术导航系统和达芬奇手术机器人以及脊柱内镜诊疗疾患的拓展。

器械的改良包括目前术中建立工作通道用的环锯和磨钻、镜下止血器械以及脊柱内镜。目前建立工作通道过程中遇到关节突的阻挠用环锯或磨钻行椎间孔成形,环锯切削对于初学者易损伤椎管内神经,磨钻在打磨关节突过程中易遗留骨性碎末引起椎管内炎症以及打磨过程中产生热量,可灼伤椎管内软组织;将来技术进步研究出更先进椎间孔成形器械,既不损伤神经又易回收切割下来的骨屑。

脊柱内镜手术,特别是初学者术中不可回避的并发症即术中出血,包括骨渗血及软组织渗血,针对软组织渗血可予以双极射频热凝止血或冰盐水压迫止血,但针对骨渗血,目前处理措施鲜有报道,主要有中国台湾陈建明教授提出的镜下骨蜡止血,但现有器械难以操作,设计出前端可弯曲涂抹的器械用于镜下骨蜡止血值得期待。

目前术中应用的脊柱内镜主要是30°直镜,不可弯曲,术中操作视野较小,有视野盲区;随着科技发展可研究出软镜,可弯曲,360°直视椎管,较少突出物残留及神经根损伤等并发症。

计算机辅助手术导航系统使用先进的计算机系统结合可视化技术,协助外科医生观察患者的内在结构,并定位术中器械的轨迹;术前的相关图像让术者确定靶点,并设计手术穿刺入路,在术中通过透视、超声成像获得即时三维图像,并提供给术者,使术者可以选择建立工作套管路径而不损伤周围重要组织,缩短手术时间,并提高术者对手术部位解剖结构的辨别能力。Notel[9]等研究发现脊柱导航系统的准确率达到1.0~1.7mm。

达芬奇机器人脊柱手术主要通过术者台下操控或口述指令控制机器臂,控制三维高清内镜,手术器械尖端与外科医生的双手同步运动行病变切除;有利于术者清晰地进行组织辨认和操作,机器臂上的仿真手腕具有多个活动自由度,比人手更加灵活,保证在狭小空间准确操作,术中可自动滤除人手的颤动,提高了手术的精度,术者可采取坐姿进行系统操作,利于完成长时间复杂的手术。达芬奇机器人应用于脊柱微创手术尚处在早期研发阶段,国内外未见系统报道和回顾性分析。

脊柱内镜技术未来一片光明,伴随导航系统、达芬奇机器人及镜下器械的迅速发展,该技术并发症将大大减少,适应证将扩大,如应用于带状疱疹神经节的探查清理、横突肥大成形及癌痛姑息治疗等方面。且针对椎间盘疾病,脊柱内镜下的椎间盘融合、髓核置换和干细胞移植等手术,将成为脊柱微创的发展方向。

(樊碧发)

参 考 文 献

[1] Lee SH,Kang BU,Ahn Y,et al. Operative failure of percu-

taneous endoscopic lumbar discectomy:a radiologic analysis of 55 cases. Spine,2006,31:E285-E290.

［2］李长青,周跃,王建,等.经皮椎间孔内镜下靶向穿刺椎间盘切除术治疗腰椎间盘突出症.中国脊柱脊髓杂志, 2013,23(3):193-197.

［3］张西峰,王岩,肖嵩华,等.经皮内镜下椎间盘摘除 B-Twin 可膨胀椎间融合器临床应用.中国修复重建外科杂志,2011,25(10):1153-1157.

［4］白一冰,李嵩鹏,简伟,等.脊柱内镜下侧隐窝减压治疗腰椎管狭窄的疗效分析.中国疼痛医学杂志,2014,20 (12):919-921.

［5］李振宙,吴闻文,侯树勋,等.经皮侧后路腰椎间孔成形手术器械的设计和临床应用.中华骨科杂志,2011,31 (10):1026-1032.

［6］Morgenstern R. Full endoscopic TLIF approach with percutaneous posterior transpedicular screw fixation in a case of spondylolisthesis grade I with L4/5 central stenosis. J Crit Spine Cases,2010,3:115-119.

［7］Ito M,Abumi,Kotani Y,et al. Clinical outcome of posterolateral endoscopic surgery for pyogenic spondylodiscitis:results of 15 patients with serious comorbid conditions. Spine (Phila Pa 1976),2007,32(2):200-206.

［8］李振宙,吴闻文,侯树勋,等.侧后路经皮脊柱内镜下髓核摘除、射频热凝纤维环成形术治疗椎间盘源性腰痛. 中国微创外科杂志,2009,9(4):332-335.

［9］Nolte LP,Zamorano L,Visarius H,et al. Clinical evaluation of a system for precision enhancement in spine surgery. Clin Biomech,1995,10:293-303.

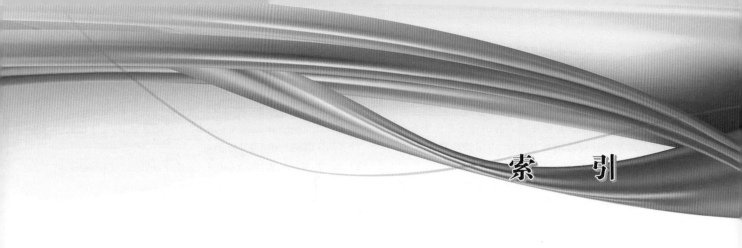

索 引